L'être humain est une unité psychosomatique

Jean Benjamin Stora

L'être humain est une unité psychosomatique

Toutes les maladies sont psychosomatiques

ISBN numérique : 979-10-262-7655-5

EAN papier : 9791026276562

Librinova

Courriel : contact@librinova.com
Internet : www.librinova.com

Je tiens à dédicacer mon ouvrage à toutes mes patientes et à tous mes patients de l'hôpital de la Pitié-Salpêtrière, grâce à qui j'ai pu établir une nouvelle approche thérapeutique des patients somatiques privilégiant le Rôle Maternel. J'ai ainsi réhabilité l'imago de la mère qui soigne son enfant, pour mieux soigner nos patientes et nos patients. J'ai aussi développé un complément théorique de la métapsychologie de Sigmund Freud abordant les phases intra-utérines, archaïques, et prégénitales du développement psychique : j'ai appelé cette approche ***l'alpha de la psyché.***

Je dédicace mon ouvrage à mes maîtres, le Docteur Moïse Maïmonide, et le Docteur Averroès (Abū l-Walīd Muḥammad ibn ʾAḥmad Ibn Rushd), médecins de la fin du XIe siècle qui m'ont permis de proposer le nouveau paradigme en lieu et place de celui d'Anaxagore : « ***l'être humain est une unité psychosomatique*** *».*

À mes deux maîtres Sigmund Freud et Pierre Marty qui m'ont conduit sur le chemin de la psychanalyse et de la psychosomatique.

À tous mes collègues de la Société de Psychosomatique Intégrative, avec qui je chemine depuis maintenant plus de 12 ans. Ils m'ont considérablement aidé dans le cadre de nos réunions scientifiques à développer l'approche théorique et clinique de cet ouvrage, qu'ils en soient ici chaleureusement remerciés.

Jean Benjamin Stora, Paris Février 2021

PRÉFACE ET INTRODUCTION

Au cours des dix dernières années, j'ai écrit un certain nombre d'articles pour la Revue de Psychosomatique Intégrative, et j'ai pensé qu'il était temps que certains de ces articles soient connus d'un public plus large que le public spécialisé en psychosomatique intégrative.

Pourquoi la psychosomatique ? Je ne peux répondre à cette question qu'en vous faisant part de ce que j'ai entrepris en 1980 pour se terminer avec la rédaction de cet ouvrage. Je me suis longuement interrogé sur les malades et les maladies. Pourquoi des maladies du corps, et qu'en est-il de l'esprit ? C'est ainsi que dans un premier temps j'ai formulé ce problème qui pourrait apparaître comme mystérieux puisqu'en Occident, l'esprit et le corps sont séparés depuis le quatrième siècle avant J.-C. avec les déclarations du philosophe Anaxagore. Les énoncés d'Anaxagore ont conduit à la création de la médecine allopathique, quant à l'esprit, il a fallu vingt-quatre siècles pour que le génie de Freud nous propose un modèle du fonctionnement de l'esprit. Mais les maladies et les malades ?

Lorsqu'en Occident on consulte encore aujourd'hui un médecin, et lorsque celui-ci ne trouve pas les raisons de la maladie, qu'il n'y a aucune lésion ni manifestations somatiques détectables, alors il déclare : « c'est dans votre tête » ou bien « vous vous êtes fabriqué cette maladie ». Le patient ou la patiente n'a plus alors qu'à rencontrer un spécialiste de l'esprit, soit un psychiatre soit un psychanalyste soit un psychologue clinicien. Une telle démarche peut effrayer tout un chacun et nous pouvons parfaitement le comprendre.

Comment alors expliquer les maladies qui nous atteignent et dont, les médecins, soignent le corps ? Soigner le corps sans comprendre les événements de notre vie et sans comprendre l'histoire personnelle des patients, c'est une pratique que nous connaissons et qui est très souvent incomplète, puisqu'aujourd'hui les médecines complémentaires sont fortement développées pour aider les patientes et les patients à vivre leurs maladies.

Les psychosomaticiens d'inspiration analytique dont le Docteur Pierre Marty en France ont créé une école de pensée, et ont proposé une explication des maladies et des somatisations. J'ai rejoint le Docteur Pierre Marty en 1984, après avoir fait une longue psychanalyse et une formation de psychanalyse. J'ai commencé ma pratique de psychanalyste en 1973. Je me suis toujours interrogé sur les maladies, et je souhaitais acquérir la formation délivrée par Pierre Marty. Je l'ai rejoint dans l'institut qu'il avait créé et j'ai suivi son enseignement pendant plusieurs années ; le développement de notre amitié a conduit à sa proposition de devenir Président de l'Institut de Psychosomatique (IPSO), ce que j'ai accepté car il s'agissait d'un grand honneur. À cette époque, dans le déroulement de ma carrière d'enseignant, j'étais devenu le Doyen de la Faculté de HEC. J'ai donc eu une carrière d'enseignant de management et une carrière de psychanalyste. Je suis devenu psychosomaticien, et Pierre Marty décéda en juin 1993. Sa mort m'attrista énormément, et ma tristesse s'aggrava quand mes collègues me demandèrent de quitter l'institut que j'avais présidé car, à leurs yeux, je suivais trop fidèlement les enseignements de Pierre Marty qui n'était pas vraiment accepté, ni par les psychanalystes de l'IPSO ni par les psychanalystes de la Société de Psychanalyse de Paris. Je fus donc aussi exclu de la Société Psychanalytique de Paris, je considère que ces êtres humains m'ont infligé deux traumatismes auxquels, à l'époque, j'ai résisté en mettant mon « instinct de vie » au service de mon ambition de soigner les malades. C'est cet investissement narcissique qui m'a permis de survivre.

J'ai eu beaucoup de chance à cette époque, car j'ai rencontré le Professeur Jean-François Allilaire, chef du service de psychiatrie de l'hôpital de la Pitié-Salpêtrière, qui m'aida à créer une consultation de psychosomatique localisée dans le service de rhumatologie d'abord et ensuite dans le service d'endocrinologie que je n'ai jamais quittée encore aujourd'hui malgré mon âge élevé.

J'ai donc consulté très régulièrement des patientes et des patients référés par l'ensemble des services de notre hôpital, et « comme je suis un bon élève », j'ai appliqué la théorie et la clinique de Pierre Marty. Pierre Marty nous expliquait que les êtres humains étaient confrontés quotidiennement à un quantum d'excitations élevé, et que ces excitations sollicitaient notre appareil psychique pour les élaborer mentalement. **Lorsque cet appareil est défaillant, alors les excitations, nous disait-il, s'écoulaient dans les organes et les fonctions somatiques ; c'était son explication des somatisations** que je résume. Je tentais d'appliquer cette théorie et cette clinique mais je n'arrivais pas à diagnostiquer les patients selon les catégories de Pierre Marty, **car je rencontrais des patients qui ne se rappelaient pas leur enfance, qui ne rêvaient pas, qui n'avaient aucune association d'idées**, et qui ne rentraient absolument pas dans les schémas explicatifs de Pierre Marty. De plus je mis de nombreuses années entre cinq et six ans, pour comprendre **que cet écoulement des excitations était une métaphore et non une explication scientifique**. Il me fallait donc reprendre le problème et c'est ainsi que j'ai progressivement découvert la psychosomatique intégrative.

Lorsque j'étais à HEC, j'ai commencé en 1980 à faire des études épidémiologiques sur le stress professionnel et les travaux du Docteur Hans Selye ont énormément contribué à me faire comprendre des relations entre des événements de vie plus ou moins traumatisants et des troubles somatiques. J'avais ainsi un début d'explication interreliant la sociologie de notre vie quotidienne et les troubles dont on souffrait. Cette théorie du stress était qualifiée par les psychanalystes entourant Pierre Marty de thèse agressologique ! Ils rejetaient ainsi les théories du stress au nom de la Psychanalyse. Je compris peu à peu que la psychanalyse classique pratiquée et enseignée dans les instituts de psychanalyse à l'échelle mondiale rejetait l'approche psychosomatique. La psychanalyse classique prétendait expliquer les maladies à partir du fonctionnement du système psychique ! Or, Sigmund Freud, n'a jamais prétendu expliquer les maladies mais a plutôt développé un modèle du fonctionnement psychique.

Je compris très progressivement que la psychanalyse, qui était pour moi un objet d'admiration ne possédait aucun concept d'explication d'une maladie quelconque en dehors de l'hystérie de conversion. Les maladies pour moi ne relevaient pas de la conversion hystérique. Étant donné que je commençais en 2005 à enseigner à la Faculté de Médecine de la Pitié-Salpêtrière comme Directeur d'un diplôme universitaire que j'avais créé avec l'aide du professeur Jean-François Allilaire, je compris que la médecine offrait les concepts nécessaires d'explication des maladies. **Mais la médecine allopathique était, tout comme la psychanalyse, incapable d'établir des relations entre l'esprit des patients et les maladies de leur corps. Cela ne faisait pas partie des enseignements de la faculté de médecine**. À l'insu de mes collègues qui étaient complètement dominés par l'idéologie de la psychanalyse, je commençais au début des années 90 à étudier les neurosciences, et après la mort de Pierre Marty j'ai adhéré à la toute nouvelle association créée par le professeur Mark Solms : l'Association Internationale de Neuropsychanalyse. Mais la coexistence de ces trois disciplines ne me fournissait en aucune façon un modèle global d'explication des somatisations. Progressivement je me suis retourné vers mes études scientifiques du début des années

60 et j'ai compris que j'avais connaissance de la théorie des systèmes de Ludwig von Bertalanffy. Cette théorie scientifique m'a permis d'interrelier la Psychanalyse, la Médecine et les Neurosciences.

Je pouvais enfin proposer comme explication des somatisations la nouvelle discipline que j'avais créée, la théorie des cinq systèmes : système psychique, système nerveux central, système nerveux autonome, système immunitaire et système génétique. Pour moi il n'y avait pas de causalité psychique d'une maladie quelconque, et l'être humain n'était en aucune façon responsable de ses maladies. Le problème était plus complexe et de nature multi-causale. Il n'y a pas de maladies psychosomatiques, mais toutes les maladies sont psychosomatiques. Pour compléter mon approche, je quittais délibérément la philosophie grecque d'Anaxagore qui avait abouti au clivage de l'esprit et du corps, pour adopter la philosophie arabe et la philosophie juive qui avaient accompagné mon existence en Afrique du Nord ; en adoptant cette approche philosophique partagée par tous les pays d'Orient et par les pays asiatiques, j'énonçais un nouveau paradigme : « L'être humain est une unité psychosomatique ». Ce terme d'unité indiquait très clairement une approche globale.

Cette approche m'a permis de rédiger un premier ouvrage : « *Quand le corps prend la relève, stress traumatismes et maladies somatiques* » paru chez Odile Jacob en 1999. Depuis cette date j'ai publié cinq ouvrages illustrés par de très nombreux cas cliniques. Le dernier ouvrage « *15 cas de thérapies psychosomatiques, soigner les malades, non simplement leurs maladies* » a paru chez Hermann en juin 2019.

J'ai au cours des quarante dernières années élaboré progressivement une méthode d'investigation clinique utilisant plus de 150 concepts psychanalytiques, médicaux et des neurosciences, pour faciliter l'investigation clinique des patientes des patients somatiques et pour faciliter des études épidémiologiques que la psychanalyse se refusait. Vous trouverez dans les deux derniers chapitres de cet ouvrage les études épidémiologiques dont certaines avaient été entreprises avec Pierre Marty lui-même, et, qui je pense, sont totalement restées inconnues de la part des psychanalystes de l'Institut de Psychosomatique. Le dernier chapitre comprend une étude sur les patients greffés cardiaques avec qui j'ai travaillé cliniquement pendant cinq ans à l'hôpital de la Pitié-Salpêtrière dans le service de greffes cardiaques, une étude de 151 patients du service d'endocrinologie et enfin une dernière étude sur des patientes cancers du sein. Je pense avoir démontré scientifiquement qu'il était possible de faire des études épidémiologiques avec des concepts psychanalytiques.

Je ne peux conclure cette introduction qu'en présentant ce que vous pourrez lire dans un des chapitres le modèle que je qualifie de Neuropsychosomatique qui résume mon approche. J'ai progressivement compris que la psychanalyse classique fondée sur le modèle de la problématique génitale œdipienne n'était pas capable d'expliquer le développement du système psychique à partir de la grossesse et des phases archaïques de développement. Les psychanalystes admettaient une fois pour toutes que les êtres humains étaient névrosés et, pour ce faire, il y avait le concept développé par Freud, à partir de l'analyse du petit Hans, de la névrose infantile. J'ai donc découvert que nombre de nos patientes et de nos patients avaient subi des traumatismes pendant la grossesse de leur mère et dans les phases archaïques de développement ainsi que dans les phases prégénitales. Le système psychique n'avait pas réussi à se développer et il n'y avait pas de névrose infantile. Il a fallu longtemps à de grands psychanalystes comme André Green pour déclarer qu'il y avait à côté des névrosés, des non-névrosés. Je propose donc un modèle **que j'appelle l'Alpha de la Psyché** reposant sur le plan scientifique sur les phases de développement intra-utérin et des trois premières années de vie somatique et neuronale. Ce sont ces périodes qui ont été ignorées des psychanalystes classiques puisqu'ils ne se sont jamais interrogés sur la création du système psychique.

Pour conclure, je dois vous déclarer et vous en serez surpris **que je propose une nouvelle approche thérapeutique fondée sur la relation à la Mère**. Je pense que pour aider nos patients à développer un système psychique, pour réparer leurs traumatismes, il est nécessaire d'avoir une attitude maternelle dans la relation thérapeutique accompagnant les premiers pas de nos patients qui, s'ils sont adultes physiquement et biologiquement, ne le sont pas psychiquement car nous nous trouvons bien souvent en face d'enfants qui doivent devenir des êtres adultes psychiquement. Voilà pour mon parcours scientifique aboutissant à cette nouvelle approche que je souhaite partager avec le plus grand nombre.Vous devez savoir qu'il existe maintenant des thérapeutes psychosomaticiens regroupés dans la Société de Psychosomatique Intégrative. Cordialement, Jean Benjamin Stora, Paris Janvier 2021.

CHAPITRE 1
QU'EST-CE QUE LA PSYCHOSOMATIQUE INTÉGRATIVE ?
Fondement épistémologique d'une future science « Psychosomatique intégrative »

Jean Benjamin Stora [1]

1. Jean Benjamin Stora est Professeur Emérite, psychologue clinicien, psychosomaticien, psychanalyste, consultant dans le service d'endocrinologie du Pr. Eric Bruckert, GHU La Pitié-Salpêtrière depuis octobre 1993. Ancien Président de l'Institut de Psychosomatique de 1989 à 1992, du vivant du fondateur de l'Ecole de Paris, le Dr. Pierre Marty ; ancien Président de la Société française de Médecine Psychosomatique de 2000 à 2002. Co-Directeur du Diplôme Universitaire de Psychosomatique intégrative, Faculté de Médecine, Président Honoraire de La Société de Psychosomatique Intégrative. Directeur de l'Institut de Psychosomatique Intégrative (IPSI) ; Créateur de l'Ecole Psychosomatique de la Pitié-Salpêtrière.

Pour une nouvelle approche des relations corps-esprit – rappel historique

Je vais traiter, dans cet article, de la nouvelle approche de la psychosomatique que j'ai appelée : "Psychosomatique intégrative". Cet article va retracer les différentes étapes méthodologiques (historiques, philosophiques et scientifiques) aboutissant à cette nouvelle discipline. Il s'agit d'un parcours personnel commencé en 1973 avec le début de ma pratique psychanalytique et qui s'est poursuivi par des recherches sur le stress qui m'ont permis de m'interroger sur les relations psyché-soma dans les domaines psychiques, biologiques et de neurosciences. Certaines réponses à mes questions m'ont été apportées par Pierre Marty que j'ai rejoint à l'Institut de Psychosomatique en 1984. Mon article fait le résumé de mes recherches entreprises à cette date et poursuivies après la mort de Pierre Marty en juin 1993. Après le décès de Pierre Marty, j'ai créé à l'hôpital de la Pitié-Salpêtrière une consultation de psychosomatique ; au contact des patientes et des patients, j'ai progressivement compris que le modèle de Pierre Marty n'expliquait pas les somatisations. Il me fallait trouver une nouvelle approche théorique.

1. L'âme et le corps

Les relations entre l'âme et le corps ont été au centre de réflexions des plus grands penseurs de l'Antiquité grecque ; Anaxagore (500-428 avant J-C) a fait la distinction entre ces deux grandes entités et, Platon a maintenu ce dualisme qui a été prolongé par Aristote dans le concept d'hylémorphisme selon lequel l'âme donne la forme-morphé au corps-hylé (matière). Corps et esprit forment ainsi une seule substance. Cette approche dualiste a été développée de façon interactionniste par Descartes : corps et âme sont deux substances ayant une influence réciproque ; pour Leibniz corps et âme sont deux substances agissant de façon indépendante. Enfin toujours dans cette approche dualiste, Wundt considère que l'homme est un organisme qui se manifeste sous deux aspects différents, corporel et mental. L'approche moniste, à savoir l'existence d'un seul principe dans l'homme – corps ou âme – a été développé par Berkeley et les idéalistes du XIXe siècle ainsi que par Hegel ; l'âme spirituelle est la seule réalité pour ces philosophes. Pour Hobbes, de La Mettrie, Cabanis, et Haeckel, le corps matériel est la seule réalité.

L'unité de l'homme, c'est-à-dire l'unité fonctionnelle psyché-soma, dans l'approche occidentale n'a pas fait l'objet de développement intégré. Nous avons eu une double approche : l'une a donné naissance à la fin du XIXe siècle à la Psychanalyse, **aboutissant grâce aux contributions de Sigmund Freud, au concept fondamental d'un appareil psychique (la Psyché)**, l'autre ouvrant la voie à la médecine allopathique (plus centrée sur le Soma). La multiplicité des méthodes qui étaient utilisées par la Psychologie et par la Médecine, selon leur logique propre, n'ont pas permis à ce jour de créer une discipline scientifique intégrant les contributions scientifiques des disciplines psychologiques et médicales. Ces deux grands champs scientifiques ont plutôt favorisé le développement d'hypothèses multiples concernant la psyché et le soma, accompagnées dans chacun des deux grands domaines d'hypothèses et de très nombreuses théories explicatives. Le clivage a poursuivi en Occident son destin scientifique et idéologique.

La psychologie et la médecine contemporaine ont repris un fil interrompu par l'approche technique et mécaniciste inspirée par la lointaine école médicale de Cnide concurrente de celle d'Hippocrate le Père de la médecine, qui, rappelons-le, a toujours fait le lien entre tempérament, environnement et maladie, *étudiant le malade dans sa globalité.* Ce retour contemporain à Hippocrate est plus celui de la médecine que des écoles psychologiques et psychanalytiques. La tendance technique et mécanique prédominante de l'Ecole de Cnide fait progressivement et lentement place dans les sociétés contemporaines à la relation médecin-malade : développement dans les facultés de médecine de cours sur la relation médecin-patient, sur l'éducation thérapeutique, et développement concurrentiel des médecines alternatives s'adressant plus aux malades. Je dois dire qu'il s'agit encore de timides démarches de la médecine allopathique dont on voit apparaître les limites. Mais les points de vue des deux grandes disciplines ne se sont pas rapprochés, encore que, comme nous allons le voir, des chercheurs indépendants de différentes disciplines tentent d'établir des passerelles entre les théories et les pratiques. L'écart se réduit progressivement, mais le chemin est encore long. Dans les 10 dernières années, dans certaines facultés de médecine, on a fait appel à la technique de la méditation.

2. Les conceptions neurologiques à l'origine de la métapsychologie de Sigmund Freud

Dans son ouvrage « Abrégé de psychanalyse » Sigmund Freud énonce deux hypothèses concernant la vie psychique :1. « La vie psychique est la fonction d'un appareil auquel nous attribuons une extension spatiale et que nous supposons formé de plusieurs parties » ; 2. « De ce que nous appelons psychisme (ou vie psychique) deux choses nous sont connues : d'une part son organe somatique, le lieu de son action, le cerveau (ou le système nerveux) d'autre part nos activités de conscience dont nous avons une connaissance directe et que nulle description ne saurait nous faire mieux connaître. *Tout ce qui se trouve entre ces deux points extrêmes nous demeure inconnu et s'il y avait entre eux quelque connexion, elle nous fournirait tout au plus une localisation précise des processus conscients sans nous permettre de les comprendre »*[2].

Je souhaite d'abord revenir brièvement sur le contexte scientifique contemporain de Sigmund Freud afin de mieux appréhender les fondements scientifiques de la psychanalyse. Dans une lettre à Fliess de mai 1895, il écrivait :» Je suis consumé par une ambition double : premièrement, celle de voir quelle forme peut prendre la théorie du fonctionnement mental lorsque des considérations quantitatives, une sorte d'économie de la force nerveuse, interviennent; ensuite, celle d'extraire de la psychopathologie ce dont la psychologie normale peut tirer profit. En effet, une théorie générale satisfaisante des troubles neuropsychiques ne se conçoit qu'en relation avec des hypothèses claires concernant les processus mentaux normaux ». Cette ambition le conduisit à rédiger tout au long de l'été 1895, ce qui fut appelé « Esquisse d'une psychologie pour les neurologues ». Cet ouvrage manuscrit aborde tous les thèmes qui vont faire l'objet des contributions de Sigmund Freud jusqu'à la fin de sa vie : le désir, les états hallucinatoires, la théorie du rêve comme accomplissement de désir, les diverses fonctions du Moi – le jugement, la défense, le souvenir – la psychopathologie de l'hystérie, le sommeil, etc. Tous ces points sont abordés sous l'angle d'un modèle neurophysiologique révélant *l'intention de construire un modèle vraiment mécanique de l'appareil psychique.* Ce faisant Sigmund Freud se référait à l'aspect réductionniste de l'épistémologie des sciences, à savoir les processus de l'activité mentale qui pouvaient être réduits à leur dimension physico-chimique. À cette époque une publication de l'ancien professeur de Freud, Exner, intitulée « Projet d'une explication

2. Souligné par nous.

physiologique des phénomènes psychiques », traitait des problèmes de la perception, du jugement, de la mémoire, etc., au moyen d'une construction purement quantitative et physicaliste. Le modèle d'Exner reposait sur la notion d'excitation intracérébrale ; cette excitation, disait-il, se transforme en accumulation d'énergie à l'intérieur de chaque neurone qui se décharge après avoir atteint un seuil critique. Ce concept d'excitation, d'accumulation d'énergie dans le neurone, et le concept d'investissement créé par Freud seront associés dans le modèle de l'Esquisse.

Je ne reviendrai pas sur toutes les controverses concernant la non-publication d'un travail scientifique qui ne fut connu du public que cinquante-cinq ans après la parution de l'Interprétation des rêves. Mais je souhaite, en tant que psychosomaticien, ajouter aux nombreux commentaires accompagnant la controverse sur la nature de cette publication le commentaire suivant : Freud était arrivé à un important carrefour scientifique, où se rencontraient la voie de la psychopathologie, la voie de la neurophysiologie et la voie de la psychosomatique (les névroses actuelles). Comprenant que la science de son époque (c'est là une des caractéristiques de son génie) ne pouvait lui apporter les concepts nécessaires au développement de sa nouvelle science, la Psychanalyse, il a préféré développer des concepts empruntés à la psychologie et à la biologie, dans cette discipline uniquement sur le plan métaphorique. Ce faisant il abandonnait la voie de la psychosomatique pour emprunter le chemin de la découverte de la psychologie des profondeurs, ce dont nous lui sommes reconnaissants. Quant à la dimension quantitative que l'on retrouve dans l'économie psychique, et qui renvoie dans sa conception à la physique mécanique, je dois dire qu'elle peut être établie sans l'aide de la science physique. A cette époque, Freud se référa au "principe de constance" selon lequel l'appareil psychique tend à maintenir à un niveau aussi bas que possible la quantité d'excitation qu'il contient. L'évocation en psychologie sur le modèle de la science physique du principe de constance renvoie à la conservation de l'énergie dans un système clos puisque dans celui-ci la somme des énergies reste constante. L'énonciation d'un tel principe revient à traduire l'effet psychologique dans un langage énergétique. À cet égard le principe de constance est souvent comparé au deuxième principe de la thermodynamique (loi de Carnot) qui indique qu'à l'intérieur d'un système clos, les différences de niveau énergétique tendent vers l'égalisation, de sorte que l'état final idéal est celui d'un équilibre. Le problème posé par Freud est celui du destin des excitations, problème fondamental en psychosomatique, et pour ce faire, il a édifié un modèle.

Le modèle du destin du "quantum" d'excitations de Freud peut être considéré comme un modèle de fonctionnement d'un appareil psychique envisagé comme un système clos, dynamique avec retour à l'équilibre quels que soient l'amplitude des mouvements pulsionnels et les mécanismes de défense psychique facilitant ce retour. Je dois aussi souligner, *mutatis mutandis*, que **Freud fait l'hypothèse d'un appareil psychique pleinement constitué pour tous les individus au terme du processus de maturation psychosexuel**.

Ces deux énoncés concernant la nature du système – système clos – et la nature de la structuration psychique ont été remis en question par les progrès scientifiques qui envisagent ***les organismes comme des systèmes ouverts qui échangent continuellement de la matière, de l'énergie ou de l'information avec leur environnement***. Cet équilibre dynamique en système ouvert est appelé « équilibre des flux »[3], notion qui s'applique non seulement aux phénomènes biologiques, mais aussi aux phénomènes physiques (cours d'eau), chimiques (flamme), écologiques, politiques ou économiques. Dans le domaine des structures mentales, comme on le verra plus loin, sous l'influence combinée de l'environnement socio-culturel et familial, nous nous trouvons en présence de nouvelles structurations mentales.

Que deviennent alors dans ce nouveau cadre de référence le point de vue économique et ses mécanismes de fonctionnement ?

Je rappelle que pour Freud l'énergie libidinale est une énergie dont la source est somatique sexuelle, mais elle n'est pas identique à celle-ci ; elle « [...] permet de mesurer les processus et les transformations dans le domaine de l'excitation sexuelle » sa production, son augmentation et sa diminution, sa répartition et son déplacement » (Freud, 1915) devraient nous fournir les moyens d'expliquer les phénomènes psychosexuels. « Nous distinguons cette libido, par rapport à son origine spéciale, de l'énergie qu'il faut supposer être sous-jacente à tous les processus psychiques en général ; nous lui prêtons ainsi en plus un caractère qualitatif »[4].

La libido perd, lors de traumatismes et de stress permanent, ce qui la caractérise, en redevenant de l'énergie somatique qui alimente

3. Ludwig von Bertalanffy ; j'ai utilisé en psychosomatique intégrative, des concepts de la théorie des systèmes qui m'est très familière ; dans les années 60 à l'occasion de la rédaction de ma thèse sur « L'accumulation du capital », je me suis référé à ces concepts.

4. Freud, 1923, *Trois essais sur la théorie de la sexualité*, trad. en 1923, Dr. Blanche Reverchon-Jouve, Gallimard, Paris.

les processus vitaux ; ce faisant, elle est l'objet de variations et de fluctuations considérables qui perturbent l'homéostasie. Mais avant de perdre ses caractéristiques psychiques l'observation clinique nous révèle les hauts et les bas, en d'autres termes les fluctuations de cette énergie. Quels sont les modèles explicatifs de ces phénomènes ?

Dans la conception moderne de la biologie, *les organismes vivants sont des systèmes ouverts complexes dynamiques dissipatifs et instables.* Alors que l'équilibre dynamique en système clos est par nature réversible, car les processus opposés -construction et dégradation se déroulent simultanément, l'équilibre des flux en système ouvert est irréversible. Quant au deuxième principe de la thermodynamique évoqué plus haut, il n'est pas applicable sous sa forme usuelle aux systèmes ouverts, et c'est la raison pour laquelle j'ai voulu actualiser les principes économiques de Freud en le replaçant dans un cadre scientifique de la fin du XXe siècle et du XXIe siècle.

La nature des lois qui s'y appliquent relèvent des lois de probabilités, puisque selon Prigogine, « toutes les théories déterministes fondées nécessairement sur l'enchaînement nécessaire des causes et des conséquences sont progressivement remplacées par des statistiques ». Il définit ce qu'il appelle les « structures dissipatives »[5] : des réactions chimiques, par exemple, dans des conditions de non-équilibre peuvent engendrer l'apparition spontanée de structures présentant un certain ordre. Un système particulier peut donc recéler plus d'une solution stable, et suivant le type de perturbation aléatoire que le système au moment où il devient instable, apparaît un type ou autre d'organisation. Le développement du système se réalise par une succession de perturbations aléatoires (théorie du chaos) et d'émergence de nouvelles organisations.

Ces nouveaux états stables (ordre) qui naissent des perturbations aléatoires (états chaotiques) résument mieux selon Prigogine la science moderne et vaut pour toutes les disciplines.

En résumé, les systèmes peuvent avoir des comportements moyens fluctuant à l'intérieur de certaines limites, sur un temps très long, puis subissant une perturbation extérieure, le système peut s'installer dans un autre comportement toujours fluctuant, mais autour d'une autre moyenne. C'est ce modèle que j'ai utilisé pour mieux appréhender les fluctuations de l'énergie somatique et de l'énergie libidinale lors des ruptures de l'homéostasie de l'unité psychosomatique. Je considère que

5. J'ai critiqué dans mon livre intitulé : « Quand le corps prend la relève, stress, traumatismes et maladies somatiques » publié chez Odile Jacob en 1999 l'approche de Sigmund Freud considérant l'être humain comme un système fermé. J'ai fait appel alors à Ilya Prigogine pour développer la notion de systèmes ouverts dissipatifs d'énergie. J'ai ainsi remis en question cette approche d'un système fermé.

l'énergie libidinale est à l'origine une énergie somatique.

3. Connaissance scientifique et niveau d'organisation : conception matérialiste de l'organisation du vivant

La conception matérialiste de l'univers, en réaction contre la théologie, n'a pu se développer pleinement qu'à partir du XVIIIe siècle jusqu'à la première moitié du XXe siècle en Occident. Pendant toute cette période, la physique a imposé son paradigme aux sciences de la nature sous la forme essentiellement d'une théorie atomique où le découpage de la matière en particules de plus en plus petites devait conduire à la connaissance de la réalité ultime. Dans ce contexte, l'organisation du vivant n'avait pas sa place : soit son caractère organisé et finalisé était le reflet de son origine divine ou tout au moins de son origine spirituelle en référence aux propriétés organisatrices et finalisées de l'esprit humain, soit l'esprit n'était qu'une application des lois de la physique et de ce fait la nature physico-chimique de la matière vivante n'était pas différente de celle que la conception matérialiste assigne à l'univers tout entier.

C'est à partir de 1950 que la biologie nouvelle a fait définitivement triompher une conception matérialiste de l'organisation du vivant après que la conception vitaliste [6] a disparu. La biologie nouvelle, à savoir la biologie moléculaire et la neurochimie ont fait leur apparition en servant de maillon permettant de réduire les sciences du vivant les unes aux autres jusqu'à la physique et d'établir ainsi une unité parfaite sur la base du matérialisme accompli. De la psychologie à la neurophysiologie, de la neurophysiologie à la biochimie et de la biochimie à la mécanique quantique, voici le nouveau cheminement scientifique qui constitue beaucoup plus des hypothèses de travail que de véritable théories complètes et cohérentes. La biologie moléculaire a balayé les conceptions spiritualistes et vitalistes des sciences du vivant et a imposé un nouveau paradigme différent de celui de la physique **où l'organisation en différents niveaux d'intégration est devenue la clé de voûte du nouveau savoir scientifique**. En effet la biologie moléculaire a renforcé une tendance à déplacer le problème classique du corps et de l'esprit *(the body-mind problem)* en le posant sur des bases nouvelles dites fonctionnalistes. Le problème sous sa forme classique a été créé de toutes pièces par un mauvais usage du langage, **un usage métaphysique** qui consiste à attribuer

6. Je rappelle ici que Pierre Marty a fondé son approche sur la philosophie vitaliste aujourd'hui dépassée.

une existence à une réalité cachée, voire transcendant une substance, à ce qui n'est que le résultat d'une construction logique partielle et non vérifiée reposant sur des expériences indûment extrapolées.

Il est temps, à mon avis, de quitter la métaphysique du corps et de l'esprit pour établir les bases scientifiques d'une nouvelle approche.

En fait le problème ne devrait se poser qu'à l'intérieur du discours scientifique, **comme un problème de relations entre deux disciplines :** la biologie, comme discours organisateur des observations et expériences sur des systèmes vivants, et la psychologie comme discours organisateur des observations et expériences sur la production de désirs, d'idées, de croyances, de sentiments, de comportements relationnels et autres.

C'est ce point de vue qui a profondément inspiré mon approche de psychosomatique intégrative en orientant ma recherche vers l'établissement d'un métamodèle interreliant système psychique, systèmes somatiques et système nerveux central.

Plus récemment au début des années 60, la biologie nouvelle a découvert et posé l'organisation de la matière comme objet véritable de sa discipline. D'abord en empruntant aux sciences de l'information et des organisations artificielles les concepts fondamentaux qui lui ont permis ces avancées théoriques, ensuite en se concentrant **sur l'existence, à l'intérieur d'un seul organisme vivant, de plusieurs niveaux d'organisation ou d'intégration comme on les a appelés.**

C'est maintenant le même objet – **un organisme vivant** – qui est à la fois un objet physique (atomique), chimique (moléculaire), biologique (macromoléculaire, cellulaire), physiologique, psychique, linguistique, social. Et la science de cet objet, en tant qu'il est tout cela à la fois, **est celle de son organisation en niveaux d'intégration où ceux-ci sont découpés par les différentes disciplines.** La question du passage entre niveaux est ainsi devenue centrale et sert de moteur à la recherche. C'est dire que l'étude de l'objet unifié implique celle des articulations entre niveaux qui se réduit elle-même aux dialogues ou réductions possibles d'une discipline à une autre. Les niveaux d'organisation sont autant des niveaux de connaissance que des niveaux de réalité car il correspondait à nos différentes façons d'organiser le réel grâce aux différentes disciplines de la connaissance scientifique. On peut souscrire à un propos d'Heisenberg suivant lequel il n'y a pas de science de la nature **(Naturwissenschaft)** mais une

science de la connaissance qu'ont les hommes de la nature[7].

4. Les tentations du réductionnisme

L'expérience de l'unité de la science sur la base de la physique permet souvent de justifier **une attitude réductionniste suivant laquelle tout, dans la nature, doit pouvoir être expliqué à partir de chaînes causales de phénomènes physiques.** Le réductionnisme est une pratique indissociable de la recherche scientifique, il consiste à séparer un tout en ses constituants avec l'espoir de trouver dans les propriétés des constituants de quoi expliquer celles du tout. Toute activité scientifique implique une pratique réductionniste ; seul un postulat réductionniste permet à la pratique scientifique telle qu'elle existe aujourd'hui de se poursuivre. Le problème des relations **corps-esprit** conduit à **distinguer un réductionnisme fort et un réductionnisme faible.** Le réductionnisme fort est intenable car il est contredit dès qu'on dépasse un certain seuil de complexité ; en effet par exemple dans le cadre de réseaux d'automates (ordinateurs) on rencontre de grandes difficultés à prédire le comportement du tout à partir des propriétés des parties comme dans le cas d'une cellule qui serait réduite à ses molécules ou d'un cerveau réduit à ses neurones. Le réductionnisme fort conduirait à traduire en langage de la physique tous les phénomènes décrits expliqués dans le langage inter- disciplinaire. **Le réductionnisme faible, au contraire, tire les conclusions de ce que, pour accomplir une même fonction à un niveau global d'organisation, une machine ou un programme, peut utiliser des substrats physiques très différents obéissant à des lois physiques différentes. L'existence de plusieurs niveaux d'organisation permet de définir une pertinence à chaque niveau**[8].

Par conséquent le réductionnisme fort ne peut expliquer tous les phénomènes d'émergence de propriétés nouvelles à chaque niveau du vivant.

Il est intéressant à cet égard d'analyser les propriétés des systèmes auto-organisateurs. Il s'agit d'organisation physico-chimique naturelle où l'émergence de propriétés nouvelles à niveau intégré n'est pas le résultat d'une action planificatrice de constructeurs et de programmeurs. **L'idée d'auto-organisation** s'est développée dans les années 60 à l'aide de différents formalismes tels

7. Henri Atlan (1986) sur la biologie moléculaire p.63 ; cf. Bibliographie

8. Henri Atlan, *ibidem.*

que la théorie de l'information, la thermodynamique, la cinétique chimique, et prend actuellement un nouveau départ grâce aux théories des automates et de l'intelligence artificielle. **L'auto-organisation** implique nécessairement des interactions entre différents niveaux d'intégration qui sont en même temps des niveaux différents d'observation. **L'émergence de propriétés nouvelles** dans le niveau plus global par rapport au niveau élémentaire **correspond à la constitution d'une discipline propre** avec ces ses outils d'observation et d'analyse, et son langage spécifique spécialisé : physique, chimie, biologie cellulaire, physiologie et embryologie, psychologie, sociologie, **j'ajouterai Psychanalyse**.

Il est évident qu'il est impossible d'observer à la fois tous les niveaux avec la même précision le lieu d'articulation entre des niveaux d'organisation différents est souvent mystérieux parce que la technique d'observation et les langages de théorisation ne sont pas encore développés, mais la découverte de nouvelles techniques peut donner accès à ce qui se passe entre plusieurs niveaux conduisant ainsi au développement d'un nouveau champ du savoir, d'une nouvelle discipline avec ses outils et son langage propres. Un exemple spectaculaire d'un tel bouleversement nous a été fourni par la biologie moléculaire en ce qui concerne le passage du chimique au biologique.

Mon hypothèse est relative à l'existence de la discipline psychosomatique intégrative à l'articulation de plusieurs niveaux du vivant plus spécialement du neuro-mental-psychique, appellation que je préfère à système nerveux central qui ne désigne que l'organe, des mécanismes neurochimiques, du système immunitaire, du programme génétique, des circuits des émotions et des programmes archaïques de développement des comportements (hypothalamus et endocrinologie), en d'autres termes ce que j'ai appelé la Théorie des cinq Systèmes en me référant à Ludwig von Bertalanffy [9].

Il existe donc une hiérarchie des systèmes et des processus ; nous ne pouvons parler en toute connaissance de cause que de la hiérarchie des théories et des concepts ce qui implique une non-réductibilité d'un niveau à un autre et, que les concepts d'un niveau ne peuvent pas être connectés et superposés à ceux d'un autre niveau. Les théories ne sont pas réductibles les unes aux autres : ainsi la théorie biologique est autonome par rapport à la physique et à la chimie en ce sens qu'il existe des idées spécifiques en biologie qui ne peuvent pas être conçues ou traduites en termes de physique et chimie telles que par exemple sexualité, fonction, adaptation, espèce, évolution.

9. ref. bibliographie.

Je plaide pour la coexistence des théories explicatives du Vivant selon les niveaux d'organisation.

5. L'hypothèse de la psychosomatique intégrative

J'avance l'hypothèse de la psychosomatique intégrative qui consiste à relier plusieurs niveaux du vivant, les organes et les fonctions somatiques au fonctionnement de l'appareil psychique; en d'autres termes, je propose d'examiner l'unité psychosomatique interreliant les principaux niveaux du vivant, et sur le plan des disciplines de proposer un métamodèle interreliant ce que j'appelle l'alpha de la Psychanalyse (pour le fonctionnement psychique), Médecine et Neurosciences, en d'autres termes le modèle des cinq systèmes : système psychique, système nerveux central, système autonome (sympathique et parasympathique) [10], système immunitaire et génome ou système génétique.

Je propose aussi de considérer que l'unité psychosomatique est le résultat de l'intégration de deux processus du vivant : le processus d'intégration neuronale et le processus de maturation psychosexuel; ils ne peuvent être isolés l'un de l'autre car leur intégration au cours des 20 premières années de vie aboutit à la création d'organisations somatopsychiques [11] ou psychosomatiques nous permettant de comprendre que l'on ne peut isoler l'esprit du corps. Il s'agit d'un tout : on pense avec son corps.

Si l'on analyse avec soin le deuxième point de l'argumentaire de Sigmund Freud, nous réalisons que les progrès des neurosciences à la fin du XXe siècle ont largement contribué à combler « l'écart mystérieux » entre le système nerveux central et les activités psychiques humaines; nous ne sommes désormais plus dans l'inconnu. Un des chercheurs les plus avancésdans le domaine des neurosciences, le Professeur Antonio Damasio, identifie, dans de nombreux travaux, les fonctions du système nerveux central qui nous permettent d'énoncer l'hypothèse psychosomatique : le cortex préfrontal, nous dit-il, reçoit des signaux en provenance de toutes les régions sensorielles où se forment les images qui sont à l'origine de nos processus de pensée, y compris des cortex somato-sensoriels où les états du corps passés et présents sont représentés de façon

10. Si j'ai privilégié le système autonome, c'est pour m'inscrire dans la continuité des travaux des psychosomaticiens et surtout de Franz Alexander, cela ne veut pas dire, bien entendu, que j'ignore les autres systèmes. Je m'y réfère implicitement.

11. La description de ces organisations figure au dernier chapitre de mon ouvrage : *Neuropsychanalyse, controverses et dialogues* paru chez MJW Fédition.

continue. Le cortex préfrontal reçoit aussi des signaux de plusieurs régions bio-régulatrices du cerveau humain – tronc cérébral qui distribue de la dopamine, de la noradrénaline ou de la sérotonine, base du télé-encéphale qui distribue de l'acétylcholine, etc. Les valeurs de consigne innées du système homéostatique de l'organisme, déterminant la survie de ce dernier – son système de valeurs biologiques- sont communiquées au cortex préfrontal par le biais de ces signaux et font ainsi partie intégrante des mécanismes sous-tendant le raisonnement et la prise de décision. Les régions préfrontales jouent un rôle privilégié dans le classement par catégories de nos expériences vécues, en d'autres termes de la mémoration et remémoration des évènements de notre vie vécus subjectivement. Damasio parle de « représentations potentielles » contenant la totalité des informations innées – dont nous avons été dotés à la naissance- et acquises – accumulées au cours de la vie. Les représentations innées siègent dans l'hypothalamus, le tronc cérébral et le système limbique ; ce sont des commandes relatives à la régulation biologique nécessaires à la survie – métabolisme, pulsions, instincts. Ces représentations innées ne donnent pas lieu à des images dans l'esprit. Par contre les représentations potentielles acquises contiennent des données relatives à l'élaboration des images de rappel que nous utilisons dans le cadre de la motricité, du raisonnement, de la planification de l'action, de la créativité ; de plus l'acquisition d'informations nouvelles se réalise par le biais de la modification continuelle de ces représentations potentielles. « Les représentations potentielles conservent dans le réseau de leurs connexions synaptiques non pas des images proprement dites, mais les moyens de reconstituer des images »[12]. Ainsi, nous dit-il, la représentation potentielle du visage de la tante Margot ne contient pas l'image de ce dernier, mais la description des activités neuronales pouvant engendrer la reconstruction momentanée et approximative du visage de la tante Margot au sein des cortex visuels fondamentaux[13].

En nous fondant sur les découvertes du fonctionnement neuro-mental des représentations potentielles innées et acquises, nous pouvons tenter de les rapprocher des notions forgées par S. Freud au niveau psychique de traces mnésiques et de représentations de mots et de choses de l'appareil psychique qui se situe à un autre niveau du vivant (le niveau psychique) en contact avec le niveau neuro-mental.

12. Damasio, A. R. *ibidem* p. 139.

13. Comme on peut le constater ici Damasio se situe au niveau neuronal de la représentation, qui est un niveau du vivant exclusivement somatique ; la dimension psychique en est absente.

Si nous voulons articuler les deux concepts de ces deux niveaux du vivant, nous devons supposer que les traces mnésiques lorsqu'elles deviennent conscientes, activent au niveau neuro-mental un ensemble très élevé de « représentations potentielles » pour reconstituer des représentations de choses à lier à des représentations de mots. Pour reprendre l'exemple de la tante Margot, cité par Damasio, l'évocation de celle-ci ne correspond pas à une activité exclusivement neuro-mentale, mais est initiée par le sujet qui va réinvestir psychiquement la tante Margot en faisant parvenir au niveau conscient l'ensemble des représentations préconscientes. Il peut y avoir une infinité de vécus de Damasio avec la tante Margot. Sans cette activité psychique l'être humain ne serait qu'un robot biologique [14].

L'hypothèse psychosomatique que j'avance interrelie dans les deux niveaux de l'organisation du vivant trois types de représentations : les représentations potentielles innées liées à la régulation biologique, les représentations potentielles acquises au cours de la vie et les représentations psychiques (de choses et de mots). Si cette hypothèse se révèle pertinente, elle facilitera la compréhension des processus de somatisations, puisqu'elle nous procurera les éléments nécessaires d'interrelation des processus neuronaux, mentaux et psychiques, d'où ma proposition d'appeler une telle combinaison : le système cérébro-mental-psychique, noyau de la science psychosomatique.

6. « L'être humain est psychosomatique par définition » Dr. Pierre Marty [15]

En ce début de XXIe siècle les approches psychosomatiques de la tendance psychanalytique

et de la tendance médicale ont profondément évolué; elles ont renoncé à l'explication psychogénétique ou organogénétique des maladies somatiques. Elles explorent toutes deux selon deux angles différents les dimensions psychologiques des patients somatiques; il n'y a plus de maladies psychosomatiques et comme aimait à le dire, le Dr. Pierre Marty, psychanalyste, fondateur de l'Ecole de Paris (psychosomatique) au début des années 60, « l'être humain est psychosomatique par définition ». J'ai préféré utiliser la définition suivante : « l'être humain est une unité psychosomatique », inspirée par la philosophie juive et la philosophie arabe en comparaison avec la philosophie grecque qui est dans le clivage. Dans la continuité

14. C'est un reproche que j'ai fait à Antonio Damasio dans notre correspondance :

15. cf. bibliographie

de Sigmund Freud, et du modèle de l'appareil psychique de la métapsychologie, Pierre Marty est le seul auteur qui, au XXe siècle, ait élaboré un modèle qui complète l'approche freudienne[16] dans le domaine de l'explication des processus de somatisations. Pierre Marty avance de nombreuses hypothèses pour fonder son modèle :

L'appareil psychique a pour rôle fondamental le travail d'élaboration des quantités d'excitations exogènes ou endogènes qui assaillent quotidiennement un être humain (hypothèse déjà avancée par S. Freud) ; lorsque les excitations débordent l'appareil psychique, elles « s'écoulent » dans les fonctions et organes somatiques qui se désorganisent progressivement avec des probabilités d'arrêt du processus selon les points de fixations déterminés par le processus de maturation psychosexuelle. Le modèle freudien qui présupposait un appareil psychique plus ou moins identique selon les individus est modifié ; en considérant le développement psychosexuel des individus, on peut constater que *le développement de cet appareil psychique* peut *subir des avatars (points de fixation-régression) et ne pas se constituer pleinement chez tous les individus.* Nous serions ainsi en présence de carence du développement des organisations psychiques fragilisant l'instance du Moi chargée d'intégrer, de coordonner et de gérer les différentes organisations mentales ; cette incomplétude ne permettrait pas à l'appareil psychique de fonctionner convenablement ce qui entraînerait soit des troubles somatiques réversibles (dans le cas d'insuffisance de fonctionnement psychique) soit des somatisations plus graves, dans le cas de pensée ou de vie opératoire et de dépression essentielle (traumatismes désorganisateurs). « Les deux poussées dynamiques des instincts et des pulsions, nous dit Pierre Marty, trouvent leurs sources dans une excitation corporelle (sexuelle au sens freudien). Leur destinée est de supprimer l'état de tension ainsi créé. À n'importe quelle phase de la vie les fonctions [...], ne peuvent intégrer qu'une quantité limitée d'excitations instinctuelles ou pulsionnelles [...]. Nous voyons là les marques des *Instincts et des Pulsions de vie*, les pulsions correspondantes au niveau psychique de l'excitation. Lorsque les excitations persistent en trop grande quantité, la fonction ou les systèmes fonctionnels trop excités se désorganisent (isolement et anarchisation fonctionnels). Nous voyons là la *marque des Instincts de vie et des Pulsions de mort* »[17]. J'attire votre attention sur la métaphore utilisée par Pierre Marty pour tenter d'expliquer les somatisations. Il ne s'agit en aucune façon d'une explication scientifique, et la

16. Je veux parler des névroses actuelles : neurasthénie, névrose d'angoisse et hypochondrie.
17. Marty, P. (1990) *La Psychosomatique de l'adulte.* Paris, P.U.F, p.34.

psychosomatique intégrative offre à présent une explication fondée sur les neurosciences.

Cette relation corps-esprit développée par Pierre Marty bénéficie, comme l'indique Henri Atlan[18], du vocabulaire cybernétique de la biologie et des théories de l'organisation biologique. « L'organisation psychique apparaît alors comme ensemble de propriétés émergentes de l'organisation biologique ». Pour Pierre Marty, les dispositions génétiques individuelles et l'inconscient dans ses premiers aspects donnent leur moule et leur manière d'être aux fonctions psychiques et somatiques. L'inconscient originaire s'applique dès le début à la réalisation du programme de l'espèce humaine. C'est ainsi que prendraient forme les organisations fonctionnelles du développement et des équilibres homéostatiques. Les pulsions de vie constitueraient progressivement des unités de plus en plus grandes : « [...]L'inconscient lui-même serait totalement parcellaire au début de l'évolution individuelle, sans organisation de départ, sans programme général, liés par exemple morceau par morceau à chacun des divers éléments fonctionnels de la « mosaïque première. » L'inconscient rassemblerait avec le développement ses (noyaux) épars premiers pour constituer progressivement, à l'image du regroupement évolutif des fonctions somatiques psychiques, un tout d'une cohésion spécifique [...] »[19].

Il s'agit de la théorie psychosomatique d'inspiration psychanalytique la plus avancée à l'heure actuelle[20], complétée par d'importants apports cliniques des successeurs et des contemporains : membres de l'Institut de Psychosomatique ou autres : Joyce McDougall, Sami-Ali, J. Guir, C. Dejours, P-L. Assoun, C. David, M. de M'Uzan, etc. Cette approche théorique et clinique en est restée aux acquis théoriques de Pierre Marty, décédé en 1993; la dimension psychanalytique en fournissant les concepts et le modèle théorique a permis le développement clinique de cette « psychosomatique d'inspiration analytique ».

Nous pouvons noter que l'approche développée sous l'appellation de « psychosomatique d'inspiration analytique » est en réalité une approche psychanalytique des patients somatiques, une approche de leur psychopathologie et non pas une explication médicale de leurs

18. Atlan, H. (1986). *A tort et à raison, intercritique de la science et du mythe.* Paris, Editions du Seuil, p.90-91.

19. Marty, P. *ibidem*

20. Depuis le décès de Pierre Marty en juin 1993, j'ai poursuivi les recherches et le développement de la théorie et de la clinique psychosomatique, comme on peut le constater dans mes travaux et dans cet article.

somatisations.

Le problème des relations entre processus psychiques et processus somatiques reste entier ; le modèle de Pierre Marty est demeuré sur le plan psychanalytique. En vérité Pierre Marty n'a pas expliqué les somatisations car il a utilisé une métaphore pour expliquer que le quantum d'excitations s'écoule et déborde les fonctions somatiques. Il ne s'agit pas d'une explication scientifique. La question épistémologique se pose encore une fois : Quelles sont les conditions de développement d'une approche scientifique « Psychosomatique » qui établirait des interrelations entre l'appareil psychique et les autres niveaux du vivant, un au-delà de la psychanalyse *stricto sensu ?*

La psychanalyse est limitée à son champ, elle ne peut expliquer les maladies, elle rencontre une limite épistémologique, c'est mon point de vue. Pour Sigmund Freud, les concepts psychanalytiques n'étaient pas destinés à expliquer les maladies.

7. L'approche médicale de la psychosomatique

Explorons à présent l'approche développée par la médecine psychosomatique : le terme « psychosomatique » a été forgé par Heinroth, interniste et psychiatre, en 1815, exprimant ainsi son hypothèse de l'influence des passions sexuelles sur la tuberculose, l'épilepsie et le cancer ; il a aussi forgé le concept de « somatopsychique », en 1818, pour l'appliquer aux maladies où le facteur corporel modifie l'état psychologique[21]. L'hypothèse de base de la médecine psychosomatique est l'unité fonctionnelle soma-psyché, ce qui rejoint en quelque sorte l'approche psychanalytique première. Sans revenir sur l'histoire de cette approche, disons que le premier système cohérent des maladies dites psychosomatiques majeures a été élaboré par le Dr. Franz Alexander et ses collègues de l'Ecole de Chicago (1952). Ils présentaient une approche qui rassemblait dans un cadre global des conflits spécifiques tels que la psychanalyse les décrivait et des modifications physiologiques. Les « maladies psychosomatiques » découleraient des innervations erronées chroniques liées au système neurovégétatif qui prépare à la lutte ou à la fuite ; ainsi dans des cas de rivalité, d'agressivité, d'hostilité, le système sympathique adrénergique serait excité de façon chronique ; par exemple le sujet souffrant d'hypertension essentielle serait au niveau neurovégétatif viscéral

21. Haynal, A., Pasini, W. (1978/1984). *Médecine Psychosomatique.* Paris, Masson.

sous la pression de la répression des émotions, de l'agressivité et de la compétition – serait ainsi sous le régime adrénergique. Il existerait deux types de maladies psychosomatiques : les unes seraient l'expression de tendances hostiles agressives inhibées, et les autres seraient l'expression de la recherche de la dépendance et de la sécurité auprès de figures protectrices [22]. Toutes ces recherches aboutirent à ce qu'on a appelé les « Chicago seven », à savoir : *l'asthme bronchique, l'arthrite rhumatismale, la colite ulcéreuse, l'hypertension essentielle, la névrodermite, la thyréotoxicose, l'ulcère gastrique et duodénal.* Depuis cette époque, la médecine psychosomatique s'est considérablement développée en privilégiant soit l'étude de profils de personnalité, par exemple type A et B pour les risques cardio-vasculaires, soit des profils psychologiques spécifiques de certaines maladies auto-immunes ou de cancers. Il existe à l'heure actuelle aux Etats-Unis principalement, des milliers d'études épidémiologiques psychosomatiques dans toutes les disciplines médicales centrées surtout sur la qualité de vie des patients et l'observance médicale, qui est un des problèmes les plus cruciaux de la médecine contemporaine. En ne retenant de la psychologie que la dimension comportementale et cognitive, cette médecine psychosomatique a donné sa préférence à une approche clinique psychologique *stricto sensu* et non psychanalytique qui lui aurait apporté l'explication de la psychodynamique et du fonctionnement inconscient à l'origine des comportements et des représentations mentales individuelles sous-jacentes au corps psychique, développées à partir du corps somatique [23]. Les traités de médecine psychosomatique américains abordent toutes les maladies somatiques – il n'y a donc plus pour eux aussi de maladies dites psychosomatiques. Les livres publiés récemment comme le « Handbook of Stress Medicine [24] » décrivent minutieusement tous les mécanismes métaboliques et neurochimiques qui pourraient constituer des interrelations entre les phénomènes somatiques et les comportements psychologiques.

Ces acquis scientifiques sont principalement dus à la contribution du père du stress, le Dr. Hans Selye qui a développé un modèle de réponses somatiques et psychiques aux stimuli et évènements de vie des individus. Selye met en relation des évènements de vie déclenchant des réponses psychiques d'adaptation (angoisse, dépression, troubles du comportement et de la cognition, baisse de

22. Le Dr. Franz Alexander était aussi un psychanalyste.

23. Cf. le chapitre sur l'image neuronale et l'image psychique du corps.

24. Hubbard, J.R., Workman, E.A., *Handbook of Stress Medicine, an organ system approach.* Boca Raton, New York, CRC Press, 1998.

la vigilance, troubles de l'attention et de la mémoire, etc.) et des réponses somatiques par l'intermédiaire de plusieurs axes neuronaux (production de neurohormones) : l'axe adrénergique, l'axe ante-hypophyse-ACTH-gluco-corticoïdes et l'hormone somatotrope (STH)-minéralo-corticoïdes. D'autres axes d'interrelations des phénomènes psychiques et somatiques ont depuis été découverts : le système SAM –sympathique-adrénalo-médullaire- qui relâche de la norépinéphrine, de l'épinéphrine et d'autres catécholamines dans le sang, et qui est connecté au système HPAC découvert par Selye; le troisième système est le système EO –endogène opioïde- qui a un effet sur la douleur et affecte aussi le système immunitaire. Ces trois systèmes sont interreliés et leurs effets combinés agissent sur le système immunitaire. Le rôle des cytokines, relâchées par les cellules du système immunitaire, fournit par exemple un lien entre le stress, le système immunitaire et le cancer. Les cytokines- interleukine I- influencent les fonctions du système nerveux central en provoquant la relâche du CRH par l'hypothalamus, de même l'interleukine II active le système HPAC dont l'hyperactivité est fréquente chez les patients souffrant de dépression majeure –symptôme de comorbidité signalé chez les patients cancéreux. Toutes ces recherches contemporaines effectuées à la fin des années 1990 et au début du XXIe siècle nous incitent à réfléchir aux passerelles entre les différents niveaux du vivant.

Nous pensons qu'aujourd'hui poser le problème des rapports psyché-soma ne peut conduire qu'à une impasse méthodologique puisque le psychique renvoie au fonctionnement et au dysfonctionnement de l'appareil psychique des patients somatiques, et que le soma renvoie à la médecine allopathique qui soigne d'abord médicalement les patients classés par profils de personnalité ou par caractéristique psychologique pour comprendre leur comportement d'observance médicale. Seule l'approche du stress fournit les éléments de passerelles entre les deux approches, ce qui nous conduit à tenter de formuler différemment le problème insoluble des relations psyché-soma ou corps-esprit (*the body-mind problem*). Poser le problème en termes de relations corps-esprit relève de la métaphysique, et non pas des sciences du vivant comme je l'ai avancé ci-dessus. La question est donc : comment peut-on fonder une hypothèse psychosomatique? Il est nécessaire, pour ce faire, de faire appel aux travaux contemporains des sciences du vivant (médecine du stress, médecine psychosomatique, immunologie, génétique, psycho-neuro-immunologie, etc.), des neurosciences et de la psychosomatique d'inspiration psychanalytique. Je pense, répétons-le encore, qu'il est impossible de développer une science des interrelations des différents niveaux du vivant en ne faisant référence qu'au modèle freudien de la problématique œdipienne.

8. Organisations somatopsychiques et maladies somatiques [25]

La question que nous nous posons est la suivante : existe-t-il des organisations premières aux origines de la vie psychique interreliant les fonctions viscérales, les comportements, les émotions et les protopensées des êtres humains? Comment se constitue un système psychique au cours des 6 premières années de vie?

Ces organisations somatopsychiques constituent-elles le premier noyau du Moi de l'appareil psychique, puisque selon S. Freud, le premier Moi est un Moi corporel? Ou bien un « Moi neural » comme le dit Damasio? Ou plutôt un Soi psychosomatique comme je le propose [26].

Nous savons que dans les premiers mois de la vie du nourrisson l'expression des émotions et des comportements sont d'abord corporels. R. Spitz propose que l'on appelle organisation cénesthésique, cette première structure interreliant les sensations corporelles, les réponses viscérales, les manifestations musculaires et motrices, ainsi que les premières expressions des intentions non verbales du nourrisson adressées à la mère ou à son substitut. Les travaux du Pr. Damasio et du Pr. Edelman, complètent notre approche puisqu'ils nous expliquent comment ces interrelations sont encodées neuralement grâce à des processus complexes du SNC et du système neurovégétatif. En bref nous pensons avec tout notre corps et toutes nos expériences et vécus sont profondément intriqués psychiquement, et corporellement.

Nous avons ainsi abouti à l'énoncé que l'appareil psychique participe à l'ensemble des processus vitaux des êtres vivants.

25. La rédaction de ce paragraphe fait suite à un exposé fait lors de la Journée Clinique de l'AFPS du 1er Juin 2002 au FIAP, rue Cabanis, Paris. Je tiens à remercier mon collègue et ami Benoît Melet de m'avoir invité à participer aux travaux des membres de son association.

26. Stora, J.B. (2013) *La nouvelle approche psychosomatique, 9 cas cliniques*, Paris, MJW Fédition, p. 210 : Annexe 2, Les différentes composantes du Soi psychosomatique : le Soi psychique, le Soi immunologique et le Soi neuronal.

9. Origine des somatisations, organisations et marqueurs somatopsychiques ou Quand le Psychisme n'existe pas

L'origine des somatisations étant imputée aux défaillances de constitution de l'appareil psychique ou aux dysfonctionnements de celui-ci, nous devons nous interroger d'abord sur l'alpha de la psyché, en d'autres termes sur la constitution de l'appareil psychique dans les premiers mois de la vie à partir de la « mise en marche » des processus somatiques par l'environnement familial.

L'expérience de « non-mentalisation » des données sensorielles d'origine interne ou externe qui n'ont pas été transformées en pensée symbolique (représentations mentales) ou en signaux d'affects (signal d'anxiété servant d'indicateur d'un danger imminent et déclenchant une action appropriée) conduit à leur perception comme des objets concrets par la psyché ou comme des états corporels somatiques qui s'expriment sous la forme de symptômes somatiques ou sous forme d'actions. De telles expériences sont tout simplement des sommes de stimuli qui ne peuvent être utilisés ni comme éléments de base de la pensée ni enregistrés dans la mémoire ; ces expériences qui n'appartiennent pas au registre de la pensée ne peuvent faire l'objet de refoulement, elles sont « forcloses ». Elles restent au niveau de la » mémoire » du corps, au niveau de l'impensable ; *elles sont à l'origine des dépendances et des addictions.* Les états archaïques de la psyché ont été développés par Mélanie Klein, Winnicott, Bion, Tustin, Spitz, Stern, Kohut, Bick, Mc. Dougall, Anzieu, et al. et repris, en partie ou en totalité, dans leurs études cliniques et théoriques par les psychosomaticiens d'inspiration psychanalytique sous l'appellation de clinique du vide.

Cette compréhension a permis d'aborder des patients que l'on pensait non-analysables, et surtout les patients somatiques. Elle nous a permis de supposer l'existence d'une organisation première de nature somatopsychique interreliant comportements, émotions et fonctionnement viscéral, organisation qui fait l'objet d'un encodage neuronal, à savoir :

Le système cénesthésique, comme organisation première d'interrelation de plusieurs niveaux du vivant.

Le remarquable travail de recherche de René Spitz (1965), ***De la naissance à la parole, la première année de vie,*** nous introduit à l'hypothèse **d'organisateur somatopsychique**[27], issu

27. Il s'agit de notre formulation et non celle de Spitz, nous avons utilisé son concept d'organisateur.

de l'obstétrique et de la biologie du développement. Les auteurs et chercheurs se référant à René Spitz, citent de préférence l'angoisse du 8ème mois [28] comme organisateur de la psyché. Ceci correspond en vérité à une étape plus évoluée du développement de l'organisation psychique. Cette angoisse du 8ème mois révèle "que l'enfant a établi une véritable relation objectale et que la mère est devenue son objet libidinal, son objet d'amour" [29]. Or notre recherche se situe à un niveau de développement plus précoce, dans les premières semaines de la vie, c'est-à-dire **dans la période préobjectale période de prédominance du processus primaire, de non-intrication pulsionnelle, d'investissement de l'énergie libidinale**.

Ce modèle d'organisateur psychique est utilisé par Spitz pour permettre l'appréhension des phénomènes d'intégration et de constitution du psychisme; le psychisme se constituant grâce à sa relation avec un objet libidinal. La pulsion se manifestant de façon constante aux confins de la psyché et du soma va permettre le développement de cette première organisation. Il s'agit d'une organisation plus vaste que celle du stade oral décrite par S. Freud.

Spitz suppose que, dès la naissance, il existe chez les êtres humains un système de « sentir » différent du système de perception adulte qui n'entre en action que plus tard et qui nous est familier. **Cette organisation spécifique dans sa dimension somatique est principalement viscérale, centrée dans le système nerveux autonome et se manifeste sous forme de manifestations émotionnelles**. Il s'agit d'un processus de « réception » ; la sensibilité viscérale est liée à certaines zones sensorielles telle la surface de la peau (fonction respiratoire, et les différentes fonctions de la peau comme organe). Il existe de plus certaines zones et certains organes sensoriels que l'on peut considérer comme transitionnels, et qui jouent un rôle d'intermédiaire entre les organes sensoriels périphériques et viscéraux, entre l'extérieur et l'intérieur. Parmi ces organes transitionnels Spitz retient : le larynx, le pharynx, la langue, l'intérieur des joues, les lèvres, le menton, le nez et les joues ainsi que l'oreille interne. Ces organes sont intermédiaires entre la réception interne et la perception externe, et ils ont tous pour la survie une fonction importante dans le processus alimentaire. Ils ont une fonction anaclitique et permettent d'assurer la transition entre la réception cénesthésique et la ***perception diacritique, qui est la deuxième organisation somatopsychique***, selon notre point de

28. Cf. Lacan, Marty, Kreisler, etc.
29. R. Spitz, 1965, p.118.

vue. Les organisations cénesthésique et diacritique cohabitent dans le même organisme, mais sont radicalement différentes, ***elles sont des organisations à l'interface de certaines fonctions somatiques et de l'appareil psychique en développement***.

L'organisation diacritique émane de l'organisation cénesthésique, et les deux organisations ne cessent jamais de communiquer entre elles. « L'organisation cénesthésique continue de fonctionner jusqu'à la mort ; elle reste la puissante source de toute vie même si notre civilisation occidentale a mis une sourdine à ses manifestations. En cas d'urgence, sous tension, ces forces archaïques se libèrent avec une violence terrifiante car elles ne sont pas rationnellement contrôlées par la conscience. ***Nous devons alors faire face à des explosions plus ou moins anarchiques d'émotions primaires, à des maladies psychosomatiques malignes, à certaines manifestations psychotiques*** »[30] .

En termes psychanalytiques, Spitz assimile la relation entre les organisations cénesthésique et diacritique à la relation entre processus primaires et processus secondaires ; « nous ne prenons conscience du travail accompli en sourdine par le système cénesthésique que par les déformations qu'il impose au fonctionnement diacritique ou par l'influence qu'il exerce sur le processus primaire ». Avec l'apparition du sourire (3ème mois) les traces mnémoniques sont établies, **ce qui implique que les parties constituantes de l'appareil psychique sont en place : conscient, préconscient, inconscient**. Un moi rudimentaire se développe au sein du continuum somatopsychique dont l'activité musculaire est de plus en plus coordonnée et dirigée ; Freud (1923) a appelé ce premier noyau du moi, le moi corporel. La barrière somatique de protection des stimuli en fonctionnement dès la naissance va être progressivement remplacée par une organisation plus efficace, plus intégrée qui opérera de façon sélective ; les charges énergétiques apportées par les stimuli sont réparties parmi les divers systèmes de traces mnémoniques, et sont soit gardées en réserve soit déchargées sous forme d'actions dirigées. Ainsi l'action dirigée devient une issue pour la décharge d'énergie libidinale et agressive, hâtant le développement de l'appareil psychique.

Le deuxième organisateur ou organisation diacritique permet l'établissement des changements somatiques suivants, ***grâce à l'émergence de nouvelles propriétés*** : « [...]la myélinisation des faisceaux nerveux est à présent suffisamment avancée pour rendre le fonctionnement diacritique de l'appareil sensoriel possible ; réaliser la

---

30. *ibidem* p.35

coordination des effecteurs; placer des faisceaux de muscles striés au service des séquences actives dirigées; et permettre des ajustements de la posture et de l'équilibre qui servent de point de départ à l'action musculaire (...) un nombre croissant de traces mnémoniques ont été emmagasinées de telle sorte que des opérations mentales de plus en plus complexes peuvent être menées à bien [...] dans ***l'organisation psychique***, la maturation et le développement de l'outillage congénital ont rendu possible la mise des effecteurs au service d'actions dirigées. Ces dernières permettent à l'enfant de décharger une tension affective de manière intentionnelle et dirigée, c'est-à-dire volitive ». [31]

Le deuxième organisateur constitue un chaînon indispensable dans le continuum somatopsychique, **il établit les relations entre les fonctions viscérales et motrices**. On passe ainsi au cours du processus de développement psychosexuel, d'un mode somatique à un mode psychique de décharge de l'énergie. L'organisation cénesthésique est à l'articulation première des fonctions somatiques et de l'appareil psychique; et lors des dysfonctionnements ou des désorganisations de l'appareil psychique, **elle prend le relais en utilisant au mieux les processus de métabolisation de l'énergie vitale**. Nous n'avons jusqu'à présent retenu que la formation de cette organisation, il est temps d'introduire les autres composants du fonctionnement psycho-émotionnel. Comme on le sait l'être humain est confronté au cours de son développement et plus tard dans sa vie à des épreuves difficiles : stress aigu ou permanent, traumatismes divers : deuils, séparations, perte d'amour, etc. La forte destructivité naissant de la charge émotionnelle, et de la douleur permanente d'origine traumatique et le stress permanent d'origine socio-professionnel et familial sidèrent l'appareil mental paralysant son fonctionnement; la charge émotionnelle transite alors par l'organisation cénesthésique activant l'encodage neuronal des programmations établies durant les premiers mois de la vie. Nous pouvons alors être les témoins de l'apparition à terme de troubles somatiques. Pour mieux comprendre la façon dont l'organisation cénesthésique est programmée sur le plan neuronal, nous avons fait appel au concept de « **marqueurs somatiques** » du Pr. A. Damasio. Nous préférons les dénommer « **marqueurs somatopsychiques » car la dimension psychique est absente dans l'approche de Damasio**.

Dans les dysfonctionnements psychiques et somatiques le circuit des émotions a une fonction de détonateur.

Franz Alexander nous le disait déjà : « le contenu psychologique

31. *Ibidem*, p.123

d'une émotion doit être actuellement étudié à la lumière des idées les plus modernes de la psychologie dynamique et doit être mis en corrélation avec des réactions physiologiques [...] (il ajoutait que) les facteurs émotionnels influencent tous les processus physiologiques par l'intermédiaire des voies nerveuses et humorales » [32]. Notre corps exprimerait ainsi grâce aux mécanismes physiologiques toute la palette de nos émotions; ***mais il y aurait donc une vaste gamme de stimuli et de situations qui seraient des déclencheurs innés d'émotions liées à nos expériences passées.***

La question se pose alors de savoir s'il existerait, une phase d'évaluation mentale de l'événement, préalable au déclenchement de l'émotion, effectuée par des processus volontaires non automatiques?

Hippocrate, s'interrogeait, lui aussi, sur l'importance du fonctionnement du cerveau dans différents types de maladies et dans les manifestations émotionnelles; ses interrogations se trouvent dans le chapitre consacré à l'épilepsie qu'il écrivit pour démythifier cette maladie « sacrée ». Il fait l'hypothèse que le cerveau est la cause principale des manifestations corporelles. « [...] dans l'état de chagrin, le corps a le frisson et se contracte; il en est de même dans l'excès de la joie. De tout cela le cœur et le diaphragme se ressentent le plus. Toutefois ni l'un ni l'autre n'ont part à l'intelligence; c'est le cerveau qui est la cause de tout ce que j'ai indiqué. » [33].

Les émotions à savoir bonheur, tristesse, crainte, colère, dégoût, surprise, intérêt, peut-être honte, et leurs combinaisons telles qu'elles ont été dégagées par Darwin (1872), sont considérées comme des « émotions primaires » par le Pr. Damasio; à leurs côtés existent des « émotions secondaires.»

Les émotions primaires sont innées, préprogrammées, dépendent de circuits neuraux appartenant au système limbique; elles ne rendent pas compte de la gamme complète des réactions émotionnelles. A l'annonce d'un événement traumatique on peut constater un certain nombre de modifications physiologiques du corps : accélération des battements du cœur, la peau pâlît, la bouche devient sèche, une partie des intestins se contracte, les muscles du dos et du cou se tendent, enfin les muscles du visage dessinent le masque de la tristesse. Il se produit donc des changements dans les fonctions des viscères : cœur, poumons, intestins et peau; des changements aussi des muscles squelettiques et des glandes endocrines; enfin le système immunitaire se modifie, le tonus des muscles lisses des parois artérielles s'accroît, aboutissant

32. *La médecine psychosomatique*, p 40.

33. Hippocrate,1994,p.141. cf. bibliographie

au pâlissement de la peau, ou bien le tonus décroît et les vaisseaux sanguins se dilatent, aboutissant au rougissement de la peau.

C'est ainsi que l'homéostasie de l'organisme est modifiée; elle s'écarte du niveau de réglage moyen optimal.

A l'origine de ces modifications corporelles, **il existe des processus de pensée consistant en des représentations mentales** [34]**acquises au cours du développement**; **ces *représentations potentielles acquises***détiennent le souvenir des relations entre émotions et situations telles qu'elles ont été vécues individuellement. **Le circuit décrit par Damasio est le suivant : les représentations potentielles acquises sont localisées dans le cortex frontal, et mettent en jeu les mécanismes neuraux des émotions primaires, envoi de messages au corps par le biais des nerfs périphériques afin que les viscères se conforment à l'état le plus souvent associé au type de situation qui a déclenché tout ce processus; envoi de signaux au système moteur, activation des systèmes endocriniens et nerveux sécréteurs d'hormones et de peptides qui induisent des changements dans l'état du corps et celui du cerveau; finalement activation des neurones modulateurs non spécifiques du tronc cérébral et de la base du télencéphale qui déversent leurs messages chimiques aux ganglions de la base et au cortex cérébral par exemple**.

Le schéma évoqué suggère qu'un événement donné fait l'objet d'une évaluation mentale induisant des réponses issues de représentations potentielles qui déterminent un état émotionnel corporel (information signalée aux systèmes limbiques et somato-sensoriels [35]). Mais à côté des changements corporels, il existe un travail de perception continue des modifications du corps par le cerveau. « L'être humain que nous sommes est continuellement informé des changements, seconde par seconde, de l'état du corps grâce à une boucle neurale travaillant en parallèle avec une boucle chimique. C'est la perception de ce que notre corps est en train de faire tandis que se déroulent nos pensées que nous appelons « ressentir une émotion » [...] en d'autres termes, ressentir une émotion dépend de la juxtaposition d'une image du corps proprement dit avec une image de quelque chose d'autre, comme l'image visuelle d'un visage ou l'image auditive d'une mélodie » [36].

En conclusion la perception d'une émotion relative à un phénomène

34. Cette notion de "représentation mentale" ne correspond pas à la conception développée par Freud dans la métapsychologie : représentations de mots et représentations de choses; les représentations mentales sont à l'origine des représentations de choses.

35. L'organisation cénesthésique a ainsi un encodage neuronal et des systèmes interconnectés.

36. Damasio, 1994, p.190.

particulier dépend de la subjectivité de la perception du phénomène en question, de la perception que celui-ci engendre, et de la perception que tout cela apporte à la tonalité et à l'efficacité des processus de pensée. Si le corps est le lieu d'expression des émotions avec le circuit allant du cerveau vers le corps, et retour au cerveau, dans de nombreux cas, le cerveau peut créer un état émotionnel du corps sans avoir à le reproduire dans le corps. L'hypothèse, à cet égard, est que les mécanismes de simulation des émotions se mettent probablement en place durant le développement postnatal, tandis que l'organisme s'adapte à l'environnement. Il existe cependant des différences entre réaction corporelle et réaction mentale ; nous pensons tout comme Damasio que la capacité de ressentir des émotions passe par la prise en compte des changements corporels. La perception des émotions est tout autant un processus cognitif que la perception de toute autre image. « Je ne pense pas, ajoute Damasio, que les émotions soient des entités aussi impalpables et éthérées que beaucoup le disent. En réalité, elles ont une existence bien concrète, et on peut les rapporter à des systèmes spécifiques dans le corps et le cerveau, ni plus ni moins que la vision ou le langage » [37].

Les travaux des neuroscientifiques tels ceux des professeurs Edelman et Damasio, fournissent des hypothèses suffisamment fiables pour nous aider dans notre recherche des mécanismes « mystérieux » d'interrelations entre fonctionnement mental, fonctionnement psychique et fonctionnement somato-sensoriel. Nous pensons que ces travaux conduisent aux hypothèses de circuits neuronaux totalement interreliés (SNC, fonctions somatiques et somato-psychiques) nous aidant à comprendre les processus de somatisations.

Nous devons évoquer préalablement, mais brièvement, les écueils méthodologiques des nouvelles approches ; les progrès rapides des neurosciences encouragent certains chercheurs à rejeter les contributions théoriques et les pratiques cliniques de la psychologie, et de la psychanalyse, sans tenter d'établir un dialogue scientifique souhaitable et nécessaire. Cette attitude empreinte de toute-puissance narcissique ne peut que nuire au développement de ces nouvelles disciplines qui se priveraient des contributions fondamentales de près d'un siècle de pratique psychanalytique [38]. Certains de ces chercheurs n'envisageant que les dysfonctionnements des mécanismes neuraux ont fini par conclure hâtivement de leurs observations que nous

37. *Ibidem* p.212

38. Stora, J.B., *Neuropsychanalyse, controverses et dialogues*, MJW Fédition 2011 et 2014; 1ère édition, collection PUF, Que sais-je? 2019 10ème édition.

fonctionnons comme des automates, modèles qu'ils proposent à notre attention. La réalité matérielle des neurones ou du corps humain ne peut s'imposer à nous comme une ultime « Weltanschauung » ; nous ne sommes pas des automates biologiques rationnels.

La position de la biologie du développement, des neurosciences et de la psychanalyse ne sont pas éloignées les unes des autres. Nous considérons qu'il s'agit du continuum psychosomatique du vivant appréhendé à plusieurs niveaux, d'où la nécessité de l'utilisation de plusieurs disciplines scientifiques.

La biologie fait appel à la notion de marqueurs somatiques pour parler des interrelations premières, et la psychanalyse utilise la notion de fixation psychique pour décrire les fixations de la libido au cours du processus de développement.

Les découvertes neuronales et somatiques des circuits des émotions et de leurs associations à des états corporels nous conduit à proposer l'existence de noyaux archaïques somatopsychiques mémorisant l'ensemble des situations précocement vécues de la naissance jusqu'à la période verbale. Ces fixations relient un état somatique, une manifestation émotionnelle et un comportement associé, le tout est comme nous l'avons vu ci-dessus encodé neuralement et intégré dans l'organisation cénesthésique. [39]

Les marqueurs somatopsychiques sont des mécanismes d'aides inconscientes à l'action quotidienne des êtres humains. Damasio définit ainsi le concept : « ***l'association d'une perception d'une sensation déplaisante ou agréable corporelle lors d'une prise de décision à une image particulière, est appelée "marqueur" somatique, que la perception soit d'origine viscérale ou non ».***

Le marqueur somatique agit soit comme un signal d'alarme – danger de choisir cette solution- ou comme un signal d'encouragement ; dans les deux cas, c'est un système qui donne des indications d'orientation. Il existerait aux côtés des mécanismes neuronaux sous-tendant les émotions primaires, permettant de coupler un grand nombre de situations et d'états somatiques adaptés, **des marqueurs somatiques acquis pendant l'enfance et l'adolescence**. Ce processus de marquage est continu, et ne s'arrête qu'avec la mort. Les marqueurs sont acquis sous l'égide d'un système d'homéostasie interne dont l'objectif est d'assurer la survie de l'organisme. « Ce système

39. Il s'agit selon Freud, dans le cadre d'une conception génétique, de fixation à un stade de développement libidinal ; la libido s'attache fortement à des personnes ou à des imagos, reproduit tel mode de satisfaction, et reste organisée selon la structure caractéristique d'un des stades évolutifs. S. Freud. (1916-1917) *Introductory lectures on psycho-analysis* S.E, 16, p.389.

d'homéostasie interne est généralement programmé de façon que l'organisme tende à fuir la douleur et à rechercher le plaisir, et il est probablement préréglé pour que ces objectifs soient atteints dans le contexte de situations sociales »[40]. « **La plupart des marqueurs somatiques dont nous faisons usage (...) ont probablement été élaborés dans notre cerveau au cours des processus d'éducation et de socialisation, par l'établissement d'un lien entre des classes de stimuli et des classes particulières d'états somatiques** »[41]. Le réseau neural des marqueurs somatiques le plus important est situé dans le cortex préfrontal où il rejoint le système sous-tendant les émotions secondaires qui sont différentes des émotions primaires qui, elles, sont génétiquement programmées. Le cortex préfrontal reçoit des signaux des cortex sensoriels où les états du corps passés et présents sont représentés de façon continue. Ces signaux, nous dit Damasio, correspondent à des perceptions relatives au monde extérieur, ou à des pensées que nous formons au sujet du monde extérieur, ou à des évènements se déroulant dans le corps proprement dit. Le cortex préfrontal reçoit aussi des signaux des régions bio-régulatrices du cerveau. Notamment les ensembles de neurones modulateurs du tronc cérébral (ceux qui distribuent la dopamine, la sérotonine et la noradrénaline) ainsi que l'amygdale, le cortex cingulaire antérieur et l'hypothalamus. C'est cet ensemble interconnecté qui détermine les valeurs biologiques du système homéostatique de l'organisme.

Le concept de « marqueur somatique » constitue une contribution importante à l'avancement des neurosciences. Il est l'équivalent somatique neuronal des représentations psychiques développées par Freud pour l'appareil psychique. **Plus spécialement et c'est notre hypothèse il constitue le correspondant neuronal du représentant psychique de la pulsion ; il s'agit de l'inscription de la pulsion dans l'inconscient**. Dans ce cas il serait préférable de ne plus utiliser la notion de système nerveux central, mais de système cérébro-mental-psychique.

Nous avons ainsi pu proposer de mettre en relation une organisation somatopsychique première – l'organisation cénesthésique – des marqueurs somatopsychiques au niveau du système cérébro-mental, et enfin une interrelation entre représentations potentielles acquises et représentations de l'appareil psychique (représentant-représentation

40. Les domaines relatifs à la biorégulation et aux interactions sociales sembleraient être pris en considération au niveau de la région ventro-médiane préfrontale, tandis que les systèmes de la région dorso-latérale sembleraient être concernés par la connaissance du monde externe (gens, choses, leurs mouvements dans l'espace et le temps, etc. Damasio, 1995, 232.

41. Damasio, *ibidem*, p. 230.

de la pulsion, représentation de choses et représentation de mots). Cette proposition théorique devrait faciliter la compréhension et l'appréhension des somatisations dans toutes leurs dimensions, et surtout de mettre fin à la dichotomie soma-psyché.

10. Le modèle global des relations dynamiques entre les 5 systèmes pour expliquer les processus de somatisation

Pour fonder scientifiquement le métamodèle proposé, j'ai fait appel à la théorie des systèmes de Ludwig von Bertalanffy [42]. Ces 5 systèmes sont en interrelations les uns avec les autres, et traitent chacun, selon son fonctionnement, les données en provenance de l'environnement interne et externe. Il s'agit de systèmes complexes ouverts dissipatifs d'énergie comme je l'ai développé dans mon ouvrage « Quand le corps prend la relève, stress, traumatismes et maladies somatiques » (cf. plus haut). Nous pouvons considérer que les excitations sensorielles et mentales externes ont comme sources soit un stress d'intensité mineure – stress aigu – soit un stress majeur de nature séquentielle ou de nature permanente ; les excitations endopsychiques sont un stress interne créant une exigence de travail à l'appareil psychique qui, s'il est débordé, se transmettent aux différents systèmes cités ci-dessus.

10.1. Le modèle de la « double commande »

Lorsque le système psychique ne fonctionne plus, le système nerveux central prend la relève immédiatement. Il a la tâche programmée génétiquement d'assurer la survie de l'organisme ainsi que celle de gestion des fonctions biologiques vitales. Dans quel cas le système psychique ne fonctionne plus ? Le débordement de l'appareil psychique est souvent causé par un traumatisme ou une série de traumatismes qui **le court-circuitent temporairement (sidération)** si bien que les excitations font l'objet d'un traitement à un autre niveau du vivant ; nous ne devons pas oublier que le traumatisme actuel peut réactiver un traumatisme passé mémorisé sous forme de représentations mentales ou non dans l'hippocampe, les ganglions de la base et le tronc cérébral ainsi que dans le système

42. Ludwig von Bertalanffy, (1934) *Untersuchungen über die Gesetzlichkeit des Wachstums*. I. Allgemeine Grundlagen der Theorie; mathematische und physiologische Gesetzlichkeiten des Wachstums bei Wassertieren. Arch. Entwicklungsmech., 131 :613-652.Ludwig von Bertalanffy, *Théorie générale des systèmes* (Dunod, 1973)

limbique (mémoire des émotions). L'appareil psychique peut être débordé temporairement, ou de façon permanente entravant son fonctionnement car il peut être sidéré, puis reprendre une activité de façon irrégulière en établissant un nouvel état d'équilibre instable ; il est évident qu'en cas de sidération, il ne peut accomplir sa tâche d'élaborer le quantum d'excitations. **Nous pouvons nous trouver en présence et c'est la théorie de la psychosomatique intégrative de fonctionnement et dysfonctionnement du système psychique qui n'a jamais réussi à se constituer. La névrose infantile n'a pu se mettre en place, et une relation objectale est absente**. La relation d'attachement comme dans les premiers temps de la vie est prédominante. L'Objet n'est pas internalisé, et par conséquent il n'y a pas d'intrication des pulsions sexuelles et des pulsions agressives. Nous sommes en présence de non-névrosés. Nous pouvons aussi avoir une autre variante du fonctionnement : un appareil psychique fonctionnant *a minima* et un fonctionnement parallèle et simultané du SNC qui assure la continuité de la vie en répondant de façon appropriée aux menaces perçues ou interprétées comme telles par les sous-systèmes neuronaux.

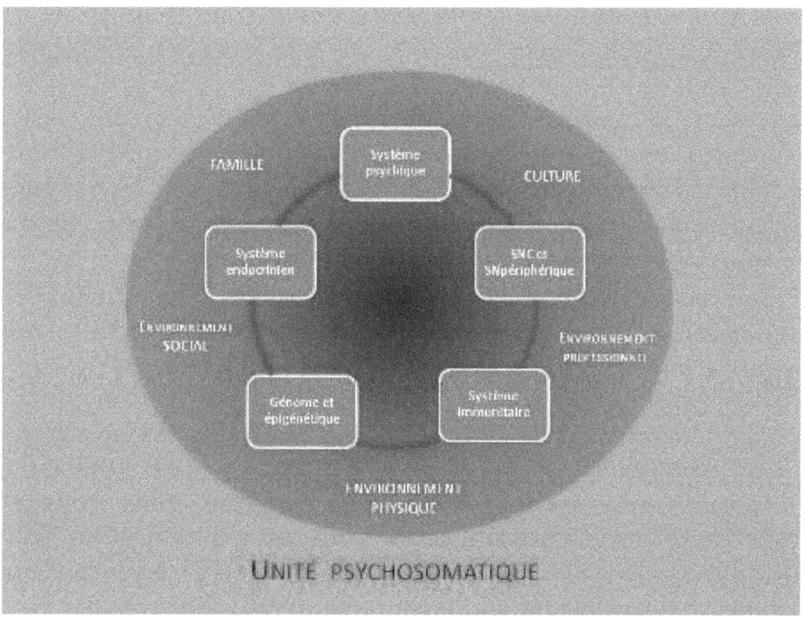

Figure 1 L'unité psychosomatique

Nous devons aussi introduire dans le modèle les dysfonctionnements de l'appareil psychique induits par l'insuffisance de structuration de celui-ci au cours du processus de maturation psychosexuel, comme je l'ai expliqué ci-dessus. Le système psychique n'a pas réussi à se développer. Le travail d'investigation clinique va consister à établir la structuration de l'appareil psychique et ses insuffisances tout comme celles d'un organe ou d'une fonction somatique.

N'oublions pas que dans le cadre de la première topique de Freud, « le préconscient, comme le dit Pierre Marty, est la plaque tournante de l'économie psychosomatique » ; cela lui a permis de développer le concept de « mentalisation » facilitant le diagnostic psychosomatique. Quant à la deuxième topique, elle se met en place après l'intégration du deuxième temps du stade anal. Cette intégration permet l'accès à l'organisation œdipienne ; ce point théorique et clinique est fondamental lors de l'observation des patients et constitue un guide sérieux pour déterminer si une telle organisation est en place.

La question à se poser lors de l'examen clinique est la suivante : quel est le niveau de structuration psychique du ou de la patiente ?

Revenons à présent au débordement de l'appareil psychique que nous examinons en psychosomatique d'abord sous l'angle de l'économie psychique pour constater que dans le cas de traumatismes, une charge émotionnelle énorme est libérée par déliaison d'avec les représentations mentales localisées dans différents cortex neuronaux. L'appareil psychique est très long à se mettre en œuvre, selon mon expérience clinique ; il nécessite en moyenne de 24 à 48 heures pour commencer un travail d'élaboration satisfaisant. Que se passe-t-il dans ce délai est une question que nous devons nous poser ?

Pendant ce temps de réaction, les excitations sont transmises au niveau du système nerveux central, plus spécifiquement à l'axe hypothalamique-hypophyso-surrénalienqui interprète en fonction de sa programmation génétique les excitations en termes de comportements de lutte ou de fuite (cf. plus loin les développements théoriques des neurosciences) afin d'assurer la survie de l'organisme, et notre propre survie par la même occasion. Nous pouvons comparer ce quantum d'excitations à un stress d'intensité majeure pouvant menacer à terme l'ensemble des équilibres somatiques. **Dans l'approche que je propose, le système psychique participe plus ou moins grandement aux processus de somatisations, et les régressions psychiques induites par l'excès d'excitations sont très souvent accompagnées de troubles somatiques mineurs qui**

peuvent s'aggraver avec la permanence des excitations.

De nombreux systèmes somatiques sont sollicités aux côtés du système psychique pour rétablir l'homéostasie et tous les systèmes de défense sont mobilisés. Les désorganisations progressives sont l'indice de l'érosion ou de la disparition des défenses psychiques parallèlement à l'abrasion des défenses du système de défense immunitaire. Un appareil psychique profondément structuré et intégré peut aider à ralentir considérablement dans le temps les progrès des dysfonctionnements somatiques, si bien que la désorganisation progressive des fonctions somatiques s'inscrira dans la durée.

Dans les processus de somatisations, la participation combinée du système psychique, du système nerveux central, du système immunitaire et du système nerveux autonome va aboutir à des configurations et des combinaisons originales, d'où la proposition d'un modèle global plurisystèmes reliant processus neuronaux et processus psychiques pour expliquer les somatisations.

10.2 Les processus neuronaux à l'origine des somatisations : *les 5 stades des somatisations*

L'hypothèse que j'avance est la suivante : lorsqu'un événement, de nature traumatique ou dont l'intensité émotionnelle est très élevée de façon ponctuelle, survient, il s'effectue alors au niveau de l'appareil psychique des déliaisons entre les représentations mentales et les affects. Si le travail psychique ne peut s'effectuer dans un délai raisonnable, le quantum d'excitations ne peut être traité au niveau de l'appareil mental, il est alors transmis au niveau de sous-systèmes neuronaux qui vont, en fonction de leur programmation propre, activer les différents circuits biologiques de défense de l'organisme.

Il existe quatre sous-systèmes fondamentaux de commande neuronale des émotions.

En neurosciences on distingue quatre sous-systèmes fondamentaux de commande neuronale des émotions : le système exploratoire, le système de réaction de rage et de colère suite à une agression, le système de réaction de peur et enfin le système de séparation-détresse ou système panique plus spécialement lié au sentiment de perte et de tristesse [43].

Mon hypothèse est que le quantum d'excitations, selon la nature de l'agressivité ou de la perte d'objet, se transmet à l'un des quatre

43. Panksepp, J. (1998). *Affective Neuroscience : The Foundations of Human and Animal Emotions.* New York : Oxford University Press.

sous-systèmes suivants :

Le système exploratoire est un sous-système complexe : il s'agit d'abord d'un système de récompense associée à la curiosité, l'intérêt et l'attente d'une satisfaction. C'est ce sous-système qui nous fournit de l'énergie et active notre vie pulsionnelle (pulsions d'autoconservation) nous permettant d'investir le monde qui nous entoure. Sur le versant de la perception, ce système crée en nous le sentiment que "quelque chose de bon arrivera" si nous explorons l'environnement ou si nous interagissons avec des "objets" de cet environnement. Sur le versant moteur, ce système encourage les comportements d'exploration en vue de rechercher de la nourriture et des ressources de survie; il est évident que ce comportement varie selon les espèces. En ce qui nous concerne, il s'agit de notre composante mammifère instinctuelle. Ce système implique des comportements sensoriels tels que, par exemple, l'exploration orale, l'exploration par le toucher et l'exploration olfactive; l'ensemble des réseaux sensoriels est concerné. Ce système est, dans le cadre du modèle psychanalytique, activé par ce qu'on appelle les pulsions auto-conservatrices de nature instinctuelle et par les pulsions sexuelles psychiques se manifestant à l'articulation du soma et de la psyché : activités sexuelles orales : manger, boire, et activités génitales de reproduction. Bien que Freud ne l'ait pas établi de façon explicite, mais Laplanche et Pontalis [44] s'en sont fait l'écho, je propose que les pulsions dites d'autoconservation soient l'équivalent de l'expression instinctuelle, puisqu'en vérité Freud avait établi très clairement que ces pulsions étaient d'abord liées au fonctionnement biologique de la satisfaction des besoins vitaux. Ce système est aussi associé avec le plaisir de jouer et avec certaines formes d'agression spécialement de nature prédatrice.

Les cellules neuronales du système exploratoire sont localisées dans l'aire tegmentale ventrale; les axones de ces cellules font synapse avec l'hypothalamus dorsolatéral en direction du nucléus accumbens où la plupart des axones ont leurs terminaisons. Elles ont des projections vers le gyrus cingulaire antérieur et des aires corticales dans les lobes frontaux ainsi qu'en direction de l'amygdale dans le lobe temporal. Le neurotransmetteur prédominant de ce système est la dopamine.

Le système de réaction de rage et de colère est activé par des états de frustration qui le mettent en œuvre. Ce système est connu par les programmes de réponse motrice à la perception de l'agression : la réponse de combat. Toutes les fonctions du corps sont mobilisées au

44. Laplanche, J., Pontalis, J-B. (1971), *Vocabulaire de la psychanalyse*, P.U.F, Paris.

niveau du système nerveux autonome pour préparer l'être humain à se battre : accroissement du rythme cardiaque, redirection du flux sanguin vers la musculature, etc. blocage du système digestif, du sphincter anal et des désirs sexuels.

Tous ces changements sont orchestrés par des projections neuronales de l'amygdale (située dans le lobe temporal) reliées au système hypothalamique. Lorsque ce système est faiblement activé, il est déclenché par ce que l'on pourrait appeler de l'irritabilité due à la frustration d'activités qui n'ont pu être réalisées. On peut comprendre qu'un tel système est programmé pour assurer la survie des êtres vivants lors de rencontres violentes.

Le système de réaction de peur, générant des sentiments d'anxiété associés à la peur, est à l'origine des réactions de fuite. Nous devons faire la différence entre les réactions d'attaque panique et les réactions d'anxiété et de peur ; ces dernières sont plus reliées à ce que nous appelons en psychanalyse le noyau paranoïde. Les benzodiazépines sont recommandées dans ce cas-là pour réduire le niveau d'anxiété et de peur. Ce sont les parties latérales et centrales nucléiques du complexe de l'amygdale qui sont le cœur d'un tel système. À partir de l'amygdale il existe des projections neuronales vers l'hypothalamus antérieur et médian. Les réactions motrices de ce système sont proches du système rage-colère avec comme différence une transmission des excitations au niveau viscéral : diarrhées par exemple.

Le système de séparation-détresse ou système panique est non seulement associé à de l'angoisse générée par la panique mais aussi aux sentiments de tristesse et de perte accompagnant souvent les affects dépressifs. Le cœur neuronal d'un tel système est le gyrus cingulaire antérieur qui a des connexions avec de nombreux nuclei thalamiques et hypothalamiques. La neurochimie de ce système est dominée par les opioïdes endogènes ; il semble aussi que l'ocytocine et la prolactine soient impliquées dans la mise en œuvre de ce système qui relie des mécanismes émotionnels causés par la crainte de la **séparation et le** comportement maternel. On peut comprendre alors que les opioïdes endogènes aient pour rôle de réduire considérablement les sentiments de douleur liés à la séparation d'un objet aimé ou bien à sa perte. Nous partageons avec les animaux l'ensemble de ces circuits programmés dans le système nerveux central.

10.3 Les mécanismes de réponse pour rétablir l'homéostasie et les 5 stades de somatisations, le destin des excitations transitant par les 4 sous-systèmes neuronaux

Le Moi est l'instance chargée de mettre en œuvre les mécanismes de défense de l'homéostasie ; il possède une variété très grande de réponses que nous allons à présent passer en revue : il va sans dire que nous devons pour chaque cas particulier évaluer la force et la faiblesse du Moi ainsi que son degré de maturité qui nous permettra d'établir les capacités de résistance psychique individuelle.

Au stade 1 Les mécanismes psychiques et somatiques de réponse et de gestion des excitations quotidiennes sont relatifs à **un quantum d'excitations faible à moyen**. Il s'agit de mécanismes d'urgence que le Moi met en œuvre pour faire face à des situations causant des perturbations mineures du niveau d'homéostasie.

A / Pour remédier aux légères tensions quotidiennes, psychologues et psychanalystes rappellent comment chaque mère agit avec son enfant : ***présence physique rassurante, mouvements rythmiques de tapotement et de balancement, voix rassurante***, *etc.* ; c'est cette façon de recevoir l'amour pour calmer les angoisses du nourrisson que l'adulte recherchera plus tard dans les relations amicales et sociales (vie associative, par exemple). Il s'agit de l'adulte dans sa fonction de « mère pare-excitante ».

B / Le sentiment de frustration induit par certaines situations peut conduire ***à renforcer l'amour et l'estime de soi*** par la recherche de l'approbation d'autrui en adoptant temporairement un comportement régressif infantile. Pour obtenir cette gratification, on peut être contraint de contrôler ses ressentiments et ses craintes, prix à payer pour obtenir un relâchement de la tension.

C / L'activité fantasmatique, au contraire de l'activité de verbaliser et de travailler, est un mécanisme mental permettant la décharge des tensions. Il s'agit de l'activité d'élaboration mentale par excellence. Tout est possible en imagination : critique, attaque, etc., et le résultat d'un tel mécanisme psychique est de diminuer ou d'absorber la charge agressive. *L'activité onirique* facilite, elle aussi, la baisse de tension psychique interne. Le point « C » est crucial pour absorber les chocs de la vie.

D / Le retrait émotionnel dans un sommeil excessif ou inhabituel semble être une voie empruntée par certains pour faire face aux difficultés, retrouvant ainsi un repos. Il va sans dire qu'il n'en est pas de même chez tous les individus, qui, eux, sont victimes de troubles du sommeil.

E / Verbaliser son émotion, se confesser, prier sont des recettes éprouvées de décharge des tensions liées à des conflits interpersonnels dans sa famille ou sur son lieu de travail. Cette verbalisation permet d'arriver à la formulation de nouveaux points de vue, et des tensions mineures peuvent disparaître uniquement en formulant à haute voix son problème. Des résultats, même spectaculaires en la matière, ne doivent pas faire oublier que des mécanismes psychiques plus complexes sont en jeu, et que le relâchement de la tension est alors temporaire.

F / « Intellectualiser » son problème est un mécanisme fréquemment utilisé, qui peut procurer une certaine satisfaction liée au fait d'exposer son problème. Mais ce procédé de rationalisation peut nous satisfaire momentanément sans pour autant satisfaire la réalité des faits.

G / Agir pour changer le cours des événements à l'origine du stress met en œuvre les mécanismes neuromusculaires de décharge de l'énergie agressive. Jouer, travailler et faire du sport sont aussi des modes de sublimation de l'énergie en excès et la façon idéale de « neutraliser » le retournement des pulsions agressives contre soi.

H / Rire, pleurer et jurer sont une autre façon de décharger les tensions soit à ses propres dépens, soit aux dépens d'autrui. Ces manifestations émotionnelles et physiologiques ont pour fonction de restaurer et de préserver l'équilibre mental individuel.

I / En dernier lieu, l'excès de tensions peut trouver un débouché au niveau du corps. Des phénomènes tels que : uriner, déféquer fréquemment, trop manger ou manger très vite, fumer et boire de l'alcool, avoir une activité sexuelle accrue, peuvent être considérés comme des décharges somatiques dont les individus sont plus ou moins conscients, mais auxquels ils ont « recours » quotidiennement, de façon automatique et inconsciente.

Au stade 2, Les mécanismes psychiques et somatiques de réponse et de gestion des excitations sont liés à un quantum d'excitations élevé [45].

Dans les cas où les menaces, frustrations et difficultés s'accroissent, les fonctions de régulation homéostatiques du Moi sont de plus en plus sollicitées, et par conséquent celui-ci est obligé de faire appel à des mécanismes de plus en plus complexes de régulation. Nous assistons alors à des désorganisations mentales en fonction de l'épaisseur du préconscient pour rejoindre la pensée de Pierre Marty.

Les réactions psychiques : une des premières conséquences de la faillite des mécanismes habituels de régulation est la sensation

45. Stora, J.B. (2010). Le Stress, Paris : P.U.F. Que sais-je? n° 2575, Paris,1991; 10ème édition, 2019; éditions en espagnol, portugais, turc, arabe, roumain, grec, italien.

d'inconfort liée aux efforts de concentration intellectuelle et de contrôle de soi (régression psychique du Moi et désintrication pulsionnelle au point de fixation-régression de l'organisation sadique anale).

Il semble que le pouvoir de contrôle sur soi est mis en échec, et pour compenser et maîtriser ce phénomène les individus essaient de le faire disparaître par *hypersuppression*. Lorsque les personnes accroissent leur réticence et prévention à l'égard d'autrui, et que leur attitude générale semble se rigidifier sous des apparences de force, c'est une hyperrépression qui est à l'œuvre.

L'état de vigilance, l'irritabilité et la distraction qui provoquent souvent des insomnies sont un indice d'*hypervigilance*. Très proche de l'hypervigilance, l'état hyperémotionnel décrit la limite possible de certaines manifestations : " rires hystériques ", attaque de rage, irascibilité, susceptibilité, le tout accompagné parfois de dépression (souvent liée à des deuils récents) et de comportement compulsif de suractivité masquant un déguisement ou un déplacement d'attaques agressives. L'utilisation d'énergie en quantités de plus en plus grandes dans des ruminations de la pensée est un indice d'*hyper-compensation* de même que l'envahissement de la réalité quotidienne par la formation de rêves éveillés prenant la place de l'activité normale.

Les réactions somatiques se déroulant simultanément sont : troubles respiratoires, troubles dermatologiques, palpitations cardiaques, nausées, diarrhées, migraines, troubles gastriques, troubles du comportement alimentaire, troubles de la sexualité, douleurs musculosquelettiques, etc. le tout accompagné d'angoisses, permettent, à leur manière, de relâcher la tension. Tous ces processus sont consommateurs d'énergie et causent de la fatigue.

Au stade 3

Les mécanismes d'équilibre homéostatique de ce niveau ont pour caractéristiques des phases alternantes de déni de réalité et d'acceptation de celle-ci. Dans certains cas, détachement partiel de la réalité, que ce soit celle de personnes aimées, craintes ou haïes. En effectuant ce retrait sur une ligne de défense abandonnant le principe de réalité, le Moi sacrifie certaines fonctions essentielles à une vie normale.

a) Le retrait de la réalité par dissociation est réalisé par des modifications internes des états **de** conscience : évanouissement, période amnésique..., malaise vagal, retraits passagers d'une réalité qui ne tarde pas à faire retour. Ce mécanisme, bien qu'améliorant la situation pénible du sujet, n'a pas résolu pour autant sa souffrance.

b) Le retrait de réalité par « déplacement » : le Moi des individus projette ses propres intentions agressives sur une personne, qui, bien qu'innocente, va servir de débouché aux pulsions agressives. Il peut aussi s'agir de phases alternantes de déni de réalité et d'acceptation de celle-ci. L'individu traversant de telles phases semble adopter une attitude de provocation qui pousse son entourage proche, déçu par une telle attitude, à un comportement qui est un mélange d'amour et de punition.

c) L'utilisation de symboles tels que incantations verbales, rituels, etc., aide à décharger les tensions en lieu et place de la formulation inconsciente de l'intention de détruire. Il est préférable de maudire quelqu'un que de le tuer. Le recours à des actes compulsionnels qui ont pour but d'apaiser la conscience est une autre modalité psychique, de même que des actes de pyromanie ou de kleptomanie. Tous ces actes constituent une tentative de gestion de pulsions agressives par le biais de solutions « magiques ».

Troubles et maladies somatiques du stade 3 : asthme, eczéma, maladies inflammatoires de la peau et des yeux, ulcères, infarctus ou arrêt cardiaque par hypertonie du parasympathique, hypertension, néphrosclérose, rhumatisme, polyarthrite rhumatoïde, allergies et hypersensibilité, troubles sexuels, aménorrhée, maladies du tube digestif (ulcères gastriques, diarrhées, constipation, maladie de Crohn, RCH, maladies du foie et de la vésicule biliaire, maladies métaboliques, céphalalgies…

On peut constater à ce niveau des atteintes du corps d'un Moi qui se désorganise : une des modalités est celle du sacrifice, par le choix du moindre mal : l'immolation, l'automutilation, ou bien l'exploitation de toutes les occasions de recourir à des opérations chirurgicales, ou le recours plus ou moins conscient à des accidents qui provoquent la mutilation. La toxicomanie, les affections hypocondriaques, la simulation d'affections somatiques comme dans les syndromes de conversion, l'exploitation psychologique d'affections somatiques permettent aux individus, contre un prix élevé, d'établir un équilibre entre les forces conflictuelles de la réalité, des pulsions et de la conscience.

Tous les mécanismes psychiques de régulation du stress psychosomatique des stades 2 et 3 sont des mécanismes temporaires et d'urgence, le Moi ne les considérant pas comme des acquisitions permanentes. Il s'agit donc de processus de réversibilité possibles (ce qui correspond aux maladies à crises et à leur réversibilité).

Au stade 4

L'émergence incontrôlable des pulsions agressives mortifères, dues à leur désintrication à différents niveaux du faisceau génital causées par les évènements de vie (familiale, professionnelle ou environnementale), peut aboutir à une rupture du Moi ou, plus spécifiquement, à une « désorganisation psychosomatique du Moi ». A ce niveau les sujets sont confrontés à deux types d'événements traumatisants : soit des événements durables –**stress de durée permanente** – soit des événements épisodiques, ponctuels et récurrents –**stress aigu ou séquentiel**.

Réactions psychiques : tous ces évènements provoquent des réactions dépressives dont des symptômes de Dépression Essentielle (Dpe) annonciateurs de la Désorganisation progressive ; ces symptômes non perceptibles par l'intéressé mais par son entourage doivent mettre en garde les soignants sur la suite des manifestations somatiques en vue de leur prévention. Les réactions à de tels événements induisent parfois des comportements violents ou d'explosions de rage incontrôlées : apparition du narcissisme mortifère. Cette rage narcissique peut se retourner contre les individus et se terminer par des suicides ou des automutilations.

La désorganisation du Moi peut aussi être révélée lors de violences sexuelles : viols et perversions sexuelles. Les convulsions de toute nature représentent un mode brutal et soudain de décharge d'énormes quantités d'énergie, exprimées par des contractions musculaires et l'oblitération de la conscience.

Maladies somatiques : Insuffisance cardiaques, rénales, respiratoires, maladies auto-immunes, cancers, autres troubles par atteinte de plusieurs fonctions, etc.

Au stade 5

Au niveau psychique, la rupture désorganisatrice du Moi peut être de nature irréparable, de telle sorte que l'instance de régulation soit épuisée ou endommagée de façon semi-permanente. Dans ce cas, le Moi semble se détacher de la réalité pour faire retraite. La destruction est accomplie sous la forme d'une totale répudiation de la réalité, qui s'accompagne de perturbations profondes des relations interpersonnelles jusqu'à aboutir dans les cas extrêmes à la disparition du désir sexuel (« aphanisis », E. Jones).

La désorganisation peut atteindre des niveaux de plus en plus profonds de l'appareil psychique jusqu'à parvenir à des états délirants, hallucinatoires, psychotiques, etc. La fuite hors de la réalité représente encore un mode de sauvegarde de l'organisme, encore que nous soyons presque parvenus au niveau zéro de désorganisation de la fonction psychique, décrit par la littérature psychiatrique : états maniaques, mélancoliques, de stupeur, épileptiques, comportements incohérents accompagnés de troubles de la parole, états paranoïdes... Tous ces états et symptômes sont des reflets de la désorganisation de la fonction psychique. C'est à ce prix que la catastrophe finale de la dissolution de l'appareil psychique est évitée.

Au niveau somatique : la Pulsion de mort (Sigmund Freud) ou les instincts de mort (Pierre Marty) – en d'autres termes, les forces de désorganisation mortifères – peuvent conduire, en dernier lieu, l'être humain au bord de l'épuisement et à la mort (niveau à rapprocher de la phase 3 décrite par le Père de la théorie du stress : Hans Selye) dans toutes les maladies où le pronostic vital est engagé.

La désorganisation du Moi est la voie empruntée par les processus de somatisations mais le quantum d'excitations peut poursuivre sa poussée en déclenchant simultanément des mécanismes neuronaux (cf. ci-dessus) et neuro-hormonaux. Les mécanismes de défense biologique sont sollicités jusqu'à épuisement conduisant ainsi à la mort.

Conclusion

Je propose un nouveau modèle psychosomatique reposant sur la psychanalyse de la phase archaïque, la médecine et les neurosciences en l'insérant dans la théorie des sciences du vivant, ce qui m'a conduit à une nouvelle explication des somatisations (théorie des 5 stades). Mon approche a aussi abouti à une nouvelle nosographie de psychosomatique intégrative permettant des diagnostics et des stratégies thérapeutiques en vue de mieux soigner nos patients conjointement avec les médecins, et dans certains cas avec les neurologues aidés des spécialistes de neurosciences.

Mots-clefs : psychosomatique intégrative, médecine, neurosciences, marqueurs somatiques, somatisations, organisation cénesthésique, organisation diacritique, unité psychosomatique.

Références bibliographiques

Agassi, J. (1969) "Unity and Diversity in Science", *Boston Studies in the Philosophy of Sciences*, IV, p.463-519.
Atlan, H. (1975) "Modèles d'organisation cérébrale", *Revue d'EEG et de Neurophysiologie* 5, 2, p.182-193.
Atlan, H. (1979) *Entre le cristal et la fumée*, Paris, Editions du Seuil.
Atlan, H. (1986) *Á tort et à raison, intercritique de la science et du mythe*, Paris, Editions du Seuil.
Atlan, H., E. Ben Ezra., F. Fogelman-Soulié., D. Pellegrin et G. Weisbuch, (1986) "Emergence of Classification Procedures in *Automata Networks as a Model for Functional Self-Organization* ", *Journal Theoret. Biol.*, 180 (3), p.371-380.
Bachelard, G. (1934) *Le nouvel esprit scientifique*, Paris, PUF.
Bourguignon, A. (1981) « Fondements neurobiologiques pour une théorie de la psychopathologie. Un nouveau modèle ? », *Psychiatrie de l'enfant*, XXIV, 2, p.445-540.
Changeux, J-P. (1983) *L'homme neuronal*, Paris, Fayard.
Damasio, A, R. (1995). *L'erreur de Descartes, la raison des émotions*, Odile Jacob, Paris.
Dumouchel, P., Dupuy, J-P. *L'auto-organisation, de la physique au politique*,
Haken,H. (1978) *Synergetics : an introduction. Non Equilibrium Phase Transitions and Self Organization in Physics, Chemistry and Biology*, Berlin, Springer.
Hippocrate de Cos. (1994). *De l'art médical*, traduction d'Emile Littré. Le livre de Poche Librairie Générale Française, Paris.
Oppenheim, P., Putnam, H. (1956) "The Unity of Science as a working Hypothesis" in H. Fleigl, G. Maxwell, M. Scriven, eds, *Minnesota Studies in the Philosophy of Science*, II, Minneapolis University of Minnesota Press, p. 3-36.
Marty, P. (1976), *Les mouvements individuels de vie et de mort. Essai d'économie*
psychosomatique, Tome 1, Paris, Payot.
Marty, P., (1980), *L'ordre psychosomatique*, tome 2, Paris, Payot.
Marty, P., Stora, J.B., (1989), *Psychosomatiques*, éd. Beyrouth, en langue arabe. 175 p.
Marty, P., Stora, J.B., (1988), *La Classification psychosomatique* Marty/Ipso, méthode

d'aide au diagnostic des organisations psychosomatiques et des maladies somatiques.
Médecine et Hygiène, Suisse.
Marty, P., Stora, J.B., (1989), *La clasificacion psicosomatica* MARTY/IPSO : metodo
diagnostico de las organizaciones psicosomaticas y enfermedades somaticas, *Psicoterapia*
Analitica, Vol. 1, n° 1,19-31.
Marty, P., (1990), *La psychosomatique de l'adulte*, P.U.F., (Que sais-je ? n° 1850), Paris.
Marty, P. (1991). *Mentalisation et psychosomatique*, Laboratoires Delagrange, coll. Les empêcheurs de penser en rond, Paris.
Marty, P., De M'Uzan, M., David, C. (1994). *L'investigation psychosomatique, sept observations cliniques*, P.U.F, Paris. 2ème édition augmentée après le décès de Pierre Marty.
Northoff, G., Heinzel, A., de Greck, M., Bermpohl, F., Dobrowolny, H., and Panksepp, J. (2006). Self-referential processing in our brain-a meta-analysis of imaging studies on the self. Neuroimage 31, 440–457. doi : 10.1016/j.neuroimage.2005.12.002
Popper, K. (1959) *The Logic of Scientific Discovery*, Londres, Hutchinson and CO Publishers.
Prigogine, I., Stengers, I. (1979) *La Nouvelle Alliance*, Paris, Gallimard.
Prigogine, I., Stengers, I. (1984) *Order out of chaos*, New York, N.Y, Bantam Books.
Prigogine, I. (1993) *Les lois du chaos*, éd. Flammarion, Paris.
Putnam, H. (1973) "Reductionism and the Nature of Psychology", *Cognition*, 2 [I], p.131-146.
Putnam, H. (1986) "Meaning and our Mental Life", *The Kaleidoscope of Science, Boston Series in the Philosophy of Science*, n.94, E. Ullman-Margalit éd., Dordrecht, Reidel Publications, p.17-32.
Stora, J.B., (1991), *Le stress*, Presses Universitaires de France, collection "Que sais-je ?" n°2575, Paris,1991 ; 10ème édition 2019. (Editions étrangères en espagnol, turc, portugais, arabe).
Stora, J.B. (1991). *Quand le corps prend la relève, stress, traumatismes et maladies somatiques*, Paris, éditions Odile Jacob.
Stora J.B. (2019), *15 Cas de thérapies psychosomatiques, soigner les malades, non simplement leurs maladies*, Paris, éditions Hermann.
Stora, J.B. (1994). Sémiologie Psychosomatique, *Annales de Psychiatrie*, vol. 9, n°2, p.117-124.
Stora,J.B., (1995), Organisations mentales et maladies somatiques, *Annales de Psychiatrie*, 1995, 10, N°1, 5-11.

Stora, J.B. (1996). « Indications de psychothérapie psychanalytique selon la psychopathologie : troubles psychosomatiques de l'adulte », p. 230-244, in *Psychanalyse et psychothérapies*, dir. par Alain Braconnier et Daniel Widlöcher, Paris, Flammarion.
Von Bertalanffy, L. (1968). *General Systems Theory*, New York, Braziller.
Wittgenstein, L (1971) "Conversations sur Freud", in *Leçons et Conversations*, traduction française J. Fauve, Paris, Gallimard.

CHAPITRE 2
Les images du corps en Psychosomatique Intégrative ; Relations au corps et maladies

1. Le corps et ses images (schémas) [1]

L'unité psychosomatique est pleinement achevée au terme d'un très long parcours qui peut être résumé dans les trois schémas du corps que je vais présenter ; chacun de ces schémas constitue une étape de développement comprenant soit un, soit plusieurs niveaux de l'organisation du vivant. L'intégration progressive de ces trois schémas aboutit à faire apparaître progressivement l'étape psychique du développement psychosexuel proposé dans la métapsychologie de Sigmund Freud ; j'ai reformulé ce modèle en faisant appel aux connaissances des neurosciences et de la médecine du XXIe siècle en proposant le modèle « Neuropsychosomatique » paru dans mon ouvrage « La Neuropsychanalyse, dialogue et controverses ».

L'observation attentive des symptômes des patients doit pouvoir nous conduire à identifier à quel niveau ils se situent en comprenant que le processus d'intégration neuropsychique ne fait en aucune façon disparaître les composantes initiales de l'unité psychosomatique. S'il y

1. L'unité psychosomatique est pleinement achevée au terme d'un très long parcours qui peut être résumé dans les trois schémas du corps présentés dans l'article : l'homonculus, le schéma corporel médical, l'image psychique du corps. Chacun de ces schémas constitue une étape de développement comprenant soit un, soit plusieurs niveaux de l'organisation du vivant. L'intégration progressive de ces trois schémas aboutit à faire apparaître *in fine* l'étape psychique du développement psychosexuel proposé dans la métapsychologie de Sigmund Freud ; le modèle de Freud a été reformulé par l'auteur en faisant appel aux connaissances des neurosciences et de la médecine du XXIe siècle pour proposer le modèle « Neuropsychosomatique » paru dans l'ouvrage « La Neuropsychanalyse, dialogue et controverses ».

a un problème au premier niveau de l'organisation sensori-motrice, le problème doit être diagnostiqué et traité avec les méthodes appropriées de ce niveau, par exemple les techniques de rééducation combinées avec les soins médicaux de ce niveau ; **tous les problèmes rencontrés ne peuvent être traités au niveau de l'appareil psychique, comme les psychanalystes l'ont cru pendant très longtemps**. Les niveaux sensori-moteurs sont aujourd'hui abordés par de très nombreuses disciplines.

Il est important pour la psychosomatique intégrative d'appréhender l'ensemble des approches disciplinaires sous-jacentes à un processus d'intégration qui se déroule pendant les 20 premières années de vie d'un être humain. L'étape de développement de l'appareil psychique, qui se situe au plus haut niveau du vivant, ne fait en aucune façon disparaître l'existence et la manifestation de l'ensemble des fonctions neurophysiologiques et somatiques.

Une de nos collègues, le Dr. Anne Héron[2], de la société de psychosomatique intégrative, dans un excellent ouvrage consacré au développement de la sensorialité fœtale nous indique clairement la première démarche de constitution *in utero* de l'unité psychosomatique : « [...] la sensorialité précède la connaissance et l'action. Pour se développer harmonieusement, le fœtus humain suit le programme génétique hérité de ses parents et interagit *in utero* avec son environnement. Il reçoit ainsi des informations en provenance du milieu extérieur et du milieu intérieur, qui lui permettront d'être adapté à la vie qui sera la sienne après la naissance. Ces informations lui parviennent par l'intermédiaire des systèmes sensoriels spécialisés dans le traitement de signaux chimiques ou ondulatoires, qu'ils transforment en énergie électrique intégrable et interprétable par le cerveau ».

On doit comprendre qu'après la naissance et pour tous les êtres humains, le milieu parental est privilégié pour donner le départ, grâce aux apprentissages premiers, à la maîtrise progressive des fonctions sensorielles, motrices et affectives : d'abord le système tactile responsable du toucher, puis, peu de temps après, les structures chimio-sensorielles nasales (olfaction) et orales (gustation), suivies des structures auditives, et enfin plus tardivement du système visuel.

Toute défaillance du milieu parental va atteindre de façon partielle ou totale les cortex somato-sensoriels primaires dans leurs fonctionnements. Comme on pourra le constater dans le cas clinique proposé par ma collègue Évelyne Renardier que je commente

2. In Bibliogrphie du chapitre 2

brièvement plus loin, le système auditif a été atteint par l'interdiction inconsciente de la mère du bébé relative au nom du père qu'elle voulait cacher. Bébé, enfant illégitime, dernier-né d'une fratrie de quatre enfants. Le nom du père aurait révélé l'infidélité de sa mère. **Ce secret de famille s'est traduit par d'importants troubles auditifs, ce qui illustre les défaillances de démarrage d'une fonction sensorielle et son atteinte partielle**.

Les premiers apprentissages humains sont d'abord somato-sensoriels et ensuite moteurs. Ils précèdent dans le temps le développement d'un appareil psychique et sont fortement dépendants de la programmation génétique, des centres neurophysiologiques du système nerveux central et du milieu parental. On peut comprendre à présent la démarche théorico-clinique des 5 systèmes de la psychosomatique intégrative qui comprend d'abord le système génétique, puis le système nerveux central, le système immunitaire, le système autonome (sympathique et parasympathique) et le système psychique.

Les trois schémas du corps résument de façon synthétique le développement du corps humain et donc de l'unité psychosomatique

1. L'homonculus (Neurosciences et Médecine)
2. Le schéma corporel (Médecine)
3. L'image psychique du corps – l'image de soi (Métapsychologie et Psychosomatique Intégrative).

2. Organisation fonctionnelle fine des aires corticales : Somatopie dans les aires sensorielles Homonculus de Wilder Penfield

Le schéma de l'homoncule : Wilder Penfield, *The Cerebral Cortex of Man* (1950), qui présente l'homoncule moteur et l'homoncule sensitif nous introduit aux cartes neuronales permettant au système nerveux central la gestion du corps humain. Toute atteinte organique est immédiatement encodée nécessitant une réparation : par exemple amputation d'un membre, insuffisance de fonctionnement, greffe d'un nouvel organe, etc.

En ce qui concerne les surfaces réceptrices cutanées, chaque région corporelle occupe un territoire cortical bien délimité de la circonvolution pariétale ascendante contra-latérale ou de la circonvolution post-centrale (l'aire somesthésique primaire). L'importance variable des projections de la surface corporelle est représentée par une figurine : l'homoncule. indique la position occupée par l'image sensorielle ou motrice de chaque partie du corps dans le cortex cérébral. Les difformités de cet homuncule traduisent l'absence de proportionnalité entre une surface corporelle donnée et la surface corticale correspondante.

Chez l'Homme, l'importance de la surface occupée sur le cortex par la face, la main et le pouce, s'explique sans doute par la richesse de l'innervation périphérique de ces zones en relation avec leur importance fonctionnelle. **À côté d'une représentation somatotopique des surfaces cutanées, il existe une rétinotopie dans les différentes aires corticales visuelles et une représentation de la cochlée au niveau des aires auditives**.

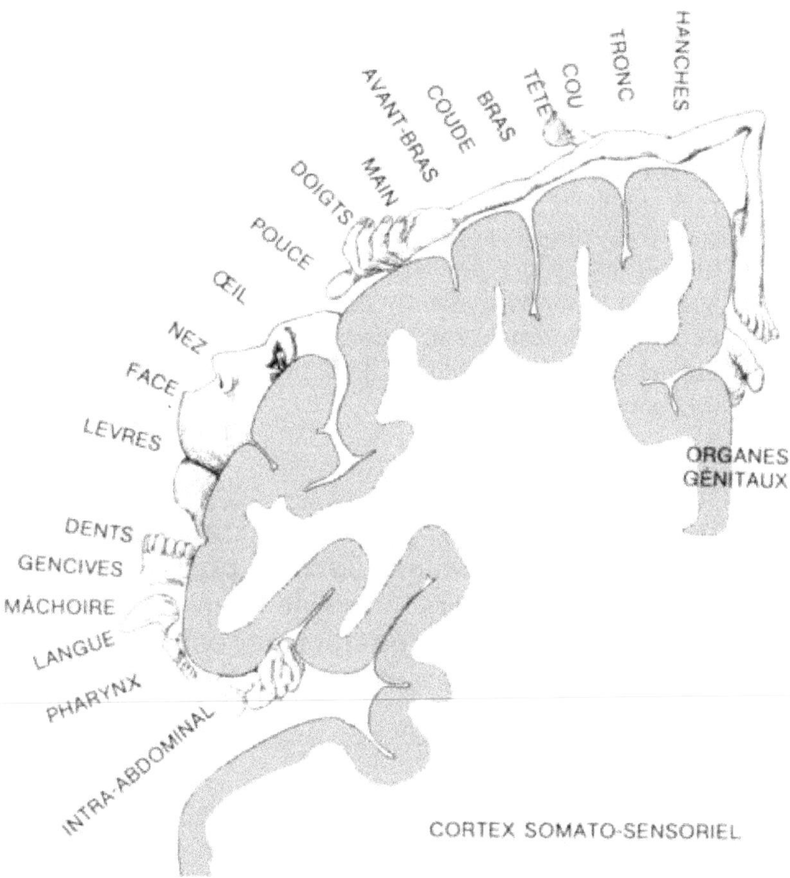

L'homoncule moteur

Une somatotopie motrice, très semblable à la somatotopie sensorielle, a été mise en évidence le long de la circonvolution frontale ascendante ou circonvolution précentrale (l'aire motrice primaire). L'homoncule moteur présente les mêmes difformités que l'homoncule sensoriel. Aussi, la forte représentation corticale de la face, de la main et du pouce, peut être mise en relation avec la richesse et la finesse des mouvements dont ces régions sont capables.

Les caractéristiques des homoncules dépendent du fonctionnement de l'organisme. Une atteinte à l'intégrité corporelle (par exemple, une amputation, une greffe) entraîne une réorganisation de la représentation corticale du territoire lésé. Elle se traduit, le plus souvent, par une expansion compensatrice des projections des territoires adjacents. Dans mon long travail de recherche sur les greffés d'organes à l'hôpital de la Pitié-Salpêtrière, j'ai pu constater dans les greffes cardiaques et rénales, le temps d'adaptation et de nouvelles configurations du système neuronal en vue d'intégrer le nouvel organe greffé. Le temps d'intégration moyen est selon mon expérience clinique d'environ neuf mois, le temps de configuration et d'intégration psychique est beaucoup plus long et cela peut prendre entre trois et quatre ans. Mon travail de recherche qui a duré près de cinq ans, porte sur 200 patients des services de greffe cardiaque et de greffe rénale ; les résultats de mes recherches ont été publiés dans mon livre publié paru chez Odile Jacob intitulé : « La greffe d'organes, accueillir l'autre ».

3. Spécificité des aires auditives, instauration de la communication à distance après la phase tactile et olfactive des premiers temps de la vie ; il est très important de faire appel ici aux éminentes contributions de Brodmann au début du XXe siècle :

Aire 41 de Brodmann, aires auditives, Lobe temporal

Cortex auditif primaire

La surface supérieure du lobe temporal (correspondant à l'aire 41 de Brodmann) est appelée aussi gyrus de Heschl (du nom de Richard Ladislas Heschl, un anatomiste autrichien). Elle est le siège des aires auditives primaires qui constituent le cortex auditif primaire où s'effectuent les premiers traitements des informations auditives. Ces informations viennent des relais sous-corticaux du colliculus inférieur comme le corps genouillé médial du thalamus, suivant la voie des afférences sensorielles auditives. Ce cortex auditif primaire est composé de trois sous-régions qui ont une organisation tonotopique, qui est une projection point par point reproduisant l'architecture de la cochlée qui répartit les signaux suivant la hauteur de la fréquence des ondes sonores. Ce cortex nous permet de distinguer et de mémoriser les différentes fréquences sonores (son grave ou aigu), mais aussi de connaître l'intensité du son (fort ou faible), sa durée et son timbre.

Cortex auditif secondaire (ou aires associatives auditives)

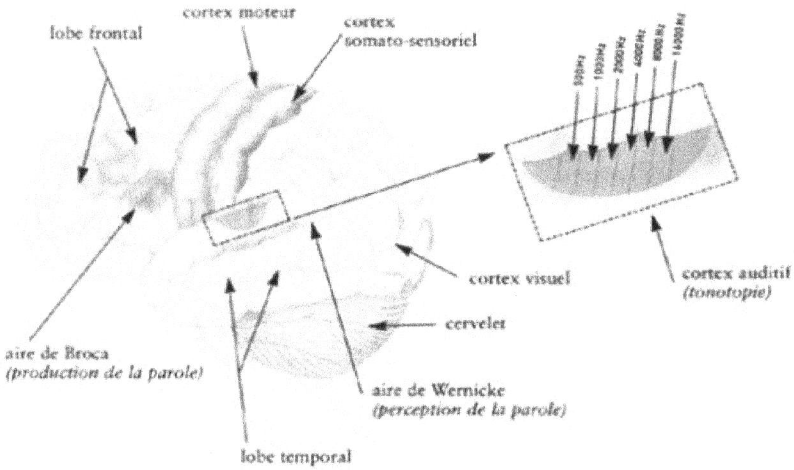

Autour du cortex auditif primaire, les régions qui entourent le cortex auditif primaire sont appelées : aires de la ceinture (correspondant aux aires 42 et 22 de Brodmann). Elles constituent le cortex auditif secondaire qui va permettre des traitements auditifs de plus haut niveau. Elles vont recevoir des afférences sensorielles plus diffuses, issues de différents noyaux du thalamus. L'aire de Wernicke (du nom de Carl Wernicke, neurologue et psychiatre allemand) se situe à l'arrière du cortex auditif primaire (sur le planum temporal mais débordant en partie sur le lobe pariétal), dans le lobe temporal gauche ou hémisphère dominant. C'est le lieu de la compréhension des mots du langage, et de la catégorisation de ces mots (par exemple : mots concrets ou abstraits...). C'est aussi le lieu de la mémoire sémantique (où sont stockées les informations conceptuelles, dénominatives). Une lésion de l'aire de Wernicke provoque une aphasie du même nom qui se caractérise par une incompréhension du langage oral. Dans le lobe temporal droit, les aires de la ceinture sont impliquées dans le traitement de la musique, la prosodie du langage, la tonalité, la reconnaissance de la voix. Mais les fonctions du lobe temporal s'étendent aussi à d'autres aspects du langage (comme la dénomination, la mémoire verbale, la lecture).

4. Aires associatives

Un exemple : Comment l'enveloppe auditive peut-elle être défaillante ? Les conséquences psychiques.

Dans le cas présenté par notre collègue Évelyne Renardier, nous sommes en présence d'une défaillance de la fonction maternelle dans les premiers mois de la vie handicapant **l'apprentissage auditif** à l'origine de troubles somato-psychiques. Trouble sensoriel neurophysiologique. Ce sont, je le rappelle, les parents qui sont responsables des apprentissages neurologiques premiers. Que s'est-il passé ?

La mère de Paul ne veut pas que son fils illégitime entende le nom de son père, et Paul souffre progressivement de troubles auditifs (otites, etc. cf. le cas exposé dans l'article d'Evelyne Renardier dans la Revue de Psychosomatique Intégrative), auprès d'une mère peu chaleureuse qui ne joue pas son rôle de pare-excitation et d'enveloppe contenante avec d'importantes conséquences somatiques. Paul vit à l'intérieur des défenses somatiques réactivées à chaque stress, problème familial ou professionnel. Les acouphènes survenus plus tard dans sa vie prennent la relève dans la continuité des troubles auditifs ; **on doit comprendre que le trouble somatique peut jouer le rôle de défense psychosomatique ;** on aboutit ainsi à la question fondamentale : de quoi nous protègent les maladies ? Car la maladie peut constituer un système de défense. **Les acouphènes sont là pour protéger Paul d'entendre le nom du père**.

Le système de défense somatique et psychique

Quel est le rôle joué par le système de défense dans l'équilibre psychosomatique des pa-

tients ? Le thérapeute psychosomaticien se trouve d'abord confronté au symptôme somatique et psychique. Ce symptôme joue un important rôle et cela prendra du temps pour l'analyser, remonter dans le lointain passé des origines et analyser les évènements traumatiques afin d'établir un nouveau fonctionnement psychosomatique. J'ai bien souvent dans le cadre de ma consultation hospitalière conseillé à mes confrères médecins d'être très prudents et, de ne pas déclarer aux patients qu'ils vont être guéris. Dans ce cas-là, il y a souvent un déplacement d'un symptôme somatique à un autre. Le symptôme somatique joue un rôle d'équilibre interne à découvrir; dans le cas contraire une maladie va remplacer une autre, si on prive le patient de sa « maladie ». Tant que l'on ne comprend pas le rôle joué par la maladie, le trouble somatique va perdurer.

La découverte de l'homonculus et de son schéma m'incite, dans le cadre de cet exposé à revenir sur le système nerveux central qui comprend dans son organisation l'ensemble des schémas corporels et psychiques.

La théorie de l'évolution nous expose le développement du système nerveux central qui comprend trois cerveaux; un cerveau reptilien, un cerveau limbique, et un « néocortex ». Ces trois cerveaux et leur organisation constituent l'épine dorsale de l'unité psychosomatique.

D'abord le cerveau **reptilien** qui est apparu chez les poissons il y a près de 500 millions d'années. Il s'est ensuite développé chez les amphibiens et a atteint son stade le plus avancé chez les reptiles, *grosso modo* il y a 250 millions d'années.

Le cerveau reptilien est le cerveau le plus ancien et il assure les fonctions vitales de l'organisme en contrôlant la fréquence cardiaque, la respiration, la température corporelle, l'équilibre, etc. Il comprend le tronc cérébral et le cervelet; c'est essentiellement ce qui forme le cerveau d'un reptile avec au niveau des comportements une grande fiabilité et une tendance à être plutôt rigide et compulsif!

Ensuite, le système limbique qui est apparu chez les petits mammifères il y a environ 150 millions d'années : ce cerveau est capable de mémoriser les comportements agréables ou désagréables; il est responsable de ce que nous appelons les émotions. Il comprend l'hippocampe, l'amygdale et l'hypothalamus. C'est le siège de nos jugements de valeur bien souvent inconscients, exerçant une grande influence sur notre comportement.

Enfin le néocortex qui a commencé son expansion chez les primates il y a à peine 2 ou 3 millions d'années; ce troisième cerveau comprend deux gros hémisphères chez l'être humain. Grâce à ces deux hémisphères, le langage a pu se développer, la pensée abstraite, l'imagination, et enfin la conscience. Ce néocortex a des capacités d'apprentissage très importantes, c'est ainsi que la culture a fait son apparition.

Le schéma corporel

Le schéma corporel se constitue lentement en fonction de : la maturation du SNC, de l'univers dans lequel les mouvements sont effectués, de la tonalité affective de cet univers, et de la conscience du corps, c'est-à-dire de l'ensemble de la représentation motrice : mouvements, attitudes, postures. Le schéma I et le schéma II comprennent l'ensemble de la sensori-motricité, de la mémoire, des émotions et des régulations biologiques. Ces deux schémas sont des références fondamentales en Médecine.

Nous sommes toujours dans la relation mère-enfant des origines : postures, odeurs, bercement. A 2 mois : développement du toucher puis de l'audition ; à 3 mois : la vision entre en jeu. Les sensations corporelles et leur encodage : à partir de 10 mois ; différence entre les différentes sensations, sensation de son corps et sensations faisant intervenir les objets. Vers 12 mois, nous assistons à un changement important : la préhension se développe, puis l'acquisition de la marche.

L'image du corps se restructure grâce à l'expérience du miroir : à 4 mois, le bébé fixe son image : à 5 mois, il sourit à son image, à 6 mois, il se retourne quand on lui parle. Il vit une nouvelle expérience ; il n'avait que des images partielles de son corps, maintenant il est vu par autrui. En nous référant à l'approche de Didier Anzieu, nous pouvons affirmer que l'émergence du sentiment d'enveloppe (sonore, tactile, visuelle etc.) permet à l'enfant de prendre conscience **de l'unité de son corps en faisant la différence entre le dedans et le dehors**. Ainsi, les êtres humains sortent du narcissisme primaire pour poursuivre le développement du processus de maturation.

Nous nous référerons à Henri Wallon pour insister sur l'état tonique qui est l'expression du bien-être ou du mal-être ; l'enfant s'adapte aux messages tonico-posturaux dans le portage ou maternage. L'enfant acquiert le « sentiment de corps propre » en réagissant aux variations toniques qui l'entourent. Il est important d'insister sur la fonction tonico-émotionnelle et la parole pour être autonome et se détacher de l'Objet, sinon danger de rester dans la fusion et l'indifférenciation. La genèse de l'axe corporel est un repère fondamental qui permet à l'enfant de ressentir la continuité entre les différents segments de son corps. La relation mère-enfant est à la base du développement de la tonicité ; **les caresses de la mère, échanges de regard et sourires, le nourrisson participe activement à cet échange postural, ce**

dialogue évolue selon le bébé et la mère. La rencontre des regards va être très importante et chargé d'affects pour la mère. Le déni perceptif de la mère, quand le bébé ne la regarde pas, aboutit à des défaillances dans le processus de maturation de l'unité psychosomatique.

Le processus se poursuit par l'association de l'image mentale à la représentation kinesthésique du corps créant de ce fait la fonction symbolique.

C'est l'expérience du miroir décrite par René Arpad Spitz et, plus tard, Jacques Lacan qui permet l'élaboration d'une réalité, d'un imaginaire, et de la fonction symbolique. C'est la période d'intégration des expériences perceptivo-motrices ; l'unité psycho corporelle se développe en suivant les étapes du développement cognitif et psychoaffectif de l'enfant. Elle s'enrichit des expériences du corps propre avant de donner naissance aux représentations que sont le schéma corporel et l'image du corps.

Nous pouvons maintenant aborder la dernière étape de construction de l'image du soi et donc de l'image du corps et de l'unité psychosomatique.

Du sensori-moteur à la représentation mentale du corps

Vers la construction de l'image du corps « psychisé » : j'aborde à présent le troisième schéma qui a été développé par la métapsychologie de Sigmund Freud. Les trois schémas se complètent en partant du sensorimoteur premier niveau du vivant pour atteindre le niveau psychique, dernier niveau du vivant. Cette étape n'est possible que si le milieu parental et surtout la personne qui joue le rôle maternel est, comme le dit Winnicott, : « a good enough mother ».

« On peut aider à mieux faire, les mères qui ont en elles la capacité de donner des soins suffisamment bons; il suffit de s'occuper d'elles d'une manière qui reconnaît la nature essentielle de leur tâche. Pour les mères qui n'ont pas cela en elles, ce n'est pas en les instruisant qu'on les rendra aptes à le faire. » **D.W. Winnicott, *La théorie de la relation parents-nourrissons.***

L'unité psychosomatique se développe en suivant les étapes du développement cognitif et psychoaffectif de l'enfant. À chaque étape du développement du processus de maturation psychosexuelle, l'énergie psychique appelée libido investit l'organe et la fonction privilégiée dans le processus de développement des êtres humains.

Investissement libidinal de chaque étape : organes et fonctions somatiques

Pour Françoise DOLTO : » L'image inconsciente du corps est propre à chacun. Elle est liée au sujet et à son histoire. S'élaborant dès les temps premiers de l'existence, elle est la synthèse vivante de ses expériences émotionnelles. Elle se structure par la communication entre les sujets et se réfère donc à un imaginaire intersubjectif marqué d'emblée chez l'humain par la dimension symbolique. Elle est vivante, camouflable ou actualisable dans la relation ici et maintenant par toute expression langagière, dessin, modelage etc. « L'image du corps est l'incarnation symbolique inconsciente du sujet désirant. » [3]

L'image du corps désirant révèle le chemin de maturation psychosexuelle parcourue par les êtres humains. Alors que le schéma corporel neurologique et sensorimoteur peut révéler un fonctionnement satisfaisant de l'unité psychosomatique, il en va différemment pour l'image du corps désirant. Si les organes et les fonctions somatiques ne sont pas investis par la libido au cours du processus de maturation psychosexuelle alors ces organes et ces fonctions somatiques pourront présenter des fragilités au cours de la vie des individus qui n'auront que des défenses somatiques et **non pas des défenses psychosomatiques**. Organes et fonctions somatiques pourront alors être l'objet de troubles spécifiques à la suite de chocs traumatiques émotionnels de la vie. Ils présenteront d'importantes vulnérabilités. La fragilité du système psychique contribuera au cours de la vie des individus à participer aux différentes somatisations qui atteindront l'unité psychosomatique. Je donne ci-dessous des exemples de somatisations dont on pourra lire les cas dans mes différents travaux et publications.

3. Cf. bibliographie

Du corps objet au corps du sujet; les points de fixation, la dépendance maternelle et les atteintes du corps

Examinons la fixation de la libido dans les étapes de maturation; ces fixations sont profondément reliées aux événements de vie qui vont entraver le développement du processus de maturation psychosexuelle.

a) Je commencerai avec la fixation orale de la pulsion partielle, dont on peut voir d'importants exemples dans la prédominance des comportements alimentaires, se traduisant par des problèmes de surcharge pondérale et d'obésité.

De la satisfaction du besoin au plaisir irrépressible de manger; la pulsion orale est hors de contrôle du Moi fragile des patients et des patientes. La pulsion orale semble autonome et domine-leur Moi.

C'est la Mère orale qui prédomine dans les comportements alimentaires; les carences affectives des premiers temps de la vie vont se traduire par des demandes d'affection que l'on va retrouver dans les addictions et la dépendance orale. Pour compenser l'absence maternelle, des individus vont manger en remplacement de l'amour et de l'affection première. La nourriture va se substituer à l'Objet en perturbant fortement les équilibres somatiques.

Le patient(e) vit dans un corps étranger qui le domine; le corps est un immense réceptacle destiné à calmer les angoisses.

Le corps est un objet étrange et étranger

b) Les troubles fonctionnels gastro-entérologiques

Le processus de maturation psychosexuelle accompagné de l'investissement progressif par la libido des organes et des fonctions somatiques du corps peut rencontrer de nombreux obstacles : environnement social et familial, traumatisme, etc. provoquant des fixations à certains niveaux de développement ayant pour conséquence l'immaturité psychique de l'être humain fixé dans des positions archaïques ou prégénitales.

Je souhaite aborder très brièvement les troubles somatiques de la phase sadique anale se révélant dans un certain nombre de pathologies : colopathie, constipation, maladies inflammatoires du colon et de l'intestin (maladie de Crohn, rectocolite hémorragique); nous devons examiner avec attention les fixations de la libido du stade sadique anal composé de deux phases : la phase d'éjection et la phase de rétention qui est, comme nous le rappelle Karl Abraham, le deuxième temps du stade anal. N'oublions pas que ce deuxième temps ouvre la voie à la problématique génitale œdipienne.

Ces fixations au stade sadique anal révèlent aussi le contrôle par la mère du corps de son enfant lors de l'apprentissage de la propreté; l'enfant n'arrive pas à maîtriser la pulsion sadique anale, propriété de la mère. L'enfant n'a plus le contrôle de son propre corps. De nombreux traumatismes, tels que la violence physique à l'égard de l'enfant peut provoquer des fixations avec les pathologies précitées. N'oublions pas que près de 50 % des consultations médicales sont liées aux troubles gastro-entérologiques, et que le thérapeute psychosomaticien ou psychosomaticienne, est capable de soigner car cela fait partie de sa formation et de sa pratique.

c) fixation de la libido lors de la phase de latence et de la phase génitale œdipienne.

Comme je l'ai développé dans mon ouvrage de Neuropsychanalyse, entre l'âge de six – sept ans et 12 – 13 ans, la phase dite de latence est consacrée par le corps au développement considérable de l'hypothalamus et des futures sécrétions neuro-hormonales des hormones sexuelles. Ce temps dit de latence (S. Freud) est consacré en vérité à la maturation d'un important système hypothalamique de production des hormones sexuelles génitales. Au cours de cette phase, des erreurs d'éducation, une importante répression sexuelle de la société (analyser l'environnement culturel des patientes et des patients) peuvent avoir des conséquences graves sur le développement de l'hypothalamus et des hormones sexuelles. À l'adolescence vont apparaître des troubles : aménorrhée, retard de l'éjaculation, etc. Le corps n'est pas investi par la libido réprimée par l'éducation parentale et sociale. Le plaisir sexuel est fortement réprimé entravant l'investissement psychique des organes génitaux avec apparition plus tard de troubles tels que : endométriose, etc.

Comment l'adolescent(e) s'adapte-t-il ou elle à son nouveau corps sexué? Devenir un homme adulte, devenir une femme adulte : c'est ici que nous rencontrons la problématique œdipienne ainsi que les problèmes de l'identité psychique masculine et féminine.

Devenir un homme adulte, devenir une femme adulte, peuvent être totalement entravés par les systèmes éducatifs de la famille et de la société; ne pas investir l'image du corps sur le plan libidinal empêchera les êtres humains de devenir des adultes. **Ils le seront intellectuellement et rationnellement, mais pas psychiquement.** Troubles psychiques et somatiques : urogénitaux, les organes et fonctions somatiques non investis.

Absence d'investissement libidinal des zones érogènes : aménorrhée, vulvodynies, dyspareunies, endométriose, etc.

En conclusion : Les premières représentations mentales

Le corps est notre meilleur ami ; si des organes et des fonctions du corps sont encore étrangers à l'être humain qui habitent ce corps, celui-ci est fragilisé et subit les atteintes des troubles somatiques. Nous sommes face à la crainte de l'étrangeté du corps, comme dans la greffe d'organe : vivre avec un nouveau cœur !! Vivre avec un « corps étranger » : défibrillateur, etc. !! comme dans le déni du corps : chacun vit de son côté ! Le corps malade et l'adaptation des patients ; comme dans le corps handicapé, comment vivre avec un tel corps ? ce qui nous conduit aux systèmes de défense et aux mécanismes psychiques à l'œuvre : comment s'adapter ?

« Il vit en amitié avec son corps, c'est tout. Son corps et son esprit ont été élevés ensemble, ils sont bons camarades. Ils n'ont pas besoin de faire connaissance à chaque surprise [...]. Moi, chaque fois qu'il m'arrive quelque chose de nouveau, j'apprends que j'ai un corps.

Daniel Pennac « Journal d'un corps ».

C'est à partir du corps dans la relation à la Mère que se constituent les représentations potentielles à partir desquelles vont se constituer des représentations mentales olfactives, auditives et visuelles qui vont former le premier noyau du système psychique.

Bibliographie

Marie-Claire Busnel, Anne Héron. *LE DEVELOPPEMENT DE LA SENSORIALITE FOETALE. LA NAISSANCE* : histoire, cultures et pratiques d'aujourd'hui., Albin Michel, pp.1401, 2010.

Marie-Claire BUSNEL & Anne HERON (2010) *Le développement de la sensorialité fœtale.* Article publié dans LA NAISSANCE : histoire, cultures et pratiques d'aujourd'hui. R. Frydman & M. Szejer, Albin Michel : pages 633-643 (LE DEVELOPPEMENT DE LA SENSORIALITE FŒTALE Marie-Claire Busnel et Anne Héron Université Paris Descartes).

Laborit H. (1973), *L'inhibition de l'action*, éd Masson, Cf. ROBERT-OUVRAY S. (1996) L'enfant tonique et sa mère Ed EPI (coll. Hommes et perspectives).

Anzieu, D. *L'auto-analyse de Sigmund Freud* (thèse universitaire), Paris, PUF, 1re 1ère édition, 1959. Nouvelle édition, L'auto-analyse de Freud – et la découverte de la psychanalyse, Paris, PUF, 1975; rééd. Paris, PUF, 1998.

Le corps de l'œuvre, essais psychanalytiques sur le travail créateur, Paris, Gallimard, 1981.

Le Moi Peau, Paris, Dunod, 1985.

Wallon H., *L'Enfant turbulent*, thèse de doctorat ès lettres, Alcan, Paris, 1925, rééd. PUF-Quadrige, Paris, 1984.

Les Origines du caractère chez l'enfant. Les préludes du sentiment de personnalité, Boisvin, Paris, 1934, rééd. PUF-Quadrige, Paris, 2002.

La Vie mentale, Éditions sociales, Paris, 1938, rééd. 1982.

, A. Colin, Paris, 1941, rééd. 2002, Ed. : Armand Colin, 1941, rééd. 2002.

De l'acte à la pensée, essai de psychologie comparée, Flammarion, Bibliothèque de philosophie scientifique, Paris, 1942, rééd. 1970.

Les Origines de la pensée chez l'enfant, PUF, Paris, 1945, rééd. 1963.

Principes de psychologie appliquée, Armand Colin, Paris, 1938.

Paul Schilder, *L'Image du corps*, Gallimard, 1968.

Brain and Personality. Washington 1931.

The Image and the Appearance of the Human Body; Studies in Constructive Energies of the Psyche. London 1935.

Dolto, F., 1971, *Psychanalyse et pédiatrie*, Paris, Le Seuil. Dolto, F., 1984. *L'Image inconsciente du corps*, Paris, Le Seuil.

Winnicott, D. *La Relation parent-nourrisson*, Payot, coll. « Petite Bibliothèque Payot », 2011
La Famille suffisamment bonne, Paris, Payot, 2010.
Les Objets transitionnels, Paris, Payot, coll. « Petite Bibliothèque Payot », 2010.
La Mère suffisamment bonne, Paris, Payot, coll. « Petite Bibliothèque Payot », 2006.
Garey LJ. Brodmann's Localisation in the Cerebral Cortex, New York, Springer, 2006.
Wilder Penfield et Edwin Boldrey, « Somatic Motor and Sensory Representation in the Cerebral Cortex of Man Studied by Electrical Stimulation » in *Brain*, n°60, 1937, pp. 389-443.
Wilder Penfield et Herbert Jasper, *Epilepsy and the Functional Anatomy of the Human Brain*, Boston, Little Brown, 1954.
Wilder Penfield et Theodore Rasmussen, *The Cerebral Cortex of Man*, New York, Macmillan, 1950.
Spitz, R, A. *De la naissance à la parole, La première année de la vie*, P.U.F., éd., Paris, 1968
Le Non et le Oui. P.U.F. éd, Paris, 1962.
Stora, J.B., (1995), *Organisations mentales et maladies somatiques*, Annales de Psychiatrie,
1995, 10, N°1, 5-11.
Stora, J.B., (1999) Quand le corps prend la relève, stress, traumatismes et maladies somatiques. Paris, Editions Odile Jacob, Paris.
Stora, J.B. (2005). *Vivre avec une greffe, accueillir l'autre.* Paris, Editions Odile Jacob, Paris.
Stora J.B. (2011) La neuropsychanalyse. MJW-Fédition, Nvlle édition en 2013.
Stora, J.B. (2013) *La nouvelle approche Psychosomatique, 9 cas cliniques*, MJW- FEDITION.
Stora, J.B. (2007) *When the Body Displaces the Mind*, foreword by Mark Solms, translated by Sophie Leighton, London, Karnac.
Stora, J.B. (2015) *A NEW BODY-MIND APPROACH, CLINICAL CASES*, foreword by Mark Solms, translated by Sophie Leighton, London, Karnac.

CHAPITRE 3
Stress et risques Psychosociaux Naissance de la Psychosomatique Intégrative

Jean Benjamin Stora [1]

Le 13 juin 2015 a eu lieu, dans le cadre de la Société de Psychosomatique Intégrative, une conférence consacrée au stress et aux risques psychosociaux. J'ai participé avec les collègues aux différentes interventions consacrées à l'état actuel des risques psychosociaux en France. Mon intervention m'a permis de faire un retour sur les 35 dernières années puisque, tout a commencé avec des recherches sur le stress en entreprise alors que j'étais enseignant à HEC. Ce retour m'a aussi permis de retrouver les prémices du futur modèle des cinq systèmes de la psychosomatique intégrative.

1. Professeur émérite, Doyen Honoraire de la Faculté de HEC, en 2015, Président en exercice de la Société de Psychosomatique Intégrative, intervention dans le cadre de la journée d'études du 13 juin 2015, ancien co-Directeur du diplôme universitaire de Psychosomatique intégrative La Pitié-Salpêtrière Paris VI (2005-2015).Résumé : l'auteur aborde les résistances, au début des années 80 du siècle dernier, des milieux professionnels de l'entreprise et les résistances des écoles psychanalytiques aux études sur le stress professionnel et ses conséquences sur la santé psychique et somatique des travailleurs, des personnels et des managers et les entreprises. Le modèle neurobiologique de Hans Selye, et les développements de la médecine psychosomatique de Franz Alexander ont profondément influencé la naissance et le développement théorique et clinique de la psychosomatique intégrative dans les premières années du XXIe siècle.

1. Résistances et oppositions aux recherches sur le stress dans les entreprises

Mes recherches sur le stress professionnel datent de 1980. En tant que psychanalyste, j'étais confronté depuis 1967 aux souffrances somatiques et psychiques des managers, du personnel et des travailleurs des entreprises que je visitais pour mon enseignement (rédaction de cas). Cette souffrance au travail, comme le dit à juste titre Christophe Dejours, devait pouvoir être approfondie par des études épidémiologiques auprès des entreprises qui acceptaient de bien vouloir m'accueillir en m'ouvrant leurs portes. Les interrogations sur le stress professionnel étaient très récentes en France, et personne ne semblait vraiment intéressé par ces questions. Au sein de mon institution, mon projet de recherche semblait relever de questions « absurdes » : « à quoi servent les études de recherche sur le stress professionnel? ». Le budget de recherche alloué à de telles études était quarante fois inférieur aux budgets de recherche en management, comme si le stress professionnel ne relevait pas du management! Quant aux entreprises, je dois dire qu'on m'a toujours reçu avec beaucoup de courtoisie mais sans vraiment marquer d'intérêt pour mon travail ni pour les résultats du questionnaire que je donnais à remplir aux managers!

Les entreprises françaises n'étaient pas encore conscientes de l'importance d'un tel phénomène, ni de son coût. Elles étaient préoccupées dans leur stratégie de se diversifier à l'échelle mondiale avec comme seuls guides l'efficacité et la rentabilité. La santé somatique relevait du médecin du travail, quant aux syndicats, ils n'ont pris conscience qu'au début des années 90 de ce qu'on a fini par appeler : les risques psychosociaux, c'est-à-dire n'envisager que les conséquences sociales du stress professionnel. Il était tout à fait évident, pour moi à cette époque, que le coût professionnel du stress était pris en charge par le budget de la sécurité sociale de notre pays! On considérait que le stress était un phénomène individuel sous la responsabilité de la personne qui en souffrait. Il y avait un divorce entre les différentes sources de stress, telles que les spécialistes du stress les avaient établies, et leur retentissement sur la santé somatique et psychique. Le clivage était total : **il n'y avait pas de responsabilité collective de l'entreprise**. Beaucoup plus tard, grâce aux tragiques incidents de suicides en entreprise, la prise de conscience des conséquences du stress se fit de plus en plus importante.

Les stratèges au plus haut niveau de l'entreprise ne pouvaient plus ignorer ce phénomène. Pour accélérer la prise de conscience du sentiment de responsabilité des dirigeants d'entreprises vis-à-vis de leurs personnels, je proposais de créer un enseignement « d'éthique de l'entreprise » développant ce qu'on a appelé : la responsabilité sociale de l'entreprise. À cette époque dans les années 80 ma proposition fut un échec; j'avais invité 6000 anciens élèves de mon institution, une cinquantaine de responsables motivés vint pour échanger sur ce thème. La mise en œuvre d'un tel cours fut reportée à plus tard...

Dans le questionnaire sur l'audit du stress du professeur Cary Cooper [2], plusieurs questions concernaient la responsabilité du « top management et j'ai toujours pensé que **la responsabilité des stratèges était profondément engagée dans les sources de stress professionnel puisqu'ils sont à l'origine de l'environnement managérial et de l'environnement du travail** (Stora 1985). Ma rencontre avec de très nombreux dirigeants d'entreprise m'a confronté avec leurs souffrances psychiques et somatiques renforcées par leur isolement au sommet de la hiérarchie. Eux aussi payaient un prix élevé, mais ils en semblaient complètement inconscients. Il est évident que des défenses de type paranoïde pouvaient, pour certains d'entre eux, les aider grandement à faire face au stress professionnel.

C'est ainsi que j'ai rencontré Arnaud, dont j'ai relaté l'histoire dans mon ouvrage « Quand le corps prend la relève, stress, traumatismes et maladies somatiques » (première édition, 1999).

« Arnaud et « le combat contre l'homme invisible ». Arnaud est le responsable d'une filiale d'un important groupe international; cet homme de cinquante ans, bouillonnant d'énergie, impatient, semblait habité par une inquiétude qui apparaissait de temps en temps au cours de l'entretien. Il me semblait à la fois solide et fragile, comme s'il avait besoin d'être aidé. Lorsque sa secrétaire m'avait introduit dans son bureau, j'avais remarqué qu'elle lui jetait un regard plein de sollicitude (sur un mode maternel). Arnaud était un homme qui passait beaucoup de temps avec ses collaborateurs, et qui savait gérer son emploi du temps; il me montra avec fierté combien son bureau était bien rangé (trait de caractère obsessionnel). Il savait que je m'occupais de recherches sur le stress professionnel, et il tenait apparemment à se faire apprécier de moi; je semblais aussi jouer un rôle inconscient qu'il me restait à préciser? Il insista encore une fois sur le temps :

2. J'ai connu le professeur Cooper voici maintenant plus de 40 ans; nous avons effectué ensemble des recherches épidémiologiques, et avec le temps nous sommes devenus des amis.

« toute mon organisation du temps et des rencontres cache une période de longue maturation et de préparation mentale » disait-il. Il choisissait avec soin ses proches collaborateurs, complémentaires de sa personnalité. Obéissant à une compulsion intérieure, il revint sur le temps pour insister sur sa rareté !

Pourquoi Arnaud disposait-il de si peu de temps ? Que voulait-il me dire ? Qu'il lui restait très peu de temps ! dans sa vie, dans sa vie professionnelle !!

Il aborda alors dans l'entretien le problème de l'insécurité qui pesait sur la fonction de Président ; il me précisa que, pour assurer la bonne organisation du groupe international, il était nécessaire de mettre en place une politique de rotation des dirigeants de filiales. **Refuser une telle proposition le mettrait en porte-à-faux avec les valeurs, la culture et l'identité de l'organisation** ; un tel refus augmenterait son stress actuel. Le poste de Président est révocable « *ad nutum* », c'est le seul poste sensible de l'entreprise.

Je ressentais la détresse d'Arnaud, qui me parla de son enfance passée très précocement loin de ses parents qu'il avait dû quitter à l'âge de dix ans pour suivre un enseignement secondaire en France. Cette vie de pensionnaire, à un âge précoce, avait dû développer des qualités de survie chez cet homme qui avait fortement investi les valeurs de travail, de compétition, et de comportement actif ; elle révélait aussi une grande fragilité affective, et une absence de la mère jamais compensée. Après avoir évoqué ses premières années de vie loin de sa famille, une fois la relation de confiance établie, il me parla de sa façon de combattre dans la vie ; il utilisa la métaphore des sports de combats : judo, karaté, aïkido, etc. « l'aïkido me plaît beaucoup, ce n'est pas un sport agressif, c'est du sport d'esquive, c'est un art martial qui a pour but de retourner contre l'autre l'agressivité dirigée contre vous ».

Me disait-il ainsi qu'il traversait une période de combat où il utilisait la technique de l'esquive ? Arnaud m'expliqua alors que la direction générale du groupe avait nommé un autre homme pour diriger l'entreprise tout en lui conservant sa fonction ; **cet homme était son double**, il surveillait toutes ses décisions et leurs mises en œuvre. Il ne pouvait plus supporter cette présence invisible, et la menace l'accompagnant.

Arnaud, pendant plus d'un an, ne fit part à personne de ses tourments, comme s'il revivait à distance l'épreuve d'être séparé de l'affection de ses parents au pensionnat. Un an d'agression quotidienne éroda ses résistances psychiques et somatiques. Le pire arriva alors :

infarctus du myocarde. Il survécut, et confiant dans le futur décida qu'un nouveau destin l'attendait ; il s'adressa à un cabinet de chasseurs de têtes pour envisager un nouvel avenir : il retrouva un poste de Président . Bien qu'Arnaud ne fût pas mon patient, le fait qu'il ait établi une relation transférentielle, me rendait responsable moralement ; nous avons entretenu des relations de nature amicales et chaleureuses hors de son travail. Le seul changement de comportement que j'ai pu observer comme résultat d'une expérience traumatique, est qu'il était pleinement conscient de la nature du stress, et qu'il voulait exercer son métier de stratège sur un mode totalement différent puisqu'il se sentait responsable de sa santé et de celle de ses collaborateurs.

On constate ici la responsabilité sociale et morale du Président d'une entreprise.

Dans le cadre de ma consultation de psychosomatique localisée dans le service d'endocrinologie, plus particulièrement dans l'unité de prévention des risques cardiaques, j'ai rencontré de très nombreux managers qui ont constitué un pourcentage important des 4000 patients que j'ai pu investiguer au cours des 25 dernières années. Ces hommes et ces femmes payaient un prix très élevé, et malgré les prises de conscience successives au cours des années, ils étaient encore très isolés dans leur environnement professionnel.

2. Les résistances « théoriques » de la Psychanalyse

Mes recherches sur le stress professionnel avaient réactivé ma vocation de soigner des patients somatiques, et mes collègues psychanalystes de la SPP me conseillaient vivement de rejoindre Pierre Marty à l'Institut de Psychosomatique (IPSO).

L'année 1984 fut étrange car je commençais ma formation de Psychosomatique alors que cette pratique était fortement en discussion à la Société de Psychanalyse de Paris. La Revue Française de Psychanalyse avait fait paraître un numéro spécial consacré à la « psychanalyse et aux maladies somatiques ». Mes premiers pas en Psychosomatique commençaient dans une atmosphère de justification de l'existence de la psychosomatique auprès des collègues psychanalystes et surtout de l'Institution analytique ! Encore une fois depuis les débats des années 20 entre Sándor Ferenczi et Sigmund Freud, se posait le problème de la fidélité et de la loyauté envers le Père de la Psychanalyse !

Verrait-on le jour où le débat scientifique prendrait le pas sur la fidélité au Père ou sur l'idéologie !

Jean-Paul-Obadia et Henri Vermorel introduisaient le débat : " Voici plusieurs décennies déjà que figure, parmi les champs nouveaux de la recherche en psychanalyse, le domaine dit de la psychosomatique, où s'est illustrée l'Ecole de Paris avec Pierre Marty, Michel Fain, Michel de M'Uzan et Christian David. Les noms de certains d'entre eux apparaissent au sommaire de ce numéro où ils nous livrent le fruit de leur riche expérience. Le fait même que ce thème ait suscité une abondance d'articles témoigne de la vitalité des recherches en la matière. L'extension même de la pratique analytique suscite de nouvelles questions : on ne sera donc pas étonné de voir apparaître, au fil des différents textes, une sorte de débat méthodologique, voire **même épistémologique sur les relations entre psyché et soma**, un thème présent dès l'origine de la psychanalyse et dont l'éclairage est renouvelé par l'approche psychosomatique. La psychanalyse repose sur l'étude des contradictions inhérentes à la psyché : contradictoires aussi sont les voix plurielles qui, dans la recherche, ici se répondent et là s'opposent. Au-delà des thérapies avec des patients souffrant d'une maladie somatique, on peut soulever la question des aspects psychosomatiques dans la cure qui sont monnaie courante sous une forme souvent transitoire et *a minima*, comme un des registres sur lesquels peut jouer la psyché. On ne peut imaginer non plus que l'extension de l'éclairage psychanalytique à des patients autres que ceux relevant des indications classiques n'ait aucune incidence sur l'évolution même des idées en matière de théorie et de pratique analytiques. »

Michel Fain, ancien Président de la SPP, et membre fondateur de l'Ecole de Paris aux côtés de Pierre Marty, ajoutait :

« C'est une première, depuis plus de trente-cinq ans, de temps à autre, un article consacré à ce sujet s'infiltrait, comme furtivement, au travers de fines analyses dans lesquelles les découvreurs de fantasmes de plus en plus archaïques, actifs — selon eux — dans les fins fonds du psychisme, se heurtaient, parfois polémiquement, avec les tenants d'études consacrées aux empreintes pulsionnelles que le discours humain imprime au langage. **Furtivement** car **les études cliniques concernant les troubles somatiques ne pouvaient converger, ni avec des conceptions qui donnaient au corps un aspect conversionnel dominant, ni avec des points de vue qui, d'une manière à vrai dire plus complémentaires que polémiques, conféraient au langage un accent où l'infiltration obsessionnelle mettait, comme il se doit, le corps entre parenthèses**. Une vérité, presque traumatique par sa simplicité, s'imposait : quand un être humain, alerté par un dysfonctionnement de son organisme, parle à celui qui est censé faire rentrer les choses dans un ordre difficile à définir, sa façon d'utiliser **le langage ne révèle pleinement ni l'action de fantasmes archaïques**, ni l'empreinte particulière de l'instinct sur son langage. Pire encore, ledit patient ne conçoit plus ni son corps, ni son langage, comme ceux qu'imaginerait un sujet sain, banalement névrosé, cherchant à se mettre à la place du malade en question. Les « découvreurs » en matière psychanalytique se rejoignaient sur un point : la psychose et la psycho-somatose étaient quasiment mises dans le même sac, soit que la notion — si imprécise en fait — de clivage fût étendue à la manière d'un « Sésame ouvre-toi » à un psychisme séparé d'un corps qui devenait du coup également psychique, soit que le corps, perdant sa rhétorique, voyait fuir la métaphore et la métonymie dans un réel désymbolisé.

Toujours furtivement, les psychanalystes, Pierre Marty en tête, traités de « psychosomaticiens » par **leurs collègues, signalèrent que la ressemblance entre le dysfonctionnement organique et le trouble mental se traduisait notamment par un véritable retournement en son contraire**. Est-ce dire que les psychosomaticiens exprimaient par là une plainte d'exclusion ou qu'enfermés dans leur position, isolée comme isolante, ils se sentaient les véritables porteurs d'une certaine vérité ? Sans doute un peu. **Le sentiment de se trouver incompris pouvait fournir une belle parure susceptible de panser la peine et les blessures du contact avec les malades somatiques graves, lesquels, pouvait-on se faire croire ailleurs, parlaient comme vous et moi** » (Rev. franc. Psychanal., 5/1984,1124)

J'arrête là les citations de cet important travail publié plus de 22 ans après la création de la psychosomatique d'inspiration psychanalytique par Pierre Marty et ses collègues. Le problème pour les psychosomaticiens de l'Ecole de Paris était de se faire accepter par la prestigieuse Société Psychanalytique de Paris succédant et garantissant le message freudien. Le fond du problème étant la loyauté vis-à-vis de la contribution de Freud. Ce faisant les psychanalystes orthodoxes fermaient l'approche à toute contribution abordant la psychosomatique sous un autre angle que celui de la psychanalyse. Nous nous trouvions en face de deux positions : soit se conformer au schéma freudien traditionnel dans les dimensions théoriques et cliniques soit réintroduire le corps réel dans sa dimension organique. **Le problème s'était déplacé sur un plan idéologique et non plus scientifique**. Le « tout psychique » a fini par triompher et par crainte d'être isolé dans le domaine psychanalytique tous les « psychosomaticiens psychanalystes » se sont rangés sous la bannière de leur école d'origine. **Ce fut le triomphe de l'idéologie sur la science**.

Dans les citations ci-dessus tous les problèmes de la psychosomatique étaient posés : que doit-on prendre en considération ? La psyché ou le corps ? Les malades somatiques pouvaient-ils être analysés en suivant la technique freudienne appliquée aux névroses classiques ?

Les trente dernières années ont permis d'importantes avancées proposées par des psychanalystes éminents dans le domaine de la psychosomatique : **André Green et la « mère morte », les névroses non mentalisées, l'insistance sur la dimension prégénitale de la psycho-sexualité, ainsi que tous les concepts de Pierre Marty : la névrose de comportement, la pensée et la vie opératoire, la désorganisation progressive, la dépression essentielle, etc**. Tous ces concepts ont été développés dans un cadre psychanalytique très strict. La théorie de Pierre Marty insistait sur l'appareil psychique situé à la pointe de l'évolution. Il s'agissait d'une construction grandiose articulant toutes les phases de développement : **le psychisme**

déterminant les troubles somatiques.

J'étais venu pour étudier la théorie et la pratique psychosomatique, ce qui fut le cas pendant les cinq années suivantes. J'ai pendant toute cette période, évité toute polémique afin de comprendre le système théorique développé. J'étais studieux et appliqué.

Comme je l'ai dit plus haut, dès 1980 la lecture attentive des travaux du docteur Hans Selye m'avait familiarisé avec le « syndrome général d'adaptation » c'est-à-dire l'ensemble des modifications qui permettent à un organisme de supporter les conséquences physiopathologiques d'un traumatisme en provenance de l'environnement physique, familial, professionnel, économique ou socio-politique. Toute modification de l'environnement dans toutes ses composantes sollicitait grandement les défenses psychiques et somatiques des êtres humains. Le stress est donc une réponse non spécifique du corps à toute demande qui lui est faite ; l'organisme répond avec les changements biochimiques destinés à faire face à toute demande imposée au corps humain ; l'organisme est le garant de l'homéostasie, c'est-à-dire de la stabilité des paramètres neurobiologiques. Tous les mécanismes endocriniens et neurobiologiques décrits par Selye concernaient surtout la dimension somatique ; le système psychique n'était pas pris en considération avec son mode de fonctionnement particulier.

À l'Institut de Psychosomatique, je ne pouvais pas mettre de côté toutes les connaissances acquises dans mes recherches sur le stress professionnel et, **nier ainsi la réalité du corps**. Pour les psychanalystes le stress relevait de thèses dites « agressologiques », et la théorie du docteur Selye était fortement critiquée. Comment réduire un être humain à des mécanismes neurobiologiques ?

J'ai pris alors nettement conscience de l'opposition entre « le tout organique » et le « tout psychique ». Chacune des approches (médicale et psychanalytique) représentait un enfermement épistémologique et, à l'époque, je ne voyais pas comment résoudre ce problème !

J'étais confronté cependant à la réalité du Corps et de ses mécanismes tels qu'ils sont étudiés en médecine. On ne pouvait pas dans une approche théorique faire l'économie du Corps ou le réduire à une dépendance du système psychique ! sauf en parlant du corps psychisé, qui n'est autrement que le corps investi psychiquement.

Les psychanalystes rejetaient donc la théorie du stress en ne s'interrogeant pas suffisamment sur les troubles somatiques du corps incapable de rétablir une homéostasie perturbée par un évènement traumatique.

Après la mort de Pierre Marty en 1993, je poursuivis seul "mon chemin de la Psychosomatique" en quittant l'IPSO, que j'avais présidé, et en créant une consultation de psychosomatique à l'hôpital de la Pitié-Salpêtrière. Pierre Marty ayant disparu, « mes très chers collègues » voulaient que je disparaisse aussi !

3. L'audit du stress

Dans les années 80, le professeur Cary Cooper avait déjà fait de nombreuses recherches sur le stress professionnel comme le prouvait ses publications. Je pris contact avec lui et nous avons établi, depuis cette époque, des liens amicaux qui ont perduré jusqu'à aujourd'hui. Nous avons effectué ensemble des recherches sur le stress des managers à l'échelle internationale, et nous avons publié en commun un article. Je me suis profondément inspiré de sa méthode d'audit du stress qui, en France, porte nos deux noms. Vous trouverez ci-dessous un descriptif de cette méthode d'audit qui est toujours d'actualité car toutes les méthodes depuis 30 ans n'ont pas varié dans leurs contenus et leurs objectifs ; ce sont pour moi des variantes de cette méthode d'audit du stress. La différence entre Cary Cooper et moi-même réside dans l'interprétation psychanalytique des résultats du questionnaire. J'ai établi, de façon approfondie, dans toutes les recherches épidémiologiques la compréhension du fonctionnement psychique des travailleurs, des personnels et des managers interrogés.

Le questionnaire d'évaluation du stress professionnel est un questionnaire individuel comprenant 167 questions pour six 6 axes. Le septième axe concerne des données biographiques personnelles de nature qualitative qui doivent être utilisées avec beaucoup de précautions concernant la confidentialité des données.

L'axe 1 comprend 22 questions

L'axe 2 comprend 18 questions pour la partie *a* et 12 questions pour la partie *b*

L'axe 3 comprend 14 questions

L'axe 4 comprend 12 questions

L'axe 5 comprend 61 questions

L'axe 6 comprend 28 questions

soit un total de 167 questions qui peuvent être remplies en **45 minutes**.

Il est important d'exposer de façon didactique par groupe de 25 les objectifs poursuivis afin que les participants sachent que leur anonymat est garanti et que les données personnelles relatives à leur santé mentale et somatique ne sont pas communiquées. **Il s'agit d'un point fondamental qui concerne l'éthique d'une telle démarche**.

Le conférencier devra exposer l'ensemble de la démarche et répondre aux questions des futures personnes interrogées pour cette enquête d'audit du stress.

Il est important que le questionnaire soit informatisé ainsi que son analyse statistique.

Il existe deux sortes d'analyses statistiques : une analyse du questionnaire individuel et une analyse regroupant les personnes soit par fonction de l'entreprise soit par département organisationnel. L'informatisation permettra après l'établissement d'un diagnostic individuel, de regrouper les managers par groupes fonctionnels ou départemental et de les comparer entre eux.

Un certain travail d'informatisation est nécessaire préalablement à la première enquête. On devra suivre avec attention les indications du « management guide ».

Comme on peut le constater, les 167 questions sont regroupées en 23 axes qui sont inclus dans les catégories suivantes :

Catégorie 1 : les sources de stress

Catégorie 2 : le comportement général

Catégorie 3 : force organisationnelle et processus de management

Catégorie 4 : stratégies d'adaptation au stress

Catégorie 5 : satisfaction au travail

La dernière catégorie concerne l'évaluation de l'état de santé mentale et physique envisagée de façon globale; ces informations peuvent être communiquées car elles sont générales et ne peuvent en aucune façon nuire aux individus.

La démarche d'audit du stress comprend plusieurs étapes qui doivent faire l'objet d'un chiffrage. Première étape : information des participants et réponses à leurs questions.

Deuxième étape : analyse statistique des données individuelles ; cette analyse statistique devra faire l'objet d'une analyse par un spécialiste sur le plan qualitatif pour évaluer le niveau de stress individuel de la personne à la lumière des 23 axes de la fiche individuelle. Des commentaires devront être élaborés pour chacun des cas.

Troisième étape : regroupement des questionnaires individuels pour l'analyse de groupe d'abord sur le plan statistique quantitatif et ensuite sur le plan qualitatif pour comprendre le niveau de stress par groupe et comparer les groupes entre eux.

Quatrième étape : élaboration des conclusions en vue de les communiquer aux responsables de l'entreprise ayant commandité l'audit de stress.

Cinquième étape : proposition de séminaires pour aider les responsables de l'entreprise après le diagnostic à penser aux changements à introduire dans l'organisation en vue de modifier le niveau global de stress et d'améliorer l'efficacité de leur organisation ; la dimension prévention du stress futur devra elle être aussi développée.

En résumé des analyses quantitatives combinées avec des analyses qualitatives et enfin des conclusions sur les changements de style de management. (Vous trouverez en annexe de l'article, la liste des 61 sources de stress de ce questionnaire qui a inspiré de nombreux autres questionnaires depuis cette époque ; comme vous le constaterez ces sources de stress abordent l'ensemble des problématiques managériales des entreprises).

Les propriétés psychométriques du modèle mathématique-statistique sous-jacent à la méthode d'audit du stress m'ont profondément incité à réfléchir à la façon de poser différemment les problèmes de la psychosomatique.

4. Théorie du stress, Médecine psychosomatique de Franz Alexander et Théorie des SYSTEMES : naissance de la Psychosomatique intégrative

L'approche psychosomatique médicale ou psychanalytique nous tenait enfermés dans des catégories conceptuelles; nous nous trouvions dans une impasse méthodologique et épistémologique. Repenser le problème sur le plan épistémologique était fondamental. Le modèle psychométrique du stress me suggérait de le poser en termes de variables quantitatives et qualitatives. En relisant attentivement l'ouvrage de Franz Alexander (1977) sur la médecine psychosomatique, je pris conscience qu'il formulait le problème en termes mathématiques :

« Théoriquement, dit-il (p.40-41), toute maladie est psycho-somatique, puisque les facteurs émotionnels influencent tous les processus physiologiques par l'intermédiaire des voies nerveuses et humorales.

Ci-dessous, nous donnons la liste des facteurs qui pourraient avoir une importance étiologique dans les maladies :

M (maladie= *f* (fonction de) (a, b, c, d, e, f, g, etc.);

a – constitution héréditaire; b – traumatisme obstétrical; c – maladies organiques de l'enfance qui augmentent la vulnérabilité de certains organes; d – soins reçus dans l'enfance (mode de sevrage, éducation à la propreté, conditions matérielles et psychologiques du sommeil; e – expériences accidentelles d'ordre physique ou traumatisante de l'enfance; g – expériences accidentelles d'ordre affectif de la première et de la deuxième enfance; h – climat affectif du milieu familial et traits personnels spécifiques des parents et des collatéraux; i – traumatismes physiques ultérieurs; j – expériences affectives ultérieures dans les relations interpersonnelles et dans les relations professionnelles.

Les facteurs précités ont, dans des proportions variables, une influence étiologique dans toutes les maladies. Le point de vue psycho-somatique ajoute les facteurs d, g, h et j aux autres qui, depuis longtemps avaient attiré l'attention des médecins. Seules les considérations d'ensemble de ces catégories et de leur interaction peuvent donner un tableau étiologique complet. Il faut ajouter que dans ce domaine un postulat méthodologique plus étendu serait à envisager. »

Et Franz Alexander d'ajouter : « la description minutieuse des facteurs psychologiques devrait être exigée. La précision de ces descriptions doit égaler celle des observations physiologiques. Des études physiologiques mises en corrélation avec des descriptions psychologiques fortuites ne peuvent pas contribuer à une meilleure compréhension de l'étiologie. La description, même détaillée, de l'activité cardiaque d'un malade sans que compte soit tenu de ses états émotionnels et de ses pensées, est sans valeur. »

Franz Alexander a donc posé le problème en termes de :

La maladie est fonction d'un ensemble de facteurs psychologiques et physiologiques

Cette formulation mathématique a réveillé en moi les études économiques des macro-modèles que j'avais étudiés et pratiqués dans ma formation d'économiste et dans mon enseignement. J'avais étudié de façon approfondie des macro-modèles mettant en relation plusieurs systèmes économiques comprenant des dizaines de milliers de variables. Il s'agissait de modèles complexes concernant l'économie française utilisés par le Commissariat au Plan dans les années 60 du siècle dernier.

Dans ma thèse pour le doctorat ès sciences économiques, j'avais utilisé la théorie des systèmes de Ludwig von Bertalanffy pour aborder la complexité ; de façon inconsciente ce modèle théorique ressurgit près de 40 ans plus tard dans un rêve pendant une nuit !

Je reconsidérai alors sur le plan épistémologique la psychosomatique dans ses composantes psychiques et corporelles. Le problème posé par Anaxagore en termes philosophiques devait être dépassé pour être reformulé en termes modernes scientifiques. Au lieu de considérer l'esprit et le corps, concepts philosophiques, il était important de mettre en relation tous les systèmes composant l'esprit et le corps que nous étudierons en médecine, en neurosciences et dans un nouveau modèle de fonctionnement psychique des phases archaïques du développement humain.

Ce nouveau modèle psychique se référait à la naissance du système psychique et la médecine aux différents systèmes composant l'unité psychosomatique humaine : système nerveux central, système nerveux autonome (sympathique et parasympathique), système immunitaire, système génétique. La maladie ou les somatisations étaient fonction d'un système

de systèmes comprenant des dizaines de milliers de variables psychiques et physiologiques. On aboutit ainsi à créer un macro-modèle que j'ai appelé : la théorie des cinq systèmes.

Seule une théorie comme celle de Bertalanffy pouvait offrir un -modèle global mettant en relation tous les systèmes concernés par les somatisations. Ce nouveau modèle fondé scientifiquement combine des variables quantitatives et des variables qualitatives que nous pouvons traiter grâce aux nouveaux outils statistiques développés dans les années 90. Rappelons-nous la fascination de Freud pour cet être multicellulaire que nous sommes. Or cet être multicellulaire est structuré en systèmes et sous-systèmes échangeant des informations, et coordonnés par le système nerveux central.

Ce macro-modèle nous aide à préciser la notion d'homéostasie puisqu'il nous révèle qu'il n'y a pas un état d'homéostasie unique, **mais une infinité d'états d'équilibre stable**. Nous sommes définitivement dans la théorie des systèmes et dans la théorie des systèmes dissipatifs d'énergie puisque la psychosomatique intégrative possède une importante dimension « économique (énergétique) ».

La théorie des cinq systèmes permet des études épidémiologiques beaucoup plus complètes et complexes que celles proposées en médecine puisque nous pouvons dans ce macro-modèle inclure des variables psychologiques qualitatives. Jusqu'à présent la totalité des études épidémiologiques en médecine était fondée sur des variables quantitatives biologiques. Il est temps de compliquer le modèle, d'étudier enfin les êtres humains, et d'adopter la Psychosomatique Intégrative.

Annexe
Les sources de pression et de tension dans votre travail (61 questions)

Presque tout peut constituer une source de pression et de tension (pour quelqu'un) à un moment donné, et chaque individu perçoit les sources de pression potentielle différemment. La personne qui affirme qu'elle subit « une pression terrible au travail en ce moment » cherche à dire qu'elle a trop de travail à faire. Mais cela ne représente qu'une partie du tableau d'ensemble. Les éléments figurant ci-dessous sont tous des sources de pression potentielle. Evaluez-les suivant la perception du niveau de pression que ceux-ci vous imposent.

Veuillez répondre en entourant le chiffre correspondant à votre réponse sur l'échelle suivante :

Une source absolument évidente	Une source évidente	Une source en général	Pas une source en général	Pas une source évidente	Absolument pas une source
6	5	4	3	2	1
Préciser les critères de quantité de travail avec l'entreprise pour comparer avec la perception subjective					
1) Trop de travail à faire 6 5 4 3 2 1					
2) Manque de pouvoir ou d'influence6 5 4 3 2 1					
3) Trop promu -être promu à un niveau dépassant mes capacités 6 5 4 3 2 1					
4) Trop peu de travail à faire 6 5 4 3 2 1					
5) Diriger ou superviser le travail d'autres personnes 6 5 4 3 2 1					
6) Faire face aux problèmes intérieurs de l'entreprise 6 5 4 3 2 1					
7) Emmener du travail chez soi 6 5 4 3 2 1					
8) Votre niveau de rémunération (y compris les primes et avantages) 6 5 4 3 2 1					
9)Vos opinions personnelles en opposition avec celles de l'organisation 6 5 4 3 2 1					
10) Une promotion insuffisante : travailler à un niveau inférieur6 5 4 3 2 1					
comparé à votre niveau de compétences					
11) Une orientation et un soutien adéquats de la part de vos supérieurs 6 5 4 3 2 1					
12) Un défaut de communication et de consultation 6 5 4 3 2 1					
13) Une difficulté à "déconnecter" une fois rentrer chez vous 6 5 4 3 2 1					
14) Se maintenir au niveau des techniques nouvelles, des idées,					
des technologies ou des innovations ou encore des nouveaux défis 6 5 4 3 2 1					
15) Une ambiguïté au sujet de la nature de votre travail 6 5 4 3 2 1					
16) La qualité médiocre ou le caractère inadapté de la formation					
professionnelle de l'entreprise, de la formation au management 6 5 4 3 2 1					
17) Assister aux réunions 6 5 4 3 2 1					
18) Un manque de soutien relationnel de la part des gens du service 6 5 4 3 2 1					
18) L'attitude de votre conjoint vis- à -vis de votre travail 6 5 4 3 2 1					
19) Etre obligé de travailler pendant de longues heures 6 5 4 3 2 1					
21) Des exigences et des tâches contradictoires ou opposées dans les fonctions que j'exerce 6 5 4 3 2 1					
22) Discrimination sourde et favoritisme latent 6 5 4 3 2 1					
23) Vos tâches administratives routinières ou la "paperasserie" 6 5 4 3 2 1					
24) L'incapacité à déléguer 6 5 4 3 2 1					
25) La menace d'un licenciement imminent ou d'une mise à la retraite anticipée 6 5 4 3 2 1					
26) La sensation d'être isolé 6 5 4 3 2 1					
27) L'absence d'encouragements de la part de vos supérieurs 6 5 4 3 2 1					
28) Le manque de personnel et un taux de					

remplacement du personnel déstabilisant 6 5 4 3 2 1
29) Les conséquences de mon travail sur mes
relations avec mon conjoint / mes enfants 6 5 4 3 2 1
30) Etre sous-estimé 6 5 4 3 2 1
31) Devoir prendre des risques 6 5 4 3 2 1
32) Devoir changer de travail afin de progresser dans sa carrière 6 5 4 3 2 1
33) Un travail trop ou trop peu varié 6 5 4 3 2 1
34) Travailler avec des personnes du sexe opposé 6 5 4 3 2 1
35) Evaluations inappropriées concernant mes performances personnelles 6 5 4 3 2 1
36) Les voyages d'affaires et les obligations de vivre à l'hôtel 6 5 4 3 2 1
37) Mauvaise utilisation du temps par d'autres personnes 6 5 4 3 2 1
38) Etre seulement considéré comme le « patron » 6 5 4 3 2 1
39) Des perspectives de promotion incertaines 6 5 4 3 2 1
40) L'effet d'accumulation des tâches mineures 6 5 4 3 2 1
41) L'absence de soutien affectif psychologique de la part
de personnes en dehors du travail 6 5 4 3 2 1
42) Trop peu de moyens ou de ressources financières pour mener
à bien votre travail 6 5 4 3 2 1
43) Les conséquences des exigences de votre travail sur votre vie privée et sociale 6 5 4 3 2 1
44) Les modifications que l'on vous demande d'apporter dans votre travail 6 5 4 3 2 1
45) Le simple fait d'être « visible » ou « disponible » 6 5 4 3 2 1
46) Le manque de soutien d'ordre pratique de la part de personnes
en dehors de votre travail 6 5 4 3 2 1
47) Les facteurs que vous ne contrôlez pas directement 6 5 4 3 2 1
48) Devoir partager le travail et les responsabilités de manière égale 6 5 4 3 2 1
50) Faire face à des situations ambiguës ou délicates 6 5 4 3 2 1
51) Etre obligé de remplir un rôle négatif (comme par exemple
mettre quelqu'un à la porte) 6 5 4 3 2 1
52) L'absence de tout avancement potentiel 6 5 4 3 2 1
53) L'ambiance et le moral à l'intérieur de l'organisation 6 5 4 3 2 1
54) Atteindre votre limite personnelle de performance 6 5 4 3 2 1
55) Prendre des décisions importantes 6 5 4 3 2 1
56) Vos conflits de « personnalité » avec les autres 6 5 4 3 2 1
57) Les conséquences qu'impliquent vos erreurs 6 5 4 3 2 1
58) Les opportunités de développement personnel 6 5 4 3 2 1
59) L'absence de stabilité et/ou d'aide dans votre vie privée 6 5 4 3 2 1
60) Faire carrière au détriment de la vie privée 6 5 4 3 2 1
61) Les caractéristiques de la structure et des projets de l'organisation 6 5 4 3 2 1

Bibliographie

Alexander F., *La médecine psychosomatique*, Paris, Payot, 1950. 1ère édition.
Alexander F., French T. et Pollock G., *Psychosomatic Specificity*, vol. 1, Chicago, University of Chicago Press, 1968.
Aubert N. et Pages M., *Le stress professionnel*, Paris, Klincksieck, 1989.
Selye H., *The Stress of Life*, McGraw Hill, New York, 1956.
Berger, M. L., Murray, J. F., Xu, J. et Pauly, M. (2001). « Alternative valuations of work loss and productivity ». *Journal of Occupational and Environmental Medicine*, 43(1), 18-24.
Bray, J. W., French, M. T., Bowland, B. J. et Dunlap, L. J. (1996). « The cost of Employee Assistance Programs (EAPs) : findings from seven case studies ». *Employee Assistance Quarterly*, 11(4), 1-19.
Brun, J.-P., Biron, C., Martel, J. et Ivers, H. (2003). *Évaluation de la santé mentale au travail : Une analyse des pratiques de gestion des ressources humaines.* (Études et recherches / Rapport no R-342). Québec, Canada : Institut de recherche Robert-Sauvé en santé et en sécurité du travail.
Cooper C.L., Payne R., *Stress at work*, John Wiley &Sons, Londres, 1978.
Cooper C. L. et Payne R., *Stress at Work*, New York, John Wiley & Sons, 1978.
Cooper C. L. et Marshall J., *Understanding Executive Stress*, London, McMillan Press, 1978.
Cooper C. L. et Marshall J., *White Collar and Professional Stress*, New York, John Wiley & sons, 1980.
Cooper, C. L., Liukkonen, P. et Cartwright, S. (1996). « The Problem of Workplace Stress ». Dans*Stress Prevention in the Workplace : Assessing the Costs and Benefits to Organisations* (p. 1-10). Luxembourg : Office des publications officielles des communautés européennes.
Cooper C. L. et Sloan S., Occupational and Psychosocial Stress among commercial *Aviation, Journal of Occupational Medicine*, vol. 27, n° 8, August 1985.
Davidson Marilyn J. et Cooper Cary L., Executive Women under pressure, *Int. Rev. of Applied Psy.*, London, Sage, vol. 35, 1986, p. 301-326.
Cary Cooper Employee Morale : Driving Performance in Challenging Times (with David Bowles), Palgrave-Macmillan October 2009.
Excellence in Coaching : The Industry Guide (ed. by Jonathan Passmore), Kogan Page 2007 Leadership and Management in the 21st Century : Business Challenges of the Future, Oxford University Press

2004, The Blackwell Encyclopaedia of Management (with C Argyris and W H Starbuck), Blackwell 2004.
Stress : A Brief History (with P Dewe), Blackwell 2004 International Review of Industrial and Organizational Psychology : Vol. 13 (with I T Robertson), John Wiley and Sons 2004.
"Stress and the changing nature of work", in Creating the Productive Workplace (ed. by C L Cooper and D Clements-Croome), Spon Press 2004.
"Stress reduction : the role of individually targeted interventions", in Handbook of Work Stress, Sage 2004.
Work Psychology : *Understanding Human Behaviour in the Workplace* (with I T Robertson, J Silvester, B Burnes, F Patterson and J Arnold, Financial Times Prentice Hall 2004 *Managing the Safety Risk of Workplace Stress* (with S Clarke), Routledge 2003.
"Executives : engines for positive stress", in *Emotional and Physiological Processes and Positive Intervention Strategies*, JAI 2003.
Centre patronal de santé et sécurité du travail du Québec. (1999). « Les problèmes de santé mentale : Une des principales causes d'absences prolongées au travail ». *Convergence*, 15(4), 3-4.
Commission européenne. (2002). *Manuel d'orientation sur le stress lié au travail – ' Piment de la vie ou coup fatal ? '* (Rapport de synthèse). Luxembourg : Office des publications officielles des Communautés européennes.
Dejours C. (sous la dir. de), *Plaisir et souffrance dans le travail*, t. 1 et 2, France, Éd. de l'aocip, 1988.
Dejours C. et Neil C., Wisner A. (sous la dir. de), *Psychopathologie du travail*, Paris, Entreprise moderne d'édition, 1980.
Dejours Ch., (sous la dir.de) *Plaisir et souffrance dans le travail*, Ed. de l'AOCIP, France, 1988.– Hirigoyen M-F., *Le harcèlement moral*, Paris, Syros, Paris, 1998.
Rapport sur la détermination, la mesure et le suivi des risques psychosociaux au travail
De Philippe Nasse, *magistrat honoraire* et Patrick Légeron, *médecin psychiatre* remis à Xavier Bertrand *Ministre du Travail, des Relations sociales et de la Solidarité*, Mercredi 12 mars 2008.
Goetzel, R. Z., Hawkins, K., Ozminkowski, R. J. et Wang, S. (2003). « The health and productivity cost burden of the "top 10" physical and mental health conditions affecting six large U.S. employers in 1999 ». *Journal of Occupational and Environmental Medicine*, 45(1), 5-14.
Hoel, H., Sparks, K. et Cooper, C. L. (2001). *The cost of violence/stress at work and the benefits of a violence stress-free working environment.*

Genève : Rapport exécuté sur commande de l'Organisation internationale du Travail (OIT).
IMS Health Canada. (2004). Dix principales catégories thérapeutiques, 2003.
Kessler, R. C., Ames, M., Hymel, P. A., Loeppke, R., McKenas, D. K., Richling, D. E. et coll. (2004). « Using the World Health Organization Health and Work Performance Questionnaire (HPQ) to evaluate the indirect workplace costs of illness ». *Journal of Occupational and Environmental Medicine*, 46(6 Suppl), S23-37.
Kessler, R. C., Barber, C., Beck, A., Berglund, P., Cleary, P. D., McKenas, D. et coll. (2003). « The World Health Organization Health and Work Performance Questionnaire (HPQ) ». *Journal of Occupational and Environmental Medicine*, 45(2), 156 174.
Levi, L. et Lunde-Jensen, P. (1996). *A Model for Assessing the Costs of Stressors at National Level : Socio-economic Costs of Work Stress in Two EU Member States.* Dublin : European Foundation for the Improvement of Living and Working Conditions.
Ramaciotti, D. et Perriard, J. (2001). *Les coûts du stress en Suisse.* http://www.geneve.ch/ocirt/
Statistique Canada. (2002 – mise à jour en septembre 2004). *Enquête sur la santé dans les communautés canadiennes Santé mentale et bien-être* (No de catalogue 82-617 Table 26) : Statistique Canada.
Stora, J.B., (2010), *Le stress*, Presses Universitaires de France, collection "Que sais-je ?" n° 2575, Paris, 1ère édition en 1991 ; 8ème édition Février 2010 ; éditions en espagnol, portugais, turc, arabe, roumain, grec.
Stora J.B., *Quand le corps prend la relève, stress, traumatismes et maladies somatiques*, Paris, Odile Jacob, Paris, 1999.
Stora, J.B., (1985), " Le stress des dirigeants ", *C.R. n°270 Groupe HEC*, 1985, financé par la direction Recherche du Groupe HEC.
Stora, J.B., (1987), » Identité psychique et styles de leadership : approche psychanalytique », *C.R n° 297 Groupe HEC*, 1987.
Stora, J.B., (1988), « Le coût du stress », *Revue Française de gestion*, n° 67, Janvier-Février 1988, pp.108-113.
Stora, J.B., (1989), « Le stress des hommes de finance », *Le Journal des FINANCES*, spécial 120 ° anniversaire, pp. 114-118. M4688.
Stora, J.B., (1989), « Hyper agressivité, impatience et tendance à l'autodestruction : cas du comportement dit de type A ; et les maladies cardiaques », communication au Congrès de la Strategic Management Society, Groupe HEC, 22-23 Juin 1989.
Stora, J.B., (1990), A l'écoute des dirigeants, essai sur les troubles cardiaques, in *L'enjeu Humain*, coll. « Les enjeux de l'entreprise »,

CEPP, Paris 1990 p. 443 et S.
Stora, J.B., (1993), « Le stress des femmes cadres », *C.R. n° 463, Groupe HEC*, 1993.financé par la direction Recherche du Groupe HEC.
Stora, J.B., (1995) « Le stress des managers en France », *European Review of Psychology*, numéro spécial sur le stress des managers en Europe, 1995, financé par la direction Recherche du Groupe HEC.
Stora J.B. (2000) « Comment faire de la gestion du stress, le développement et le bien-être de l'homme au travail une valeur essentielle de votre management pour révéler et gérer l'énergie de l'équipe » . Mercredi 25 Octobre 2000. Congrès Annuel de la Production.
Stress et troubles somatiques : Psychanalyse et Psychosomatique
Stora, J.B., (1974), « Psychanalyse d'une conception stratégique : la stratégie de l'illusion », *C.R. n° 11 Groupe HEC*, 1974.
Stora, J.B., (1977), « Psychanalyse d'une conception stratégique : la stratégie du jeteur de sorts », *C.R. n° 67, Groupe HEC*, 1977.
Stora, J.B., (1979), « Les sociétés de psychanalyse à l'épreuve du temps », *Pouvoirs*, n° spécial consacré à la psychanalyse, réédition en octobre 1981.
Stora, J.B., (1993), « Epistémologie des modèles de la métapsychologie et sémiologie psychosomatique : la classification de Pierre Marty », *C.R. n° 467, Groupe HEC*, 1993.
Stora, J.B., (1994), « Sémiologie psychosomatique », *Les Annales de Psychiatrie*, Juin 1994, volume 9, n°2, pp.117-124. Stora, J.B., (1994), « Hommage à Pierre Marty (1918-1993) », *L'Evolution Psychiatrique, 59, 2, 1994.*
Stora, J.B., (1994) « Organisations mentales et maladies somatiques », *Les Annales de Psychiatrie*, Décembre 1994. 10 pages.
Stora, J.B. (1996) Troubles psychosomatiques de l'adulte, indications de psychothérapie psychanalytique, ch.20 in Psychanalyse et Psychothérapies, par Daniel Widlöcher et Alain Braconnier, Paris, éd. Flammarion, Paris.
Stora, J.B. (1999) Organisations mentales et troubles psychosomatiques : deux investigations de troubles gynécologiques et obstétriques psychosomatiques, in *Traité de Gynécologie-Obstétrique psychosomatique*, éd. par Sylvain Mimoun, Médecine-Sciences, Flammarion, Paris.
Stora, J.B. (2000) *Le psychologue psychosomaticien à l'Hôpital*, Revue « Psychologues et Psychologies », Juin 2000, n° 153, p.2-5.
Stora, J.B. (2001) Psychanalyse et Non-dit du Droit, numéro spécial du Laboratoire des Sciences Historiques, Faculté des Lettres et Sciences

Humaines, Besançon, intitulé « La Cité charnelle du Droit ».
Stora, J.B. (2002) « Identité psychique des leaders et des managers : une approche Psychanalytique des profils de personnalité », Le Journal des Psychologues.
Stora J.B. (2003) Article sur le STRESS dans le Dictionnaire médical. Presses Universitaires de France.
Stora, J.B. (2003). Préface du livre du Professeur Louis F. Perrin, *Le Psychisme, le Stress et l'Immunité*, Paris, Odile Jacob.
Stora, J.B. (2004) « Le Plaisir au travail », Le Journal des Psychologues » septembre 2004 n° 220, p.31-36.
Stora J.B. (2006) "La psychosomatique intégrative", Revue Psychiatrie Française, n° 1, pp. 155-164.

CHAPITRE 4
L'expérience de mort imminente (Near Death Experience), le point de vue de la Psychosomatique Intégrative

Jean Benjamin Stora (2019)

Analyse Critique de la Littérature
Exposé d'un cas clinique de psychosomatique intégrative
Commentaires cliniques et théoriques
Propositions : parlons plutôt de Régressions sensorielles aux phases archaïques de développement humain

Analyse critique de la littérature

C'est en traversant la rue que Danielle a été heurtée de plein fouet par un tramway. " *Ce fut d'abord un trou noir*, raconte-telle, *puis j'étais dans un tunnel attirée par une lumière merveilleuse, un amour inconditionnel. J'ai ressenti un bien-être jamais éprouvé. Des êtres lumineux m'ont accueillie, ils communiquaient sans parler.* " Trente-cinq ans plus tard, cette pétillante professeure de yoga n'a rien oublié. "*J'ai eu un choix à faire : partir ou revenir. Puis soudain je me suis vue d'en haut, allongée sur un lit. Je voyais la salle blanche et les gens habillés en vert. Je me suis réveillée dans une chambre d'hôpital.* " Visions, tunnel, lumière, décorporation, paix, rencontre avec des défunts... Danielle a vécu ce que l'on appelle une « expérience de mort imminente » (EMI), médiatisée par le psychiatre américain Raymond Moody dans les années 1970 à la suite de récits de patients récupérant d'un coma.

Bruce Greyson, professeur émérite de psychiatrie à l'université de Virginie, aux États-Unis, a, lui, créé en 1983 une échelle de mesure en 16 questions qui, à partir de 7 réponses positives, valide l'EMI (voir en bas d'article). Aujourd'hui il définit celle-ci comme » *un événement psychologique profond avec des éléments transcendantaux et mystiques survenant chez des individus proches de la mort* ». Sa fréquence serait de 2 à 12 % chez les personnes victimes d'arrêt cardiaque selon une méta-analyse de 2008. Est-ce la réaction d'un cerveau en détresse ou la preuve de la séparation entre le corps et l'esprit ?

Questions : l'anecdote racontée ci-dessus ressemble à tous les récits rapportés par dizaines dans de très nombreuses revues qui ont pour thème « l'expérience de mort imminente ». Il n'y a jamais aucune question concernant les acteurs de tels récits. Nous ne savons pas qui ils sont, quels sont leurs parents, comment fonctionnent-t-ils psychiquement, aucune information de quelque sorte qui pourrait dans le cadre de la psychosomatique intégrative conduire à la construction d'un fonctionnement global psychosomatique. Nous n'avons rien.

Nous pouvons cependant retenir les associations de Danielle du vécu d'une telle expérience : lumière merveilleuse, amour inconditionnel, et phénomènes d'une dissociation du corps et de l'esprit.

En psychosomatique intégrative nous pouvons avancer déjà certaines hypothèses avant l'exposé du cas clinique de mon patient Louis qui conduit à de nombreuses propositions théoriques et cliniques pour expliquer ce phénomène dit de « mort imminente ». Pour moi, le mot mort ouvre la porte à des réflexions métaphysiques et non pas scientifiques.

La première hypothèse que j'avancerais est : à la suite d'un événement accidentel, quel qu'il soit, le ou la patiente est plongé(e) dans le coma (naturel ou artificiel) ce qui provoque au niveau du système neuronal et au niveau du système psychique une régression profonde au stade archaïque de développement, c'est-à-dire au premier jour et aux trois premiers mois de la vie d'un être humain. Il est important de préciser ici que le système psychique n'existe pas dans les premiers temps de l'existence des êtres humains. Le système psychique ne se développe que progressivement dans le cadre du processus de maturation psychosexuelle.

La régression neuronale est nécessitée par la programmation du système nerveux central qui, du fait de son programme génétique, assure la survie de l'unité psychosomatique. Grâce aux techniques de réanimation qui prennent en charge des fonctions vitales, le système nerveux central peut fonctionner avec une économie d'énergie considérable. Le cerveau fonctionne alors dans le cadre d'une régression sensorielle profonde nous ramenant au début de la vie.

La régression neuropsychique est activée par le système nerveux central par le biais de l'hippocampe et du système limbique. L'objectif principal suivi est de ramener le calme et la sérénité dans l'unité psychosomatique.

Je fais d'ores et déjà l'hypothèse que la lumière merveilleuse est la lumière blanche éclairant le bébé dans les premiers jours et les premiers mois de sa vie.

Le rôle de la lumière pour un bébé

La pièce doit aussi être agrémentée d'un éclairage ludique. Bien avant de distinguer les formes et les couleurs, la lumière est la première chose que voit un bébé. L'éclairage va donc participer à son éveil et à son développement durant ses premiers mois. On mise plutôt ici sur des jeux de lumière qui vont captiver et dynamiser l'enfant, avec des guirlandes lumineuses aux couleurs chaudes ou acidulées par exemple, des boîtes musicales qui projettent de la lumière, ou encore des jouets munis d'un éclairage clignotant.

Pour éclairer la pièce en douceur, il est conseillé de miser sur des ampoules LED qui diffusent une lumière moins aveuglante que les ampoules classiques. On privilégie également **les** couleurs froides, en particulier pour les veilleuses, avec des ampoules à lumière blanche plutôt que jaune, ou dans des tons bleutés, pour le soir ou au moment de la sieste.

Dès la naissance, chaque bébé a des capacités de mémorisation et de reconnaissance, par exemple de mélodies et de goûts auxquels il a été exposé *in utero*. Les interactions humaines après la naissance, les stimuli sensoriels (auditifs, visuels notamment) propres à chaque individu, l'alimentation vont ensuite interagir avec le développement. De même que les soins et l'affection mettent en jeu des régions du cerveau liées à la mémoire et aux émotions.

Le cerveau du nouveau-né possède ainsi à la naissance cent milliards de neurones, dont moins de la moitié sont interconnectés. Dans l'espèce humaine, la période de maturation post-natale est longue par rapport à la durée de la grossesse. Le cerveau continue à se développer tout au long de l'enfance ce qui permet une longue période d'apprentissage.

On peut ainsi conclure que le cerveau d'un bébé a moins besoin d'énergie que le cerveau d'un être adulte qui consomme 120 g de glucides quotidiennement.

Des régions du cerveau qui se développent à leur rythme

Le développement ne se fait pas de façon homogène dans le cerveau. Le rythme de maturation est différent selon les régions cérébrales. Ainsi, les régions sensorielles et motrices s'organisent les premières, tandis que les régions impliquées dans des fonctions plus associatives sont extrêmement lentes et n'arriveront à maturité qu'après la puberté et même continueront à se modifier tout au long de la vie. A sa naissance, le cerveau d'un nouveau-né pèse environ le quart de celui d'un adulte. Au cours de la première année de **vie**, le cerveau double de volume ; **et entre 3 ans et 4 ans, il aura triplé. Les progrès et les apprentissages que fait l'enfant témoignent de toute cette croissance. Sourire, babiller, tenir une cuillère, jouer, marcher : tout cela est lié au développement de son cerveau**.

A quand remontent nos premiers souvenirs ? « *C'est variable d'une culture à l'autre*, explique Joanna Smith, psychologue et auteur de « A la rencontre de son bébé intérieur » (éd. Dunod). *L'âge des premiers souvenirs est lié à la quantité de paroles que l'on adresse au tout-petit. Plus on* parle au tout-petit *tôt et en quantité, plus il a tendance à avoir des souvenirs* ». Dans notre culture qui encourage à s'adresser aux bébés dès la naissance, c'est vers 3-4 ans que nos premiers souvenirs émergent, même si nous pouvons avoir des premiers flashs plus tôt, autour de 18 mois-2 ans.

Pourquoi cette amnésie? » *Un certain nombre de fonctions cérébrales doivent être connectées entre elles pour former un souvenir*, explique la psychologue. *Pour pouvoir emmagasiner de la mémoire qui devient un souvenir au sens courant du terme, il faut être capable de réaliser une forme de récit intérieur, de comprendre qu'il y a un avant, un pendant et un après.C'est vers l'âge de 2 ans et demi, 3 ans que l'enfant commence à se penser dans le temps* ». Même si, au début, l'enfant peut utiliser « tout à l'heure » pour un événement qui s'est passé il y a 3 jours, ou « demain » pour désigner ce qui va se passer dans 5 minutes.

Avant les souvenirs : la mémoire précoce

Si on n'a pas accès à ses souvenirs, ils sont pourtant bien présents dans notre mémoire. De nos premières expériences, on mémorise des impressions, des sensations. Ces émotions vont nous suivre tout au long de notre vie. Sans que nous en ayons vraiment conscience. A la naissance, certaines parties de notre cerveau sont déjà matures, le tronc cérébral par exemple qui gère la régulation de la température, le rythme cardiaque, la physiologie et surtout le système limbique, encore appelé « *le cerveau émotionnel.* » C'est lui qui gère notre survie, et nos réactions de peur.

Cette partie du cerveau est très sensible aux expériences de peur, de stress ou au contraire d'apaisement et de sécurité. Or le cortex, une autre partie du cerveau qui nous aide à analyser les situations et à prendre du recul, est encore immature. Le tout-petit n'a donc pas les structures nécessaires pour s'auto-apaiser. « *C'est l'entourage, en particulier la mère qui va jouer le rôle de « cortex » en attendant que celui du tout-petit se développe*, explique Joanna Smith. ***Au niveau neurobiologique, on s'est aperçu que les schémas physiologiques d'apaisement au niveau cérébral du nourrisson vont se caler sur ceux de la mère, qui vont lui être transmis à force de répétition*** ».

Exploration du mystère « Mort imminente » par les chercheurs. EMI sous hypnose

Une poignée de chercheurs s'est mis en tête de percer le mystère. Pour ce faire, Danielle a rendez-vous avec l'une de ces équipes mondialement connues, le Coma Science Group (CSG) du Giga Research au CHU de Liège (Belgique) dirigé par le professeur Steven Laureys *(lire* Sciences et Avenir *n° 777, novembre 2011)* qui lance une nouvelle étude unique en son genre : **faire revivre une EMI sous hypnose**. Charlotte Martial, aspirante doctorante du Fonds de la recherche scientifique au CSG, installe Danielle sur le fauteuil de consultation du Pr Marie-Élisabeth Faymonville, chef du service d'algologie-soins palliatifs au CHU de Liège, experte en hypnose médicale. Puis elle fixe sur le crâne de la volontaire un casque d'électroencéphalogramme (EEG) doté de 256 électrodes qui va enregistrer l'activité du cortex cérébral » *afin de détecter les zones du cerveau impliquées* », explique Charlotte Martial.

SPONSORISE

Marie-Élisabeth Faymonville fait tout d'abord raconter à la patiente son EMI avant de l'inviter à se concentrer sur un point de la pièce. D'une voix enveloppante, elle insiste sur les sensations agréables, Danielle semble s'endormir. Puis l'hypnothérapeute la guide en passant en revue un souvenir heureux avant, pas à pas, de retracer le jour de l'accident, les visions, » *cette sensation de présence, cette façon différente de communiquer* » [...]. Danielle est immobile, le corps détendu. Puis, au bout de vingt minutes, la thérapeute la ramène dans le présent. » *Vous allez reprendre contact avec ici et maintenant* ». Danielle revient à elle, groggy. » *Je ne vous entendais plus, j'étais ailleurs* », reconnaît-elle, ajoutant : » *J'ai retrouvé les sensations corporelles de l'EMI, en moins intenses* ». Charlotte Martial lui fait alors remplir des questionnaires qui seront complétés ultérieurement par l'analyse de l'EEG.

Comme on peut le constater, cette expérience sous hypnose n'a abouti qu'à faire revivre à la patiente son expérience de mort imminente, mais ne l'a ni expliquée ni abréagie. La technique de l'hypnose ne sert qu'à faire revivre des événements enfouis dans notre mémoire. Si la séance d'hypnose n'est pas accompagnée d'une thérapie associative sur les souvenirs, cette expérience n'aura aucun effet dynamique de modification psychique.

Des cas relatés dans toutes les cultures

Ainsi saura-t-on – peut-être – ce qui se joue dans le cerveau des « expérienceurs », comme les appellent les experts du CSG, et dont les témoignages semblent avoir existé de tout temps. Des chercheurs ont en effet analysé de possibles expériences d'EMI historiques et mystiques dans les anciennes civilisations. Selon Philippe Charlier, médecin légiste et anthropologue, « *le premier cas de ces récits en Europe daterait de 1740, rapporté par un médecin militaire du nord de la France au sujet d'un patient, victime d'une syncope.* » L'expérience serait, de plus, universelle. » *Les EMI surviennent dans toutes les cultures et religions*, note Birk Engmann, psychiatre et neurologue allemand. *Mais leur contenu varie. En Inde, les récits rapportent l'apparition de stigmates sur le corps et la rencontre avec des divinités.* » « *Au Maghreb, certains récits décrivent plutôt une porte qu'un tunnel, et en Russie il semblerait qu'il y ait davantage d'EMI négatives, avec des visions terrifiantes* », ajoute Steven Laureys. Néanmoins, ces différences, anecdotiques pour la plupart, restent à étudier.

L'EMI serait-elle donc un ensemble de visions interprétées par le cerveau selon ses traditions ?

En effet, » *le cerveau a toujours besoin de construire une histoire cohérente avec ce qu'il perçoit* », commente Vanessa Charland, chargée de recherche au FNRS et neuropsychologue au CSG. Depuis trente ans, de nombreuses hypothèses neurobiologiques ont tenté d'expliquer rationnellement l'EMI. En 1996, le psychiatre britannique Karl Jansen montre, par exemple, que ses caractéristiques peuvent être provoquées par l'injection de kétamine, un anesthésiant. Un an après, James Whinery, un professeur de chimie américain, la rapproche des sensations vécues par les pilotes à l'entraînement en centrifugeuse, lorsque le sang quitte le cerveau jusqu'à la syncope. En 1994, Thomas Lempert, de l'université Humbolt (Allemagne), induit des syncopes chez 42 adultes sains qui témoignent alors **de visions de type EMI dont la rencontre avec des défunts**.

En Suisse, le neurologue Olaf Blanke, révèle, lui, en 2002, qu'il a provoqué des sensations intenses de décorporation chez une patiente épileptique par stimulation cérébrale du cortex temporo-pariétal droit. À leur suite, l'équipe de Steven Laureys a déjà observé l'EEG ou l'imagerie de cerveaux de volontaires pendant une syncope ou une injection de kétamine. Ainsi, le « cerveau EMI » se dessine. » ***Nous savons que la zone temporo-pariétale gauche s'active lorsque vous sentez la présence de quelqu'un,* commente le scientifique. *L'absence de douleur et la sensation de bien-être généralisé sont peut-être liées à l'activité du cortex cingulaire antérieur, alors que la sensation d'unité cosmique correspond aux zones pariétales postérieures* ».**

Des EMI vécues par des personnes en arrêt cardiaque

Reste à expliquer comment les victimes d'arrêt cardiaque peuvent vivre une EMI alors que leur activité cérébrale est considérée comme inexistante. Cela se produit-il vraiment pendant l'arrêt ? » *Personne n'a pu encore le démontrer* », souligne Steven Laureys. C'est pourtant bien ce que compte établir Samuel Parnia, professeur assistant de médecine de l'université Stony Brook de New York (États-Unis) avec l'étude AWARE II, qui associe une dizaine de centres en Grande-Bretagne et aux États-Unis. Pour ce faire, des médecins volontaires se tiennent prêts à équiper les victimes d'arrêt cardiaque d'un appareil de mesure d'EEG portatif et d'une spectroscopie dite à *proche infrarouge* qui mesure l'oxygénation du cerveau, afin, ensuite, de corréler ces mesures aux éventuels récits des survivants. » ***Il faut qu'on sache ce que devient la conscience lorsque le cœur s'arrête et que le cerveau n'est plus irrigué*** **», martèle Samuel Parnia**.

Lors de sa première étude AWARE I en 2014, des médecins britanniques, américains et autrichiens ont interrogé des survivants d'arrêt cardiaque sur leurs souvenirs de la réanimation. Mieux, » *pour tester l'hypothèse de la décorporation, nous avions caché en hauteur et au sol dans différentes salles de nos hôpitaux respectifs des objets portant des symboles* », raconte Samuel Parnia. **Avec l'idée que si l'esprit quitte le corps**, il pourra rapporter avoir vu ces objets ! Ce qui n'est encore jamais advenu. Sur 330 survivants, 140 ont répondu au questionnaire mais aucun n'a vu d'objet caché. Cependant » *9 % ont vécu une EMI validée* », atteste le chercheur. Parmi eux, un homme dit avoir observé la scène depuis le coin supérieur de la chambre et entendu deux bips. Une indication de temps, selon Samuel Parnia, puisque » *les bips étaient espacés de 3 minutes* ». Sa conclusion : une conscience existerait alors que le cerveau est en mort clinique*. » *C'est pourquoi je préfère appeler l'EMI une « actual death experience » (expérience de mort réelle).* » Et d'encourager une modification des pratiques médicales : » *Il faut réanimer les patients plus longtemps, avec des technologies plus modernes* ».

***Mort clinique**, ou arrêt cardio-respiratoire. C'est l'arrêt de la circulation du sang et de la respiration. En l'absence de réanimation ou si celle-ci est trop tardive, il y a un risque majeur de séquelles neurologiques ou de décès.

Un débat alimenté par trois approches différentes

De quoi faire réagir Steven Laureys : » ***Dire que les gens sont conscients quand ils sont « morts » sème une confusion dangereuse ! Car il ne faut pas confondre « mort clinique » – qui n'est pas la mort – et « mort cérébrale », qui l'est réellement. Avec de telles allégations, les familles risquent de refuser le prélèvement d'organes de leurs proches décédés, alors que le temps est compté.*** »

Une critique qui n'arrête pas Samuel Parnia. » *Soit il existe une conscience insoupçonnée qui nécessite une très faible activité du cerveau, soit la conscience peut exister indépendamment du corps* », insiste-t-il. C'est ce que défend aussi Jean-Jacques Charbonier, anesthésiste-réanimateur à Toulouse qui, après avoir, lui aussi, rencontré beaucoup de cas d'EMI dans sa pratique estime aussi que **la conscience serait délocalisée. »** ***Si cette hypothèse se confirme,*** **explique-t-il,** ***l'existence de cette conscience extraneuronale ne serait plus limitée à une vie terrestre puisqu'elle serait encore là après la mort du corps. Cette vision apaisante de la mort permet de mieux surmonter les douleurs du deuil.*** **» Pour poursuivre sa quête, le médecin travaille désormais au bloc opératoire avec un médium…**

Le débat semble donc bien triangulaire. » ***Il y a comme trois clans,*** **déplore la neuropsychologue Vanessa Charland du CSG[1] .** ***Les scientifiques opposés à ces recherches qui qualifient l'étude des EMI de « pseudo-scientifique »; les « croyants » qui pensent détenir la preuve de l'au-delà; et nous autres, taxés de « matérialistes », qui tentons de comprendre ces expériences et le fonctionnement cérébral associé. »***

La recherche des « matérialistes » est pourtant d'autant plus pertinente que, selon les récits recueillis par le CSG, 30 % des EMI ne surviennent pas en état de mort imminente. » *Certains l'ont vécu à l'endormissement ou au réveil, d'autres lors d'une méditation, d'une migraine et même pendant un orgasme!* », rapporte la neuropsychologue. Un état de conscience qui nous concernerait donc tous.

Une protection face à un événement trop intense

Pour l'heure, Charlotte Martial a récupéré les tracés EEG de Danielle. Elle s'attend à observer pendant l'EMI sous hypnose, une activité accrue au niveau » *de la jonction temporo-pariétale, liée aux expériences de décorporation.* » Ainsi qu'au niveau du lobe temporal, lié aux expériences mystiques, mais aussi dans les aires liées aux émotions positives. Pour le CSG, ces données étayent l'hypothèse que l'EMI serait bien le fruit d'une activité cérébrale. Dans quel but? » *Probablement pour protéger, prendre ses distances par rapport à un événement trop intense*, explique Vanessa Charland. » *J'aimerais qu'on m'explique ce que j'ai vécu*, s'enthousiasme Danielle. *Il faudrait ensuite savoir le déclencher car cette expérience fabuleuse pourrait aider à traiter l'anxiété ou la dépression.* »

1. Coma Science Group

LOUIS : asthme sévère et expérience de mort imminente

En octobre 2010, j'ai reçu dans ma consultation à l'hôpital de la Pitié-Salpêtrière, un homme jeune âgé de 33 ans, qui avait été référé par la consultation de pneumologie d'un grand hôpital parisien. Il causait beaucoup de soucis à ses médecins qui l'avaient fait hospitaliser en urgence en juin de la même année pour mise immédiate sous Salbutamol intraveineux. C'est un homme de grande taille (1,80 m), d'apparence fragile et timide. On perçoit une certaine autorité sous cette apparence d'homme jeune et parfois d'enfant qu'il a été. Il dirige une entreprise familiale industrielle, et voyage énormément pour développer les activités de celle-ci.

Pendant les nombreuses années où je l'ai suivi, je ne l'ai rencontré que quelques séances par an car son temps était partagé entre la direction de l'entreprise et les deux hospitalisations pour ses graves crises d'asthme. Il était extrêmement instable avec nécessité de corticothérapie à dose élevée. Ceci « dans un contexte de ras-le-bol général de la lourdeur des traitements et de leur inefficacité, c'est-à-dire de la poursuite de crises décrites comme extrêmement sévères ». La corticothérapie orale date d'août 2006; progressivement à la lecture des lettres envoyées par les médecins, je comprends que le patient a été hospitalisé d'urgence, et plongé dans le coma, seule solution pour le conserver en vie. Au cours des quatre dernières années le patient a été plongé trois fois dans le coma, le dernier datant de juin 2014. Cette fragilité inquiétante ne m'a pas permis de le prendre en traitement individuel en ville par crainte de perdre le patient lors d'une crise où l'émotion aurait fortement prédominé. Lors d'une expiration forcée, Louis peut être hospitalisé à cause de l'apparition d'une crise; il en est de même du test de contrôle respiratoire que les médecins évitent. Louis pense qu'il traverse des périodes de stabilité et cela est vrai. Les médecins se posent des questions sur la stabilité dans le temps de son état asthmatique, et de la gestion des prescriptions médicales. Ils sont dans la plus grande incertitude et inquiétude.

Dans une lettre il souhaitait reprendre sa thérapie :

« Suite à un échange que vous avez eu avec mon épouse l'année dernière, j'ai pris la décision de reprendre contact avec vous suite à mes problèmes de santé. Mon état général ne s'améliore pas vraiment avec tous les médicaments que me donne l'hôpital, cela me fragilise de jour en jour. Je suis actuellement papa d'un petit garçon de 4 mois et ma femme vient de m'apprendre qu'un deuxième est en route donc je veux faire en sorte de vivre le plus longtemps possible. J'ai actuellement un traitement au Xsolair une fois par mois, Cortisone,

Singulair, Seretide, Ventoline, Bricanyl et j'en passe. Bien entendu j'ai une décalcification des os, lors de mes cirses il m'arrive de me fêler des côtes et cette maladie m'empêche de faire de nombreuses choses. J'ai essayé de nombreux traitements, j'ai changé de docteur, j'ai vu des spécialistes, un psychiatre qui ne m'a vraiment rien apporté, mais rien n'y fait. Pourtant j'ai vraiment la volonté de faire des efforts pour améliorer mon quotidien car la nuit il m'est impossible de dormir plus de 2 heures de suite, de passer une semaine sans faire plusieurs crises d'asthme, de monter un étage sans être complètement essoufflé. Il m'est possible de me rendre sur Paris, j'ai testé de nombreux docteurs dans la région mais je me suis rabattu sur l'hôpital car à mes yeux ils sont à ce jour les plus compétents pour m'aider avec cette maladie. Je sais c'est très pénible Je vous remercie par avance en espérant pouvoir vous rencontrer très prochainement. »

Louis est l'aîné d'une famille de trois enfants dont le père est français et la mère britannique, appartenant à une famille très puritaine. Il a grandi dans un climat affectif sévère avec énormément de répression de ses affects. Au moment où nous avons entrepris la relation thérapeutique, Louis acceptait passivement la relation à sa mère avec qui il vivait sans conflits, à distance comme si la relation à la mère était entourée de mystères. La relation au père semblait plus satisfaisante avec des échanges qui se sont poursuivis de façon continue. Le père conseillait son fils mais il n'arrivait pas à calmer ses angoisses. Je me posais souvent la question de savoir comment Louis vivait les conflits sur son lieu de travail ; apparemment il s'agissait d'un univers totalement cloisonné d'avec sa vie familiale. Louis a trois enfants en bas âge, et sa relation avec son épouse était très fluctuante. Tout conflit risquait de le précipiter dans le coma !

Lors de son dernier coma, qui a duré un mois, je l'ai interrogé sur son vécu pendant cette période-là. Il avait vécu une véritable **dissociation entre le corps et l'esprit**, car, pendant toute la durée du coma, il était au plafond de sa chambre et il voyait et entendait tout ce qui s'y passait. Il voyait les infirmières, les médecins, les membres de sa famille… il me décrivait une jeune femme blonde qui était à ses côtés, qui lui prenait la main et lui parlait. On s'est beaucoup interrogé tous les deux sur cette jeune femme blonde qui n'existait pas dans la réalité. Était-elle un ange ? Je lui demandais de consulter les albums de famille pour savoir qui était cette jeune femme. Il découvrit qu'il s'agissait de la sœur de sa mère qui l'avait toujours aidé et entouré d'affection. Il s'agissait d'un substitut maternel empathique et chaleureux qui lui avait tenu compagnie. Il est toujours difficile d'avoir un patient aussi vulnérable car dans le déroulement thérapeutique, on ne sait jamais à quel moment peut survenir une abréaction importante déséquilibrant l'ensemble de la personnalité. Je craignais tout débordement émotionnel, le travail principal consistait à relier représentations mentales et émotions afin qu'il puisse contrôler celles-ci.

Lors d'une des dernières séances de thérapie, Louis s'est plaint très fortement des relations conflictuelles avec sa femme, et, pour la première fois, dans toute la séance sa colère est apparue, et aucun essoufflement, ni aucune crise d'asthme. Les pulsions agressives commençaient à se manifester à l'extérieur, et n'étaient plus autodestructrices. Peu à peu apparaît le contexte familial des premiers temps de la vie : il semble que sa mère l'ait laissé souvent crier sans tenter de le calmer. Le cri et la respiration sont profondément reliés ; les cris ont-ils laissé une trace respiratoire ? Quelle est la signification du symptôme asthmatique ? Louis refuse tout conflit avec sa mère et ne veut même pas en parler. Il pense que son père dissimule des informations concernant les premières années de sa vie. Il a découvert très récemment que son père s'était marié une première fois ! Son père refuse d'en parler. Louis a un autre symptôme : il s'agit d'un symptôme phobique car lorsque sa femme ou toute autre personne s'approche de lui trop rapidement, il a un mouvement de recul comme pour se protéger. Il ne peut avoir de contacts rapprochés sans crainte qu'avec ses enfants. Louis est un bourreau de travail ; il a investi toute son énergie dans son activité professionnelle. Il se préoccupe beaucoup de ce que les membres de son environnement, famille et amis, pensent de lui ; il veut toujours présenter une image d'un homme bien, très respectueux, admiré de tous.

Questions : Méthode d'évaluation du risque psychosomatique

1. Evaluation du risque psychosomatique
2. Diagnostic psychosomatique

LOUIS *:* Résultats de l'examen cliniquepsychosomatique et évaluation du risque psychosomatique

Nom : Louis
Date de naissance : 1977
Date de l'examen clinique

L'examen clinique prend en considération Les 4 dimensions du fonctionnement de l'unité psychosomatique les processus et mécanismes psychiques, les manifestations caractérielles, de comportement, les activités sublimatoires, etc. la prévalence des comportements la capacité d'expression des affects le risque lié à l'environnement familial et professionnel		NOTE
les processus et mécanismes psychiques, Axe 1A : relation d'objet : 1-présence de l'objet 2-évaluation de la dimension narcissique (présence Soi grandiose, Idéal du Moi) 3-de la dimension masochique 4-de l'épaisseur du pré-CS (imaginaire, associations, rêves) Axe 1B : états psychiques et événements de vie personnels : angoisses deuils dépressions traumatismes influence de la culture Axe 1C : fixations somatiques fixations psychiques Axe 1D : mécanismes de défense Axe 1E : présence de traits de caractère : phobique hystérique pervers à dominante orale à dominante anale phallique-narcissique	1.Fonctionnement psychique équilibré : Capacité de remémoration du passé, Capacité d'aller-retour présent –passé, Capacité d'élaboration ; 2. Fonctionnement psychique momentanément altéré : Irrégularités du fonctionnement mental – débordements momentanés des possibilités d'élaboration mentale par excès d'excitations ou répression des représentations 3. Fonctionnement psychique profondément altéré : vie et pensée opératoire 4. Fonctionnement psychique gravement altéré : Désorganisations progressives -dépression essentielle Louis se présente comme un homme parfaitement adapté à la situation, ce qui peut, dans un premier temps, tromper notre perception de son fonctionnement psychique. Louis ressemble aux descriptions des « normopathes » de Joyce McDougall. C'est un homme d'action, très rationaliste exerçant un pouvoir de contrôle sur la situation pour se protéger. Il est parfaitement adapté à son environnement sauf quand cet environnement se modifie mettant en difficulté sa capacité de s'adapter. Il ressemble parfaitement aux descriptions de Pierre Marty sur la relation d'objet allergique. Tout rapprochement avec l'objet est une menace pour lui. Son père jusqu'à présent joue le rôle d'un substitut plus ou moins fiable de l'objet maternel. Il est aussi à distance de son épouse, seuls ses enfants ne créent pas de symptômes phobiques.	NOTE ..3...

relation sado-masochique Axe 1F : activités sublimatoires		
2. Prévalence des comportements 1. comportement contrôlé et intégré. 2. Faible. 3. Moyenne. 4. Forte.	Louis est un homme d'action et toute sa vie est dominée par les comportements. Il y a très peu ou pas de place pour la lecture, les activités culturelles, etc. Il a cependant après plusieurs années de thérapie développé sa capacité de rêver. Son préconscient est en train de s'enrichir.	.. 4...
3.Capacité d'expression des affects 1=représentations et affects bien intégrés ; 2=répression avec 3 destins possibles (déplacement ex phobie, obsessions ; délié de la Représentation : ex hystérie ; transformation : ex Névrose d'angoisse) ; 3=prédominance des affects de vitalité dans la relation ; 4=affects représentant la mémoire d'un vécu irreprésentable traumatique ; 5=alexithymie	Le problème principal de Louis est la rupture entre représentations mentales et affects. Il est fortement débordé par les émotions qui déclenchent immédiatement les crises d'asthme mettant en péril le pronostic vital.	...4...
4.RISQUE LIE A L'ENVIRONNEMENT : Nature de l'environnement Environnement familial et environnement professionnel. L'examen évalue les capacités d'adaptation mises en œuvre et/ou les	Louis a un environnement familial relativement stable ; les relations avec son épouse sont conflictuelles. J'ai pu référer cette année son épouse à une psychothérapeute ce qui va permettre à terme de stabiliser le climat familial. Le climat d'environnement professionnel est relativement stable. Il se tient à distance de sa mère et de sa famille en général. Il limite ses relations au strict minimum.	...4...

nuisances possibles à la santé psychosomatique (traumatismes). 1. Niveau très satisfaisant, 2. Satisfaisant, 3. Légère altération temporaire, 4. Difficultés d'intensité moyenne, 5. Altération importante, 6. Altération majeure conduisant à une incapacité de fonctionnement temporaire, 7. incapacité durable de fonctionnement autonome	La psychothérapie à terme devra renforcer ses capacités d'adaptation et de relations. A l'heure actuelle son état s'améliore.	

DIAGNOSTIC SELON LA NOSOGRAPHIE PSYCHOSOMATIQUE :
Névrose de comportement; relation d'objet allergique
Evaluation du Risque Psychique
Absence de risque stable, débordement passager : 5
Risque faible à modéré : 5 à 10
Risque modéré à élevé : 10 à 15 – possibilité de réversibilité, réorganisation à partir des points de fixations-régression, surveillance, instabilité.

Risque élevé à très élevé : 15 ou plus risque élevé à très élevé (instabilité globale de l'unité psychosomatique désorganisée)

Axe 5 Evaluation du risque somatique	
5 niveaux : Risque très élevé risque élevé risque moyen risque faible absence de risque	A partir des résultats d'observation et de diagnostic et des pronostics communiqués par les médecins du patient.
Evaluation globale du fonctionnement psychosomatique	
Rapprocher le risque psychique du risque somatique pour parvenir à une évaluation globale. * Sujet à risque élevé –instabilité globale de l'unité psychosomatique désorganisée * Sujet à risque moyen – possibilité de réversibilité des symptômes, réorganisation à partir de points de fixation. Surveiller l'instabilité possible. * Sujet à risque faible, potentialité élevée de réorganisation * Sujet stable atteint par un débordement passager de l'appareil psychique.	Vous devez comparer le risque psychique (tableau ci-dessous à remplir) et le risque somatique ci-après communiqué par les médecins pour parvenir à l'évaluation du risque psychosomatique global. Evaluer convergence et divergence des deux risques qui sont en interrelation dynamique entre eux selon la théorie des systèmes (J.B.S). Score : 15 le risque psychosomatique est encore élevé ; je suis beaucoup plus optimiste pour le futur. La psychothérapie commence à le stabiliser, ce qui lui permet de résister beaucoup plus au conflit et au rapprochement avec les autres. Il se tient un peu moins à distance. Pour le moment le symptôme phobique le protège des crises d'asthme.

Vous devez donner ci-dessus vos conclusions (diagnostic et pronostic), par exemple grande vulnérabilité, difficultés d'observer les traitements, recommandation de suivi psychothérapique, etc.).

Les médecins ont besoin d'avoir des conclusions pour mieux apprécier l'évolution de leurs patients.

Signature du psychothérapeute psychosomaticien : JBS

ÉCHELLE DE GREYSON

7 critères valident une EMI

L'échelle de l'expérience de mort imminente (EMI) mise au point en 1983 par Bruce Greyson, professeur émérite de psychiatrie à l'université de Virginie (États-Unis), pose 16 questions relatives au vécu de l'« expérienceur ». Au moins 7 réponses positives valident une EMI. Elle ne tient cependant pas compte des EMI à contenu négatif (expérience cauchemardesque).

- ☐ Le temps semblait-il s'accélérer ou ralentir ?
- ☐ Est-ce que vos pensées étaient accélérées ?
- ☐ Des scènes de votre passé vous sont-elles revenues ?
- ☐ Soudainement vous a-t-il semblé tout comprendre ?
- ☐ Avez-vous ressenti un sentiment de paix ou de bien-être ?
- ☐ Avez-vous ressenti un sentiment de joie ?
- ☐ Vous êtes-vous senti en harmonie ou communion avec l'Univers ?
- ☐ Avez-vous ou vous êtes-vous senti entouré par une lumière brillante ?
- ☐ Vos sensations étaient-elles plus intenses que d'habitude ?
- ☐ Sembliez-vous conscient de choses se déroulant ailleurs comme lors d'expériences télépathiques ?
- ☐ Avez-vous vu des scènes du futur ?
- ☐ Vous êtes-vous senti séparé de votre corps ?
- ☐ Vous a-t-il semblé entrer dans un autre monde, immatériel ?
- ☐ Vous a-t-il semblé rencontrer une présence ou un être mystique, entendu une voix non identifiable ?
- ☐ Avez-vous vu des esprits de défunts ou religieux ?
- ☐ Êtes-vous allé à une frontière ou un point de non-retour ?

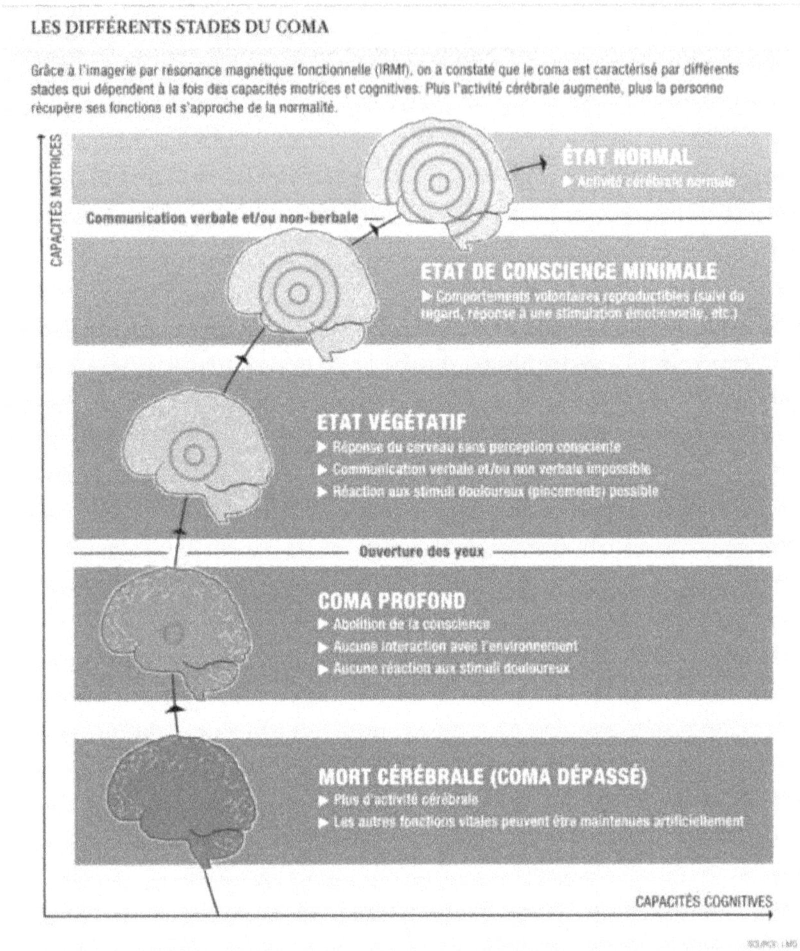

De 0 à 3 mois : 120 kcal/jour pour 1 kilo du poids du bébé (soit 420 kcal/jour pour un bébé de 3,5 kg)

– De 3 à 9 mois : 110 kcal/jour par kilo

– De 1 à 3 ans : 70 à 80 kcal/jour par kilo

– De 4 à 5 ans : 1300 à 1500 kcal/jour pour les garçons en fonction du Niveau d'Activité – Physique (NAP) ; 1200 à 1450 kcal/jour pour les filles en fonction du NAP

– De 6 à 9 ans : 1650 à 2250 kcal/jour pour les garçons ; 1500 à 2050 kcal/jour pour les filles

– De 10 à 11 ans : 1750 à 2700 kcal/jour pour les garçons ; 1700 à 2500 kcal/jour pour les filles

Ces calories sont apportées par les glucides, les protides et les lipides. Après la diversification, l'équilibre quotidien recommandé est de :

- 12 à 15 % de protides
- 35 à 40 % de lipides
- 55 % de glucides

CHAPITRE 5
La nouvelle approche de la sexualité féminine en psychosomatique intégrative importance de l'investissement psychique du corps biologique

Pr. Jean Benjamin Stora [1]

1. Conférence samedi 28 septembre 2019, GHU La Pitié-Salpêtrière

INTRODUCTION À LA SEXUALITÉ FÉMININE

Pour aboutir au modèle de psycho-maturation de la sexualité féminine, j'ai dû parcourir un long chemin au cours des 50 dernières années. Je pense qu'on ne peut pas parler de la sexualité féminine si on n'a pas soi-même fait une autoanalyse permettant de comprendre la composante féminine de sa personnalité ainsi que les différentes étapes conduisant à la sexualité féminine d'une femme adulte.

Trois expériences au cours de ma vie m'ont permis de réfléchir et de proposer aujourd'hui le texte que vous allez lire. Ces propositions théoriques et cliniques ont été élaborées au cours des 25 dernières années. J'ai une dette très importante vis-à-vis d'abord de deux femmes et, ma psychanalyse personnelle qui s'est poursuivie en autoanalyse m'a permis d'accéder progressivement à la composante féminine de ma personnalité.

La première femme est ma mère à qui je me suis progressivement identifié depuis ma plus tendre enfance jusqu'à l'âge adulte. Mes entretiens avec elle tout au long de ma vie jusqu'à son décès m'ont permis de comprendre progressivement ce qu'était une mère dans la relation avec ses enfants et comment être une mère. Je lui ai emprunté un certain nombre de ses qualités et aussi son regard. Il me semble que quand je regarde mes patients je les regarde avec les yeux de ma mère. La deuxième femme est mon épouse, la Professeure Judith Stora – Sándor, Professeure émérite de l'université de Paris VIII. C'est une grande féministe et elle m'a conduit lentement sur le chemin de la compréhension de l'évolution de la féminité dans notre société contemporaine. Je lui dois beaucoup car elle m'a permis d'accéder à tous les textes fondamentaux dans ce domaine. Mon autoanalyse m'a permis d'accéder à la composante féminine de ma personnalité à la suite de l'analyse de la problématique œdipienne qui a pris un certain nombre d'années. Cette composante féminine permet à un homme de mieux appréhender la problématique de la féminité. J'ai, au cours de ma formation de psychanalyse, lu avec attention les travaux de Sigmund Freud concernant la féminité, et j'ai participé pendant des années à des séminaires où l'on parlait de l'analyse des femmes. J'ai mis très longtemps pour prendre du recul et **mettre en perspective la théorie de Sigmund Freud pour aboutir à proposer une nouvelle approche de la sexualité féminine**.

Le modèle de base de la sexualité féminine

Il est temps que la sexualité féminine soit observée sans faire référence à la sexualité virile qui a constitué pendant très longtemps (près de 70 ans) le modèle de base à partir duquel les psychanalystes considéraient le processus de maturation psychosexuelle des femmes. Je pense que nous devons résolument nous éloigner du modèle œdipien masculin pour aborder l'Œdipe féminin.

Sexualité et genre

Le changement considérable des sociétés occidentales évoluées induit par le combat des mouvements féministes a pu **dans une certaine mesure** créer de nouveaux comportements dans les générations masculines et féminines ; ces nouveaux comportements sont à l'origine d'une vision du monde différente facilitant aujourd'hui une approche un peu plus « objective » de la féminité. Cependant nul n'est à l'abri d'un biais contre-transférentiel lorsqu'on étudie un tel sujet. Nous devons toujours être prudents dans l'énoncé de propositions théoriques, et nous devons examiner de façon contradictoire les faits cliniques qui seront exposés.

Avant de proposer notre version de la problématique œdipienne de la femme, revenons d'abord sur **les travaux de Sigmund Freud :**

Dans les « Nouvelles conférences d'introduction à la psychanalyse : 33e conférence, la féminité », Sigmund Freud (1933) déclare : « De tout temps les hommes se sont creusés la tête sur l'énigme de la féminité ». Pour Freud, les deux sexes ont traversé de la même façon les phases précoces du développement de la libido ; il s'agit de la période prégénitale. « **Il nous faut, dit-il, maintenant reconnaître que la petite fille est un petit homme** ». Freud semble reconnaître dans ces phases, premièrement que le petit garçon et la petite fille se procurent des sensations de plaisir avec le pénis et avec le clitoris ; deuxièmement que le vagin n'a pas encore été découvert par les deux sexes. Il fait état de l'opinion de **Ruth Mc Brunswick** selon laquelle la petite fille éprouve des sensations vaginales précoces mais, dit-il, « il ne doit pas être facile de distinguer ces dernières de sensations anales ou vestibulaires ; elles ne peuvent en aucun cas jouer un grand rôle ». **Pourquoi n'était-il pas à l'écoute de sa collègue ?**

Sa description de la sexualité féminine se poursuit par ce qu'il appelle « les changements » :

« **La petite fille doit donc, avec le temps, échanger zone érogène et objet, deux choses que le garçon, lui, conserve** ». « La question se pose alors de savoir comment la petite fille passe de la mère à l'attachement au père, ou, en d'autres termes **de sa phase masculine à la phase féminine qui lui est biologiquement assignée ?** ».

Quelle est alors la route vers la féminité ? La découverte de sa castration est un tournant dans le développement de la petite fille et trois directions de développement en procèdent :

– L'une mène à l'inhibition sexuelle ou à la névrose,

– La seconde à la modification du caractère dans le sens d'un complexe de masculinité,

– La dernière enfin à la féminité normale.

Description de l'Œdipe féminin

« Sous l'influence de l'envie du pénis, la petite fille est expulsée de la liaison à sa mère et elle se hâte d'entrer dans la situation œdipienne comme dans un port ». « La petite fille reste (dans le complexe d'Œdipe) pendant une période de longueur indéterminée, elle ne l'abolit que tard, et alors imparfaitement ».

Le complexe de masculinité, et l'homosexualité féminine :

En dernier lieu, dans sa conférence, Freud nous signale une réaction possible de la femme après la découverte de la castration, **à savoir le développement d'un fort complexe de masculinité**. La femme s'en tient à son activité clitoridienne et **cherche à se réfugier dans une identification avec la mère phallique ou avec le père. La poussée de passivité** qui introduit le tournant vers la féminité est ainsi évitée. Une telle situation peut survenir du fait des déceptions inévitables causées par le père ce qui pousse à régresser **vers la masculinité première**. Le choix d'objet sera alors celui de l'homosexualité féminine.

Critique de l'approche Freudienne

Les vécus psychiques de la femme omis par Freud (Jean Benjamin Stora).

Tout en rendant hommage à Ruth Mc Brunswick, Freud n'a pas tenu compte de ses remarques sur « les sensations vaginales précoces ». Bien qu'il fasse souvent référence à la biologie de la femme, **il n'a pas pris en considération le vécu psychique de la femme dans son corps tout au long du développement biologique et psychosexuel. Les modifications mensuelles dues aux règles,**

le vécu de la femme portant des enfants, et les problèmes de la ménopause ne sont jamais évoqués alors qu'ils sont des indicateurs très importants d'un vécu féminin très différent de celui des hommes, et donc d'un développement psychique différent.

Pré-génitalité et Génitalité

La description conceptuelle par Freud du développement de la psycho-sexualité féminine se réfère, à notre avis, **à la phase prégénitale** et non pas à la phase génitale ; **il s'agit d'une pensée de la pré-génitalité :**

– Angoisse de castration

– Envie du pénis

– Changement d'objet incertain avec choix d'objet homosexuel ; destin de « tomboy », garçon manqué

– Longueur excessive de la résolution du problème œdipien, avec incertitude sur une possible issue (métaphore du port).

– Mère phallique-narcissique

– Dans l'approche métapsychologique de Freud, il semble que les niveaux de développement soient confondus. La mère phallique intervient au niveau archaïque et prégénital, et l'on peut comprendre les difficultés de la fille pour échapper à son destin puisqu'il est entravé par la toute-puissance de la mère phallique.

– Il semble que la mère génitale avec laquelle la fille peut s'affronter et résoudre son problème œdipien soit absente de la conceptualisation freudienne.

Voici les questions que nous pouvons poser à Freud :

De nombreuses questions restent posées à la suite des travaux de Freud : pour Freud, la phase prégénitale est identique pour le garçon et la fille ; en est-il vraiment ainsi ? Pourquoi n'a-t-il pas pris en considération les relations de la petite fille, de la jeune fille et de la femme adulte, avec leurs pulsions agressives (sadique-anales ; c'est Jeannine Chasseguet-Smirgel qui a formulé le problème voici de très nombreuses années) ? Comment ces pulsions sont-elles intriquées et intégrées dans le faisceau génital ?

Comment la petite fille prend-elle possession de son corps et de ses organes génitaux ? Et surtout oubli par Freud du développement hormonal de la sexualité de la femme à l'adolescence aidant au changement d'objet de la jeune fille. Elle peut changer d'objet car son corps est transformé et son désir s'oriente vers un choix d'objet hétérosexuel, c'est notre

hypothèse pour expliquer le changement d'objet.

Tout au long des lectures de l'œuvre de Sigmund Freud, je me posais des questions à propos des connaissances de l'époque de Sigmund Freud. Quelles étaient les connaissances de Freud et des médecins de sa génération concernant l'appareil génital de la femme? Anne CAROL [2], dans un excellent article intitulé « Esquisse d'une topographie des organes génitaux féminins : grandeur et décadence des trompes (XVIIe-XIXe siècles) », passe en revue les différentes contributions médicale et scientifique des médecins du XVIIe siècle à la fin du XIXe siècle. Je ne ferai que citer quelques-unes des approches « médicales » des médecins du XIXe siècle connus de Sigmund Freud probablement!

« Dès 1858, Menville défend dans son *Histoire philosophique et médicale de la femme* l'hypothèse du pouvoir fécondant des animalcules. Le récit de la fécondation que nous livre Menville de Ponsan ne nie pas le rôle des trompes... : « *le pavillon de la trompe embrasse la portion de l'ovaire par où l'œuf doit sortir; l'ouverture du pavillon se dilate et exerce une espèce d'aspiration sur l'œuf mûr qui s'y engloutit. Une fois l'œuf engagé dans la trompe, il chemine lentement vers la matrice, sollicité par les mouvements contractiles de la trompe elle-même [...) à la suite du coït, la liqueur séminale de l'homme, que le savant Réveillé-Parise a nommé le fluide de la vie, le sperme pénètre dans la matrice; les animalcules qu'il contient s'introduisent par un mouvement instinctif dans les trompes utérines, où ils cheminent jusqu'aux deux tiers supérieurs. Arrivés à cet endroit de la trompe, les animalcules se fixent à la membrane muqueuse et attendent l'œuf au passage. Lorsque l'œuf mûr se détache de l'ovaire, lorsque, aspiré par le pavillon de la trompe, il s'engloutit dans l'oviducte et descend, alors seulement les zoospermes s'accrochent à lui, pénètrent sa substance, et la fécondation est opérée* ».

Dans ce schéma, où la capacité de la fécondation est dévolue à la semence mâle seule, les mouvements des trompes subsistent; mais les spermatozoïdes montent à l'assaut de l'œuf sans leur aide. La dimension presque prédatrice de cette fécondation, où les spermatozoïdes embusqués fondent sur l'œuf mollement transporté laisse entrevoir une autre sorte de rapport entre le masculin et le féminin, entre l'actif et le passif.

De fait, avec la reconnaissance du pouvoir du spermatozoïde, plus

2. Anne CAROL, « Esquisse d'une topographie des organes génitaux féminins : grandeur et décadence des trompes (XVIIe-XIXe siècles) », *Clio*, numéro 17/2003, [En ligne], mis en ligne le 27 novembre 2006. URL : http://clio.revues.org/document590.html.

rien ne sera comme avant. Dans le dictionnaire Dechambre, Charles Robin met fin de façon cruelle à ces représentations qui valorisaient la dynamique des organes génitaux féminins : « *L'observation prouve* (et l'on connaît le poids d'une telle entrée en matière...) *qu'il n'y a pas de transport du sperme, ni même des spermatozoïdes, mais progression de ceux-ci* [...]. *Quant aux contractions de l'utérus et des trompes, si souvent invoquées par presque tous les biologistes comme cause du transport du sperme jusqu'à l'ovaire, on n'a jamais constaté leur existence. Leurs effets soit aspirateurs, soit antipéristaltiques propulseurs, ne sont certainement que des fictions, ne méritant plus discussion* ». Pour aggraver les choses, l'ovule est en effet inerte : seuls les spermatozoïdes progressent « *tant qu'ils vivent* [...] *ils vont là où ils ne peuvent pas ne pas aller, sans que les organes génitaux femelles cessent d'être passifs* [...] *Dans cette série de phénomènes* (la fécondation proprement dite), *encore, l'ovule continue à ne jouer qu'un rôle passif, tandis que l'activité physique et moléculaire est dévolue aux spermatozoïdes* ».

Une autre illustration de cette nouvelle représentation quelque peu méprisante peut être trouvée dans les travaux du docteur Auvard, gynécologue-obstétricien particulièrement prolixe au début du XXe siècle. Dans un petit manuel, il examine les différentes hypothèses concernant d'une part les déplacements de l'ovule, d'autre part, ceux des spermatozoïdes.

Pour expliquer l'introduction de l'ovule dans la trompe, Auvrard rejette d'abord l'idée d'une érection tubaire et de son emboîtement sur l'ovaire « *comme le casque sur la tête d'un soldat* » : cette représentation, sans doute trop martiale, n'a pas été vérifiée par l'observation. Autre possibilité, elle aussi dynamique et presque militaire : « *l'éclatement de la vésicule projetterait l'ovule dans le pavillon tubaire* » : Auvrard qualifie cette hypothèse de « *pure fantaisie* »; la gouttière suivie par l'ovule – troisième possibilité – est indécelable pour l'anatomiste. C'est donc la dernière théorie, celle du « *lac menstruel* », qui se révèle la plus séduisante. Selon ce schéma peu glorieux, « *au moment des règles, un épanchement séro-sanguin se ferait autour de l'ovaire et s'échappant par la trompe et l'utérus avec l'écoulement menstruel, entraînerait l'ovule comme une épave* ». Quant au spermatozoïde, comment gagne-t-il le tiers supérieur de la trompe? Là encore, après avoir écarté les hypothèses passives de la capillarité, de l'aspiration tubaire ou de la mise en mouvement par les cils vibratiles, Auvard se rallie à l'idée selon laquelle « *les spermatozoïdes accompliraient leur ascension grâce à leurs propres mouvements.* Décrit comme un marais animé de courants infimes à la fin du XIXe siècle, l'appareil génital féminin n'est plus que l'espace dans lequel le spermatozoïde conquérant progresse à la recherche de sa cible. Cette nouvelle représentation constitue une régression, -une de plus ? infligée par le XIXe siècle aux représentations des femmes, écrit Anne Carol. [3]

Comme on peut le constater, il ne s'agit pas de connaissances médicales et scientifiques, mais d'opinions idéologiques de médecins que l'on peut qualifier de misogynes. Revenons à présent à l'approche de Sigmund Freud :

Freud introduisait une séparation entre clitoris et vagin, qu'en est-il aujourd'hui ?

3. Citations de Anne Carol : 67Menville de Ponsan 1858. 68*Idem* : 348-349. 69Robin 1877.70*Ibid.* : 348-357. 71Auvard : 33. Il ajoute : « cette théorie est la plus rationnelle, et c'est elle que l'esprit peut accepter avec le plus de vraisemblance ». 72*Ibid.* : 34. A la même époque, certains continuent toutefois à s'intéresser aux trompes. Auguste Lutaud, par exemple, leur attribue « *un rôle physiologique considérable* », puisqu'elles appliquent leur pavillon sur l'ovaire pour saisir l'ovule, et « *transportent les spermatozoïdes* » vers les ovaires (Lutaud 1900). MENVILLE DE PONSAN Charles François, 1858, *Histoire philosophique et médicale de la femme*, Baillière, 3 vol. AUVRARD Pierre Victor Alfred, s.d., *Menstruation et fécondation. Physiologie et pathologie*, Paris, Masson.

Les critiques plus fondamentales

Je vais reprendre ici des critiques élaborées par le professeur Jacques André dans son ouvrage sur la sexualité féminine auxquelles j’ajouterai mes propres commentaires :

A propos de la place dérisoire du père dans la sexualité féminine, il déclare « l’enjeu d’une telle proposition n’est rien moins que la remise en question de l’universalité du complexe d’Œdipe comme noyau des névroses… »

Des questions !

Á la problématique du changement de zone érogène puisque selon Freud la fille doit se détourner de la mère vers le père comme le vagin (féminin, récepteur) doit se substituer au clitoris (masculin, actif). « Il n’est pas nécessaire d’être psychanalyste pour savoir, à l’encontre de Freud, que les érogénéités clitoridienne et vaginale chez la femme sont cumulatives et non soustractives, sauf isolation due au refoulement ».

Aux critiques du professeur Jacques André j’ajouterai les commentaires suivants :

Questions et brefs commentaires : la théorisation du changement de zone, du clitoris au vagin, est-elle fondée ? le problème est-il bien posé ? ne s’agit-il pas plutôt de développer théoriquement le processus d’investissement de l’appareil génital complet par l’appareil psychique ? Théorisation incomplète de Freud.

Lorsque j’étais membre de la Société Française de Gynécologie Obstétrique Psychosomatique, une conception différente de l’orgasme vaginal avait été développée :

En nous référant aux travaux les plus récents (fin des années 90) en gynécologie-obstétrique, nous aboutissons à une conception différente de l’orgasme vaginal, celle de sexualité intégrée. Les gynécologues et obstétriciens parlent d’orgasme clitoridien /orgasme vaginal / orgasme utérin ; ils parlent aussi d’orgasme superficiel opposé à orgasme profond, et d’orgasme clitorido-vulvaire, et utéro-vaginal. Il s’agit bien entendu d’une description qui fait cependant référence à une expérience psychocorporelle de plaisir intense dans une conscience modifiée.

À propos du plaisir sexuel, **C. Cabanis dans le traité de gynécologie obstétrique psychosomatique propose une définition du plaisir sexuel : « capacité à ressentir des états de jouissances érotiques lors de l'excitation sexuelle et de l'orgasme ».**

Nous sommes ainsi loin d'une approche psychanalytique simplifiée (limitée au prégénital) n'ayant pas pris en considération la biologie de la femme et l'investissement psychique des zones érogènes au cours du développement psychosexuel.

La théorie de la sexualité féminine de Freud serait-elle une théorie sexuelle infantile , comme le suggère Jacques André?

Je terminerai ce point critique et aussi complémentaire d'une nouvelle approche métapsychologique de la sexualité féminine en reprenant un point de vue très original de Jacques André, à savoir que « la théorie Freudienne est moins une théorie de la sexualité féminine qu'elle n'est elle-même une théorie sexuelle ». Le professeur André fait allusion aux théories sexuelles infantiles, dont celle de Freud concernant la sexualité féminine; il ajoute[4] : «. La question de sa vérité se déplace et se circonscrit : elle est vraie pour l'enfant phalliciste et pour nous (homme ou femme), dans la mesure où cet enfant en nous n'en démord pas! ».

4. *La sexualité féminine*, Paris, PUF, 1994, coll. "Que sais-je?" n° 2876,

Les approches des contemporains critiques de l'approche de Freud

L'idéalisation de l'objet dans la relation de la fille au père.

Mélanie Klein et Jones pensaient que l'Œdipe féminin s'installait **sous l'action dominante de ses éléments instinctuels féminins;** la fillette désire avant tout incorporer un pénis non pour avoir un pénis mais pour en faire un enfant. **Le désir d'un enfant ne vient pas se substituer au désir impossible d'avoir un pénis**. Pour ces deux auteurs le désir œdipien de la fillette est très précocement éveillé par la frustration qu'inflige le sein maternel qui devient alors un **mauvais objet**.

Freud et Mélanie Klein

Dans ces deux conceptions, celle de Freud et celle de Mélanie Klein et Jones, c'est le **caractère mauvais du premier objet qui est à l'origine du changement d'objet de la fillette**. Elle cherche un second objet capable de lui procurer des satisfactions narcissiques et objectales : le père et son pénis, soumis alors à un processus d'idéalisation. On peut dire que le processus d'idéalisation tire sa source principale de la recherche d'un **Bon Objet**.

Les troubles de la psycho-sexualité féminine

Si la relation de la fille avec sa mère est dominée par de bonnes expériences et des frustrations normales, la psycho-sexualité féminine peut s'épanouir dans les conditions les plus satisfaisantes. **Si par contre les premières expériences s'avèrent mauvaises** et **si le second objet**, à savoir le père ne présente aucun trait favorisant la projection du bon aspect de l'objet, la voie vers les troubles les plus graves est ouverte, à savoir troubles caractériels, perversions, psychoses, **et j'ajoute somatisations**.

Nous pensons qu'ici il y a une confusion des phases de développement dans les exposés théoriques : encore une fois, les critiques faites à Freud se placent au même niveau que son élaboration théorique de la métapsychologie de la sexualité féminine : à savoir, la phase prégénitale. **Les critiques semblent avoir de la difficulté à distinguer la mère phallique des premières années de vie de la petite fille, et la mère génitale de la phase génitale à l'adolescence de la fille**.

Pour comprendre un peu mieux les deux imagos maternelles auxquelles nous faisons référence, nous avons choisi les deux imagos féminines de notre culture d'origine judéo-berbère, en lieu et place de la mythologie Gréco-latine. Les deux imagos maternelles auxquelles nous faisons référence s'appellent : Lilith et Eve. Dans notre ouvrage publié en 1999 intitulé : « Quand le corps prend la relève, stress, traumatismes et maladies somatiques », nous avions développé cette nouvelle approche mythologique en psychosomatique intégrative. Nous avons emprunté quelques lignes de notre ouvrage (p.130) pour présenter ici ces deux figures mythiques.

« Le personnage de Lilith est des plus fascinants; elle n'est mentionnée dans la Bible que par Isaïe, mais elle figure dans de nombreux livres du Talmud[5] et dans le Zohar[6]. Elle est souvent considérée comme la première femme d'Adam, avant la création d'Eve par la Divinité pour consoler Adam du départ de Lilith.

Pourquoi ce départ? La tradition talmudique raconte que Lilith, première femme d'Adam, eut avec lui un conflit, dont le prétexte était la manière de faire l'amour; ce conflit cachait la rivalité homme/femme dans le couple; lequel des deux aurait la suprématie? Lilith contesta les prétentions d'Adam à être le chef de famille et devant son attitude, invoqua le nom de l'Ineffable. Cette invocation a pour propriété de détourner à son profit la puissance de Dieu (mais qui connaît aujourd'hui le nom de l'Ineffable?); à cette invocation il poussa des ailes à Lilith qui s'envola hors du jardin d'Eden. Adam désespéré se retourna vers le Tout-Puissant, qui, ému par sa détresse, envoya trois anges à la recherche de Lilith, mais en vain.

C'est ainsi qu'Eve fut créée à partir d'Adam, **donc proche de l'homme. Je reviendrai sur l'opposition des deux figures féminines entourant Adam : pour moi Lilith représente une imago phallique narcissique, c'est la toute-puissance de la mère dans les premiers temps de la vie; quant à Ève, elle est pour moi, l'imago génitale féminine**.

Revenons à Lilith : Lilith est un démon femelle ailé et portant de longs cheveux. Elle erre la nuit de par le monde en empruntant des dizaines de noms différents, rend visite aux femmes en couches et étrangle leurs enfants nouveau-nés. Elle s'attaque aussi à la semence humaine; "dans la nuit, malheur à l'homme qui porte son désir sur Lilith!". Lilith provoque les hommes en vue de rapports sexuels hors

5. Le Talmud est un vaste recueil de la Loi Orale. Il existe deux Talmud (mot qui vient du verbe « lammed » (enseigner) : le Talmud de Jérusalem et le Talmud de Babylone, plus complet que le précédent. Il comprend deux parties : une partie aggadique (récits et enseignements moraux) et une partie législative ou halakha.

6. Le Zohar ou Livre de La Splendeur est un commentaire mystique de la Tora (Cinq livres de Moïse), c'est l'ouvrage principal de la Kabbale.

mariage et s'efforce aussi de prendre la place de l'épouse légitime. Dans le Zohar, Lilith, ce monstre femelle ailé, est traitée de prostituée, de maudite, de perfide et mensongère, de noire enfin; cette couleur, en vérité, renvoie à l'identification de Lilith avec la Reine de Saba, qui, selon des traditions juives et arabes, était en réalité, un djinn, moitié humain et moitié démon. Joseph Angelino dans « Livnat Ha-Sappirdirt » raconte que les questions sous forme d'énigmes posées par la Reine de Saba au Roi Salomon n'étaient qu'une répétition des paroles séductrices de Lilith vis à vis d'Adam. Cette fascination que Lilith exerce sur les hommes et ces énigmes ne sont pas sans rappeler le Sphinx qui est, rappelons-le un monstre femelle; d'ailleurs un des noms de Lilith figurant dans un shemoth du XIVe siècle est *STRIGA*, autrement la Strige ou Sphinx. Cette proximité ne nous étonne pas car, l'Encyclopédie juive dans son article sur Lilith, fait remonter à la mythologie babylonienne et même Sumérienne l'origine de Lilith : « deux démons, l'un mâle, l'autre femelle appelés Lilu et Lilitu, peuvent être rattachés étymologiquement au mot hébraïque Laylah (la nuit). » On retrouve une inscription hébraïque demandant la protection du Tout-Puissant contre Lilith sur une stèle syrienne datant du VIIIe siècle avant J-C. Cette crainte d'avoir sa pensée envahie par Lilith au moment des rapports sexuels du couple est à l'origine d'une incantation du Zohar. « Pendant l'heure où l'homme s'unit à sa femme, il doit diriger ses pensées vers la sainteté du Seigneur et dire : Dans un doux vêtement de velours, es-tu ici ? arrête, arrête, n'entre pas et ne sors pas ! Rien de toi et rien de toi ! Alors il doit couvrir sa tête et celle de sa femme de linges, et plus tard, arroser son lit d'eau claire » [7]. Guerchon Scholem fait remarquer que ce geste rituel rappelle que le véritable domicile de Lilith se trouve dans les profondeurs de la mer, car la séductrice est apparentée aux *SIRENES*. Lilith partage le domaine marin avec de nombreuses sœurs, ou n'en est-elle pas la mère ? les Néréides grecques à queue de poisson, les sirènes femmes oiseaux, l'Hydre, serpent de mer à plusieurs têtes, fille de Echidna, et sœur de la Sphinge. Toutes ces créatures sont monstrueuses et ont des enfants monstrueux, elles sont de grandes séductrices dont l'acte sexuel se résume à la dévoration.

Ces femmes à corps phallique (la queue des sirènes) ont une sexualité prégénitale; elles représentent les tendances orales de dévoration, de maîtrise anale de l'objet, et narcissiques dans leurs relations. Elles ne peuvent transmettre à leurs enfants que leurs pulsions au fonctionnement archaïque selon le modèle élaboré par

7. David Rouach (1990) *'Imma ou rites, coutumes et croyances chez la femme juive en Afrique du Nord*, Ed. Maisonneuve et Larose, Paris. p.121 et s.

Mélanie Klein. « La femme qui ne sait renoncer à son pouvoir phallique devient une envieuse stérile et destructrice. Mais l'homme lui aussi voit s'envoler cette femme-phallus sur laquelle il voulait la maîtrise absolue (tout comme Adam avec Lilith) et qui menacera désormais son sexe, sa puissance et ses enfants » [8].

Pour accéder à la sexualité génitale, c'est-à-dire au prototype de la sexualité de Eve, toute femme devra renoncer au pouvoir de la sexualité prégénitale, au pouvoir archaïque anale anal de la sorcière : notre mère Eve est, à mes yeux, la représentante par excellence de la femme génitale et de la mère génitale avec laquelle la fille peut se confronter ».

8. F. Duparc, La peur des sirènes, de la violence à la castration chez la femme, *Revue Française de Psychanalyse*, 2, 1986,697-725.

Activité et passivité

Nous retournons ainsi à la pulsion pour mieux appréhender les notions d'activité et de passivité dans le développement de la sexualité féminine, en insistant sur le point qu'activité n'est pas identique à masculinité, de même passivité n'est pas identique à féminité ; il est important comme l'a fait Sigmund Freud d'éviter toute équivoque concernant ces deux aspects des pulsions. **Il en est arrivé tard à cette constatation. Mais pourquoi parler ici d'activité et de passivité et de manifestation des pulsions agressives ? Dans l'élaboration de notre approche théorico-clinique, il est important de passer par ce type d'interrogation.**

L'agressivité est-elle une défense ? Janine Chasseguet-Smirgel fait l'hypothèse que l'agressivité de la femme à l'égard du pénis de l'homme est mise sur le compte d'une défense devant l'approche d'un pénis ressenti comme dangereux en raison des projections effectuées, mais n'est pas mise en relation avec la composante sadique anale de la sexualité, **comme si le désir sexuel féminin en soi ne comportait aucun élément sadique. Elle insiste sur le problème de la femme face à son désir, fondamentalement féminin, d'incorporer le pénis paternel en mettant en œuvre la composante sadique-anale de sa sexualité.**

Le changement d'Objet

L'analyse de la culpabilité d'incorporation, selon J. Chasseguet-Smirgel, permet souvent l'extension de l'investissement du clitoris au vagin en libérant l'analité qui transmet au vagin ses composantes érotiques et agressives. Le désir d'Eros de s'unir à l'objet est satisfait grâce à la pulsion de maîtrise qui se met à son service.

Encore une fois, comme on peut le constater, l'élaboration théorique est insatisfaisante concernant le changement d'objet et de zone.

Nouvelle proposition (JBS)

Retour sur les deux imagos maternelles, Lilith et Eve

La mère phallique toute-puissante des premiers temps de la vie qui contrôle la fonction orale et la fonction anale, contrôle l'apprentissage des sphincters. La fille ne dispose pas de son corps et ne peut s'identifier à la mère toute-puissante qui est une image redoutable et castratrice.

La mère phallique ne peut être une rivale œdipienne, ce n'est pas une mère-amante du père ; elle est terrifiante.

Nous insistons ici sur le changement d'objct qui doit prendre en considération le passage de l'imago maternelle phallique à l'identification à la mère-amante qui devient une rivale œdipienne. (cf. plus haut imago maternelle)

Le complexe de castration féminin et l'envie du pénis.

Compléments de réflexion théorique : Les auteurs dont les conceptions de la sexualité féminine s'opposent à celles de Freud, sont d'accord entre eux pour refuser de considérer la femme comme « un homme manqué » (Jones). Selon eux, **le vagin est le premier organe sexuel investi libidinalement**. L'ensemble de ces auteurs s'accorde à mettre le refoulement des pulsions vaginales sur le compte des craintes narcissiques liées **aux atteintes dont l'intérieur du corps serait l'objet**.

Nous ajouterons ici que ces craintes sont liées à la toute-puissance de la mère phallique prégénitale, ce qui implique une fixation de la fille dans son développement psychosexuel (la mère phallique contrôle le corps de sa fille).

L'identité féminine repose sur la complétude narcissique qui ne peut être atteinte si la mère prégénitale phallique continue de se manifester. Elle redoute alors l'appropriation du pénis qui est perçu comme propriété inaccessible de la mère phallique, ayant un pouvoir de dislocation interne.

Karen Horney et l'envie du pénis

Pour Karen Horney, l'envie du pénis résulte surtout des craintes qui s'attachent au vagin dans les deux sexes. Pour la petite fille ses craintes, sont liées à son désir œdipien d'être pénétrée par le pénis du père auquel elle confère, de façon fantasmatique, un **pouvoir de dislocation**.

Ce pouvoir de dislocation, ce que nous ne dit pas K. Horney,

est lié à la fixation de la fille au stade prégénital. Elle ne peut accéder au stade génital œdipien pour achever le processus de maturation. Elle parle encore de pénétration et non de RECEPTION. Pénétration a une connotation masculine et idéologique (cf. plus loin pulsions réceptives féminines).

Bisexualité psychique, homosexualité et étape prégénitale

Des désirs que l'on peut qualifier d'homosexuels existent à l'égard des deux parents, mais il convient de les distinguer selon leur but : un but narcissique et un but libidinal. La petite fille désire **dans une première étape** posséder sexuellement sa mère, espérant ainsi créer avec elle un tout dont l'homme sera exclu. Elle désirera aussi être son propre père, ce qui n'implique pas nécessairement une identification au rôle sexuel de celui-ci.

Pour accéder à une vie adulte harmonieuse la petite fille doit s'identifier à sa mère à tous les niveaux psychiques ; les identifications à son père sont aussi essentielles pour son destin de femme, pour sa sexualité et pour son sentiment d'identité.

Première étape : signification de l'identification au père

Ici des questions se posent : veut-elle être le père afin de devenir comme lui objet de désir et d'amour pour la mère ? Dire qu'elle a envie d'avoir un pénis elle-même laisse l'origine d'un tel souhait dans l'ombre, et nous renvoie à la signification donnée au pénis paternel qui est une pensée de la phase prégénitale.

Ce pénis est-il un objet narcissique, désirable comme tel ? Ce pénis est-il l'objet supposé du désir maternel ? Est-il un symbole de puissance ou de protection ?

Signification de l'envie du pénis dans l'étape prégénitale

Ces 2 dernières interrogations prennent naissance dans l'étape prégénitale du développement psychosexuel **c'est-à-dire avant que ne soit reconnue l'importance œdipienne de la différence sexuelle**. Dans cette phase de développement prégénital **être muni d'un pénis équivaudrait à la protection contre une soumission dangereuse à la « mère anale » ou contre l'engloutissement dans la dévorante « mère orale »**. On trouve aussi chez la fillette le souhait d'être un pénis pour sa mère en vue de la réparer des agressions fantasmatiques ou encore pour se mettre en vedette devant elle ou pour être ainsi l'objet exclusif de son intérêt…

L'intégration des pulsions homosexuelles

Comment les pulsions homosexuelles issues des 2 courants maternels et paternels chez la femme non homosexuelle sont-elles intégrées ? Les pulsions homosexuelles s'expriment

de 3 façons différentes :

1. d'abord dans une identification au partenaire lors des relations hétérosexuelles. On doit comprendre la théorie psychique de la bisexualité : la bisexualité nous renvoie à la scène primitive et au désir de s'identifier à chacun des 2 parents pour s'approprier leurs droits et fonctions respectives.

2. Les pulsions homosexuelles trouvent une expression également dans les relations sublimées avec les amis du même sexe ;

3. elles trouvent aussi une expression dans tout travail créateur. C'est ainsi que l'identification inconsciente au parent du sexe opposé permet aux hommes comme aux femmes de donner naissance aux œuvres de création. La libido homosexuelle s'investit habituellement dans la vie hétérosexuelle, dans l'amitié, dans la maternité et le travail.

Les facteurs socioculturels doivent être réintroduits dans la problématique de la sexualité féminine : Envie du pénis et culpabilité féminine

La culpabilité à l'égard de la mère sadique anale coexiste **avec la culpabilité d'avoir pris au père son pénis pour en faire un enfant :** les vomissements de la grossesse, l'ensemble des somatisations liées à la maternité et à son acceptation sont très souvent en relation avec cette culpabilité. **Encore une fois ici il s'agit dans ces approches théoriques d'une culpabilité du stade prégénital, et donc dans certains cas d'une régression et/ou d'une fixation psychique**.

La culpabilité au niveau des réalisations féminines.

Cette culpabilité entraîne des inhibitions qui semblent déterminer largement la place de la femme dans la culture et dans la société.

Cette culpabilité est fondée dans l'inconscient sur le sens d'une acquisition phallique dans quelques domaines que ce soit : activité intellectuelle, professionnelle, créatrice, il semble que pour la femme nous nous trouvons face à une **double culpabilité : dépassement de la mère et dépassement du père. Il en est de même pour les nouvelles générations d'hommes**.

Ce dépassement est souvent accompagné de symptômes migraineux, de céphalées, etc. : symptômes conduisant le sujet à l'autocastration de ses facultés intellectuelles par « l'inhibition douloureuse de la pensée », cf. ici les travaux fondamentaux de Pierre Marty. Pour « les deux sexes ces symptômes sont habituellement liés à la personne du père; en effet pour les deux sexes le bon fonctionnement intellectuel est équivalent dans l'inconscient à la possession du pénis et de son symbole : le phallus ». **Ce point théorique doit être modifié : il est important de réintroduire la Mère aux côtés du Père**.

Les pulsions réceptives féminines

Pour Janine Chasseguet-Smirgel l'envie du pénis a le même caractère primaire que les **pulsions réceptives féminines** à savoir les pulsions orales, anales ou vaginales. Du point de vue narcissique la fillette se vit plus ou moins douloureusement comme incomplète; la racine de ce sentiment d'incomplétude doit être recherchée dans les relations des enfants des deux sexes à la mère orale, anale, et génitale.

Il est important de retenir ici le concept de « pulsions

réceptives féminines », différent du concept masculin de pénétration.

Les obstacles de rivalité œdipienne sur la route de la fille

Janine Chasseguet-Smirgel insiste beaucoup sur les obstacles auxquels la fille se heurte sur le chemin de la situation œdipienne ; **n'est-ce point-là, dit-elle, en relation avec le fait que la fille, cherchant à échapper à la mère lors du changement d'objet – se heurtant de ce fait à son besoin de sauvegarder son père** – s'offre à lui comme objet partiel, protégée ainsi de la mère aimée du père ; ce qui ne fait que renforcer la dépendance de la fille. De cette façon, la fille perpétue une position (Sigmund Freud parle de « havre ») dans la mesure où elle ne prend pas ainsi la place de la mère auprès du père, et ne devient pas une femme adulte. Du même coup elle se protège de la castration venant de la mère, dont elle n'a pas usurpé la place. Mais en vérité, encore une fois, **il s'agit d'obstacles de la phase prégénitale**.

Les avatars du développement psycho-sexuel de la fille

Nous comprenons à présent combien le chemin de la fille est difficile dans le vécu de la situation œdipienne nécessaire à sa maturité **puisqu'elle doit s'identifier vraiment à la mère génitale pour la supplanter auprès du père dans une problématique de rivalité**. Il s'agit d'un parcours parsemé d'obstacles, difficile à surmonter, constituant le noyau des névroses de la petite fille puis de la femme adulte.

Nous pouvons maintenant établir les progrès effectués depuis le travail de Sigmund Freud en 1931 puisque les deux principales étapes – **le changement d'objet et le changement de zone, ont été largement développées et remises en question par ses successeurs**. Janine Chasseguet-Smirgel dans sa contribution nous a permis de mieux appréhender certains mécanismes psychiques du changement d'objet en insistant sur tous les avatars du développement psychosexuel de la femme. **Mais c'est encore incomplet puisque le problème comprend l'identification et la constitution de l'identité psychique**.

Le changement de zone

A ce propos, il me semble que la problématique du changement de zone est confuse dans la mesure où les travaux récents des gynécologues-obstétriciens s'orientent vers ce qu'ils appellent **l'intégration de la sphère génitale**, une seule zone à composantes multiples.

Il est fondamental de prendre aussi en considération la dimension biologique pour comprendre la problématique œdipienne féminine.

Les troubles de la vaginalité

Selon des récents travaux sur la frigidité féminine, la capacité à ressentir du plaisir érotique dépend de la capacité de la femme à intégrer certaines perceptions et émotions, à les coder comme érotiques en les canalisant vers l’espace érotique interne : vagin, utérus. Ces travaux développent la notion de « **vaginalité** », qui se définit comme la possibilité d’atteindre un épanouissement et un plaisir sexuel. **En s’appuyant sur la capacité de percevoir dans son corps le vagin comme organe sexuel, la capacité de vivre la pénétration (encore une fois, j’attire votre attention sur l’usage sémantique du terme pénétration) comme élément de la rencontre sexuelle, et la capacité d’érotiser le vagin par l’excitation sexuelle et les fantasmes**.

Les gynécologues ne prennent pas en considération la constitution de l’image psychique du corps féminin au cours du processus de maturation psychosexuel. Le plaisir sexuel a une base biologique et, aussi, et surtout des représentations mentales d’investissement des organes érogènes.

Les troubles de la vaginalité s’expriment en clinique par : les dyspareunies, le vaginisme, l’anorgasmie coïtale. Les anorgasmies qui donnent lieu à consultation sont soit les anorgasmies coïtales, soit les anorgasmies totales : clitoridienne et vaginale.

L’identité féminine et la complétude narcissique remises en question

De très nombreuses anorgasmies sont liées aux circonstances de vie de la femme pendant lesquelles la sexualité peut être perturbée : période biologique, fécondité, maternité, grossesse, post-partum, IVG et ses suites, contraception, ménopause, suite d’interventions gynécologiques, etc. Pendant cette période **l’identité féminine est, soit en cours d’établissement comme à l’adolescence, soit réactivée car mal assurée et mal intégrée pendant les années qui ont suivi l’adolescence ou après la ménopause ou dans le vieillissement, période où l’identité féminine peut être dévalorisée, désinvestie, et rejetée**.

En conclusion

Le modèle développé par S. Freud est incomplet, et **profondément empreint des préjugés misogynes** de son époque concernant la place de la femme dans la société. La dimension subjective du créateur de la psychanalyse ne peut être séparée de l'idéologie phallo-centrée du 19e siècle. Nous nous trouvons en présence d'un problème épistémologique, **à savoir la difficulté d'élaborer une théorie subjective de l'appareil psychique que nous attribuons aux problèmes de contre-transfert et de préjugés liés à l 'époque**.

Propositions finales pour une nouvelle métapsychologie de la sexualité féminine

Revenons d'abord sur le passage de la représentation mentale de la mère : l**e passage de l'imago maternelle phallique à l'imago maternelle de la mère génitale est fondamental pour permettre une identification de la fille à une mère réelle génitalisée avec qui elle va rentrer en rivalité. Donc de la mère phallique, Lilith à Eve**, la mère « mythique » de l'humanité de la Bible. **Une mère que je qualifie de génitale, facilitant la résolution de l'Œdipe féminin donnant accès à une vie hétérosexuelle**.

La phase œdipienne féminine : résumé des propositions

1. On doit réintroduire la composante biologique fondamentale : modification du corps et des mécanismes neuro-hormonaux à la phase de maturation de l'adolescence réactivant la problématique œdipienne ; le corps met entre 7 et 8 ans pour développer les fonctions hormonales féminines (developpement de l'hypothalamus).

2. Les organes sexuels et les fonctions somatiques doivent être l'objet d'investissement psychique et de construction d'une image double du corps : images neuronales et image psychique. **Tous les troubles futurs sont à imputer aux défaillances de construction de cette identité**. La jeune fille se trouve face à des problèmes complexes à résoudre : **devenir une femme adulte dans son corps et dans sa psyché**.

Accès à la génitalité et à l'hétérosexualité

3. **Elle peut à présent s'identifier à sa mère dans sa composante homosexuelle et hétérosexuelle et entrer en rivalité avec elle ; se rapprocher du père pour le séduire sans le détruire avant de renoncer à lui (interdit de l'inceste) et d'orienter son choix d'objet hétérosexuel vers d'autres hommes. Cette phase**

s'accompagne de souhaits de mort envers sa rivale qu'elle veut éliminer ; elle peut en avoir vis-à-vis d'une mère génitalisée, mais pas face à une mère phallique, qui elle, est indestructible et terrifiante. (mère archaïque et prégénitale), d'où les avatars et troubles de la sexualité féminine.

Bibliographie sur la sexualité féminine

Les œuvres de Freud consacrées à la sexualité féminine sont passées en revue dans l'ouvrage collectif dirigé par Janine Chasseguet-Smirgel paru chez Payot en 1964.

S. Freud

Les Trois Essais (1905) bases essentielles de sa conception de la féminité.
L'organisation génitale infantile de la Libido (1923).
Le déclin du Complexe d'Œdipe (1924).
De *Quelques conséquences psychiques de la différence anatomique entre les* sexes (1925).
De la sexualité féminine (1931).
La féminité in *Nouvelles Conférences* (1932).
Freud, S. (1933) « *Neue Folge der Vorlesungen zur Einführung in die Psychoanalyse*", traduction française, Editions Gallimard, 1984. « Nouvelle suite des conférences d'introduction à la psychanalyse ».

Vues Psychanalytiques sur la sexualité féminine apparentées à celles de Freud :

J. Lampl-de-Groot : L'évolution du Complexe d'Œdipe chez les femmes (1927).
J. Lampl-de-Groot : Contribution au problème de la féminité ((1933).
Hélène Deutsch : La psychologie de la femme en relation avec la fonction de reproduction (1925).
Hélène Deutsch : La signification du masochisme dans la vie mentale féminine (1930).
Compte-rendu d'un symposium sur la frigidité tenu à New York en décembre 1960 et présidé par H. Deutsch (1960).
Ruth Mack Brunswick : La phase pré-oedipienne du développement libidinal (1940).
Marie Bonaparte (1951) : **La sexualité de la femme, PUF (1967) collection 10/18**.

Vues psychanalytiques sur la sexualité de la femme opposées à celles de Freud :

Josine Müller : Contribution au problème du développement libidinal de la phase génitale chez la fille (1925) publié en 1932.
Karen Horney : La peur devant la femme (1932).
Karen Horney : La psychologie de la femme, Payot, 1969.

Karen Horney : La négation du vagin (1933).
Mélanie Klein : La psychanalyse des enfants (1932) lire le chapitre XI consacré au développement sexuel de la fille.
Ernest Jones : Le développement précoce de la sexualité féminine (1927).
Ernest Jones : la sexualité féminine précoce (1935).

Ouvrages contemporains :

Abraham K., (1966) "*Esquisse d'une histoire du développement de la libido basée sur la psychanalyse des troubles mentaux*" (1924). Développement de la libido. Paris, PBP 1966, p. 308.
Bydlowski, M. (1997). *La dette de vie, Itinéraire psychanalytique de la maternité*, Paris, PUF.
Carloni Glauco, Nobili Daniela, (1977) *La Mauvaise Mère. Phénoménologie et anthropologie de l'infanticide*, Paris, Payot.
Cosnier, J. (1987) *Destins de la féminité*, PUF (ch.5 : « la féminité dans le travail du psychanalyste »)
Deutsch Helen (1953) *La Psychologie des femmes*, Paris, PUF.
Dolto, F. (1996) *La Sexualité féminine*, Paris, Gallimard.
Dolto, F. (1998) *Le Féminin*, Paris, Gallimard.
Eliacheff, C., Heinich, N. (2002) *Mères-filles, une relation à trois*, Paris, Albin Michel.
Irigaray, L. (1995). « Femmes et Hommes, : une identité relationnelle différente », in collectif EPHESIA, *la Place des femmes. Les enjeux de l'identité et de l'égalité au regard des sciences sociales*, Paris, La Découverte.
Jones E., (1997) *Théorie et pratique de la psychanalyse*. Paris, Payot et Rivages 1997.
Lacan J., « *Jeunesse de Gide ou la lettre et le désir ». Ecrits.*
Lacan J., « *La signification du phallus » (1958). Ecrits.* p. 685-695.
Lacan J., "L'éveil du printemps", Paris, Ornicar ? 39, 1986.
Lacan J., "Propos directifs pour un Congrès sur la sexualité féminine" p 733. 19 Lacan J., *Le Séminaire livre X L'angoisse.*
Lacan J., *Le Séminaire livre IV La relation d'objet. (*1956-1957). Paris, Seuil, 1994.
Lacan J., *Le Séminaire livre XX Encore* (1973-1974). Paris, Seuil,1975.
Lacan J.," *Propos directifs pour un Congrès sur la sexualité féminine" (*1958), Ecrits, Paris, Seuil, 1966, p. 725-736.
Lacoste-Dujardin, C. (1985). *Des mères contre les femmes. Maternité et patriarcat au Maghreb*, Parsi, La Découverte.
Le Doeff, Michèle. (1989). *L'étude et le rouet, des femmes, de la philosophie, etc.*, Paris, Seuil.

McDougall, J. (1996) *Eros aux mille et un visages*, Gallimard, « composantes homosexuelles de la sexualité féminine, etc. »)
Mimoun, S. (1999) *Traité de Gynécologie-Obstétrique Psychosomatique*, Médecine-Sciences, Flammarion.
Naouri, A. (1994). « Un inceste sans passage à l'acte : la relation mère-enfant », in Françoise Héritier (éd.), *De l'Inceste*, Paris, Odile Jacob, 1994.
Naouri, A. (1998). *Les Filles et leurs Mères*, Paris, Odile Jacob.
Perrier, F. (1998). « L'Amatride », in *L'Amour*, séminaire 1970-71, Paris, Hachette, Littératures-Pluriel.
Raimbault, G. (1996). *Lorsque l'enfant disparaît*, Paris, Odile Jacob.
Raimbault, G., Eliacheff, C. (1996). *Les Indomptables. Figures de l'anorexie* (1989), Paris, Odile Jacob.
Schaeffer, J. (1997) *Le refus du féminin*, PUF, (Epîtres).
Théry, I. (1999). « Pacs, sexualité et différence des sexes », *Esprit*, octobre.
27.Weininger, O. (1975). *Sexe et Caractère*, collection « Sphinx » dirigée par Alain
Jaccard, Paris, L'ÂGE d'HOMME.

CHAPITRE 6
Le Modèle Neuropsychosomatique de la Psychosomatique Intégrative Les Étapes de DÉVELOPPEMENT DES processus de maturation neuronale et psychosexuelle, L'ALPHA de la Psyché

Pr. Jean Benjamin Stora60 Paris, Février 2020 [1]

« L'être humain est unité psychosomatique »
« L'unité psychosomatique est composée de cinq systèmes : le système psychique, le système nerveux central, le système nerveux autonome, le système immunitaire et le système génétique. Théorie des cinq systèmes »

Le développement de la clinique et de la théorie psychosomatique a considérablement évolué depuis les années 30 du siècle dernier. Nous sommes progressivement passés d'une psychogenèse des maladies somatiques à une approche privilégiant le rôle du fonctionnement et du dysfonctionnement de l'appareil psychique dans l'étiologie des maladies somatiques, approche de Pierre Marty et de ses collègues de « l'Ecole de Paris » fondée au CHU de La Pitié-Salpêtrière au début des années 60 du XXe siècle. **Cette approche bien qu'elle se dénomme**

1. Je tiens à remercier très chaleureusement mes collègues Élisabeth Jouan, la nouvelle présidente de la Société de Psychosomatique Intégrative, et le Docteur Lionel Naccache d'avoir relu très soigneusement mon article manuscrit.

psychosomatique, est en vérité fondée sur le fonctionnement psychique dans la relation à la maladie. Il s'agit encore d'une approche psychanalytique privilégiant l'esprit dans sa relation au corps, mais les explications fondées sur la psychanalyse sont incomplètes puisque la psychanalyse n'est pas une discipline proposant de comprendre les maladies somatiques. La psychanalyse est uniquement réservée au fonctionnement du système psychique. Donc nous nous trouvons devant une impasse théorique et clinique.

Pour Franz Alexander, il existait deux types de maladies dites psychosomatiques : l'une était l'expression de tendances hostiles agressives bloquées (lutte et fuite), tandis que l'autre était l'expression de tendances inhibées à la dépendance et à la recherche d'appui.

Franz Alexander ne quitte absolument pas le terrain psychique pour parler des maladies dites psychosomatiques. En effet pour lui, les réponses viscérales chroniques aboutissent alors à des troubles des fonctions viscérales qui seront les maladies psychosomatiques connues sous le nom de « Chicago Seven » puisque Alexander était le directeur de l'Institut de Psychanalyse de la ville de Chicago ; il s'agissait de l'asthme bronchique, de l'arthrite rhumatismale, de la colite ulcéreuse, de l'hypertension essentielle, de la névrodermite, de la thyréotoxicose, de l'ulcère gastrique et duodénal. Mais aucune explication des processus pathologiques ! **Encore une fois nous n'avons rien sur les mécanismes et processus contribuant aux interrelations entre l'esprit et le corps. Franz Alexander fait coexister un dysfonctionnement psychique et un trouble somatique. Mais comment les relier ? Il ne fournit aucun argument scientifique**.

Les travaux de l'Ecole française de psychosomatique ont approfondi l'explication théorique et clinique des processus de somatisations en l'appliquant à toutes les maladies qu'elles soient fonctionnelles ou lésionnelles ; **il n'y avait plus de maladies psychosomatiques mais des malades somatiques dont on investiguait les avatars du fonctionnement psychique**. Une théorie des désorganisations psychiques et somatiques s'élaborait donnant naissance à des concepts auxquels de nombreux cliniciens se réfèrent aujourd'hui : dépression essentielle, vie opératoire, désorganisation progressive, etc.

Il nous semblait que ces praticiens d'inspiration psychanalytique restaient prisonniers de leur approche épistémologique et que, de ce fait, des progrès ne pouvaient être accomplis, puisqu'ils continuaient de rester dans le domaine du modèle de la métapsychologie. En construisant le modèle

de la métapsychologie, Sigmund Freud n'a jamais eu comme objectif d'expliquer les maladies et les somatisations; il a toujours déclaré qu'il souhaitait rester dans le domaine de la psychologie des profondeurs.

Nous pensons que la « Pensée Psychosomatique », dont le sens a profondément évolué au cours des siècles, est au carrefour de plusieurs disciplines : la métapsychologie, les neurosciences, la biologie, la génétique, l'immunologie, la médecine, etc. auxquelles nous devons recourir pour développer une approche scientifique qui nous permette de mieux cerner la multicausalité des mécanismes pathologiques somatiques en insistant sur la continuité humaine du Psychosoma. **La barrière épistémologique de la psychanalyse restreignant la psychosomatique à l'analyse des dysfonctionnements de l'appareil psychique doit être franchie.**

F. Alexander et l'école américaine de médecine psychosomatique ont porté à notre attention des voies de recherche possibles; par contre, l'évolution scientifique nord-américaine, dans la recherche éperdue d'une objectivité scientifique par le biais d'études épidémiologiques, a conduit nos collègues psychosomaticiens américains sur des chemins les éloignant de l'apport psychanalytique en se limitant aux seuls comportements et traits de caractère, alors que l'appareil psychique comprend aussi des pensées et des affects. En voulant se « scientifiser » la psychosomatique nord-américaine a perdu son âme psychanalytique, c'est-à-dire sa dimension psychique.

Notre démarche réside dans l'énoncé d'une hypothèse réintroduisant l'appareil psychique dans la continuité des différents niveaux du vivant en chaque individu : l'homme pense et vit dans son corps et avec son corps. Il n'y a pas de dichotomie pensée-cerveau, il s'agit d'un faux problème comme le prouvent tous les travaux des neurosciences des 20 dernières années du XXe siècle, plus spécialement ceux de Edelman et de Damasio.

Nous proposons donc pour interrelier le corps et l'esprit un nouveau paradigme :

« **L'homme est une unité psychosomatique** » **(J.B. Stora)** [2]

Pour développer notre approche [3] qui privilégie la dimension

2. Symbole de la Totalité Humaine_: Le Talmud nous enseigne que le nombre sept est le symbole de la « totalité humaine », mâle et femelle à la fois, et ceci par addition de quatre et trois : en effet Adam, dans les « heures » de sa première « journée » reçoit l'âme qui lui donne complètement existence à l'heure quatre; c'est à l'heure sept qu'il reçoit sa compagne, c'est-à-dire qu'il se dédouble en Adam et Eve.

3. Stora, J.B. (1999) *Quand le corps prend la relève, stress, traumatismes et maladies somatiques.* Paris, Odile Jacob.

économique et énergétique, nous avons repris les travaux de S. Freud sur le quantum d'excitations et le rôle de l'appareil psychique pour aider à la décharge des excitations grâce au travail d'élaboration mentale; en effet, nous sommes confrontés quotidiennement aux événements de notre vie qui se traduisent par un quantum d'excitations plus ou moins élevé qui sollicite le système psychique en vue d'une élaboration et d'une diminution de leur intensité. Lorsque le système psychique est défaillant, c'est le système nerveux central qui est au premier rang de notre défense. N'oublions jamais que la maladie absorbe une quantité importante d'énergie somatique et psychique, et il nous appartient dans le cadre thérapeutique avec l'aide de la médecine et des médecins de libérer progressivement de l'énergie somatique pour que le patient ou la patiente puisse l'utiliser psychiquement et métaboliquement dans sa vie quotidienne. **Le système nerveux central est un de nos grands défenseurs**.

Nous avons aussi fait appel aux travaux de Pierre Marty sur le rôle des mentalisations dans les processus de somatisation, des psychanalystes d'enfants (M. Klein, Winnicott, Spitz, Stern, Lebovici, etc., et à ceux des Neurosciences, ainsi qu'aux contributions récentes de l'immunologie et de la génétique). Toutes ces contributions scientifiques du XXe siècle ont été reprises pour aboutir à un modèle global synthétique des relations entre le corps et l'esprit.

La question que nous nous posons est la suivante : **existe-t-il des organisations premières aux origines de la vie psychique et somatique interreliant les fonctions viscérales, les comportements, les émotions et les protopensées des êtres humains?**

Ces organisations constituent-elles le premier noyau du Moi de l'appareil psychique, puisque selon S. Freud, le premier Moi est un Moi corporel? ou bien un « Moi neural » comme le dit Damasio? Nous avons développé au cours de notre enseignement des 25 dernières années le concept du Soi comme noyau premier de l'instance du Moi pour compléter les hypothèses de la construction du Moi.

Nous savons que dans les premiers mois de la vie du nourrisson l'expression des émotions et des comportements sont d'abord corporels. R. Spitz propose que l'on appelle **organisation cénesthésique**, cette première structure interreliant les sensations corporelles, les réponses viscérales, les manifestations musculaires et motrices, ainsi que les premières expressions des intentions non verbales du nourrisson adressées à la mère ou à son substitut. Ce travail remarquable de Spitz révèle toute la dimension somatique sous-jacente à la proposition de Freud, du stade oral. Les travaux du Pr. Damasio, du Pr. Edelman, complètent notre approche puisqu'ils nous expliquent comment ces interrelations sont encodées neuralement grâce à des processus complexes du SNC et du système neurovégétatif. En bref nous pensons avec tout notre corps et toutes nos expériences et vécus sont profondément intriqués psychiquement, et corporellement. **Nous avons ainsi abouti à l'hypothèse que l'appareil psychique concourt à l'homéostasie et aux systèmes de défense de l'organisme. Si cette hypothèse se révèle fondée, alors nous devons comprendre que le système psychique est débordé par les excitations qu'il ne peut élaborer; celles-ci sont transmises au système nerveux central pour aboutir à différents processus de somatisations : nous faisons face alors à toutes les pathologies somatiques.**

Nous avons développé dans une récente publication « la Neuro-psychanalyse » (P.U.F. Que sais-je? oct. 2006) de nouvelles propositions concernant les organisations somatopsychiques; nous avons avancé l'hypothèse qu'il existe deux processus de maturation tout au long des 20 premières années de vie : un processus d'intégration neuronale et un processus d'intégration psychosexuelle (modèle développé par Sigmund Freud dans la métapsychologie). Nous aboutissons ainsi à un modèle global bio – psycho – somatique. Il est important ici de rappeler que le modèle métapsychologique ne concerne que le fonctionnement de l'esprit tel qu'il a été développé par la Psychanalyse.

1. La non-mentalisation et l'origine des somatisations

L'origine des somatisations étant imputée aux défaillances de constitution de l'appareil psychique ou aux dysfonctionnements de celui-ci, nous devons nous interroger d'abord sur l'Alpha de la psyché, en d'autres termes sur la constitution de l'appareil psychique dans les premiers mois de la vie à partir de la « mise en marche » des processus somatiques par l'environnement familial.

L'expérience de « non-mentalisation » des données sensorielles d'origine interne ou externe qui n'ont pas été transformées en pensée symbolique (représentations mentales) ou en signaux d'affects (signal d'anxiété servant d'indicateur d'un danger imminent et déclenchant une action appropriée) conduit à leur perception comme des objets concrets par la psyché ou comme des états corporels somatiques qui s'expriment sous la forme de symptômes somatiques ou sous forme d'actions. De telles expériences sont tout simplement des sommes de stimuli qui ne peuvent être utilisés ni comme éléments de base de la pensée ni enregistrés dans la mémoire; ces expériences qui n'appartiennent pas au registre de la pensée ne peuvent faire l'objet de refoulement, elles sont « forcloses ». Elles restent au niveau de la » mémoire » du corps, au niveau de l'impensable; elles sont à l'origine des dépendances et des addictions. Pour élaborer le modèle Neuropsychosomatique, nous avons fait appel à tous les prédécesseurs qui du temps de Freud et après ont patiemment élaboré des concepts pour compléter le modèle métapsychologique : nous allons donc nous référer aux états archaïques de la psyché qui ont été développés de Mélanie Klein, à Winnicott, Bion, Tustin, Spitz, Stern, Kohut, Bick, Mc. Dougall, Anzieu, et al : nous allons reprendre, en partie ou en totalité, leurs études cliniques et théoriques..

A. Les premières organisations concernent la vie intra-utérine et ce qu'on appelle les périodes critiques de développement

Les trois composantes de la première organisation somatique, comportementale et émotionnelle :

1. Le Stade de développement intra-utérin

Il est important avec nos patients de toujours penser au stress maternel pendant la grossesse : quels sont les événements de vie qui ont perturbé le développement fœtal ?

Pensez au stress maternel pendant la grossesse : Quelles sont les causes du retard de croissance in utero ? Elles sont multiples et relèvent de mécanismes divers. Elles sont dues principalement à des facteurs génétiques (anomalies chromosomiques), infectieux (rubéole, cytomégalovirus ou toxoplasmose), toxiques (alcool, tabac, drogues) ou médicamenteux (antiépileptiques).

D'autres causes sont le plus souvent la conséquence de lésions placentaires qui entraînent une diminution des échanges nutritionnels et de l'apport en oxygène, indispensables au fœtus. Le bébé étant mal « nourri », il ne grossit plus et maigrit. Cela survient dans les prééclampsies, mais également lorsque la maman souffre de certaines maladies chroniques : diabète sévère, lupus ou maladie rénale. Une grossesse multiple ou des anomalies du placenta ou du cordon peuvent aussi entraîner un retard de croissance. Enfin, si la mère est mal nourrie ou souffre d'anémie sévère, cela peut perturber la croissance du bébé. Cependant, pour 30 % des causes, aucune cause n'est identifiée. Je pense que cela est dû principalement au fait que les interviews médicales ne prennent pas en considération les dimensions psychiques des souffrances causées par le stress pendant la grossesse. Il est important que les psychosomaticiens se posent des questions concernant les événements de vie de la mère pendant la grossesse.

Pendant longtemps, on pensait que les enfants n'étaient pas à même de comprendre jusqu'à ce qu'ils commencent à parler ! Jusqu'au XIXe siècle, les bébés naissaient **aveugles et sourds**. Le bébé *in utero* n'était même pas conscient ! Aujourd'hui, les parents se rendent compte de l'importance de communiquer avec leur bébé. **La voix, les mimiques et gestes** sont autant de moyens qui aideront l'enfant à parler mais également lui permettront de se sentir aimé. De plus en plus d'études montrent que le bébé *in utero* entend, écoute, comprend, répond aux jeux, voire même les initie. Il est **sensible au monde des émotions**, du ressenti et prend rapidement conscience de l'environnement qui l'entoure au fur et à mesure que ses sens apparaissent. Par le toucher affectif du ventre, il est possible de tisser les premiers liens avec bébé, et même de jouer avec lui. C'est le principe de l'**haptonomie. Ses sens se développent aussi avant sa venue au monde**.

Début d'intégration neuronale des cortex sensoriels.

Vers la 8ème semaine, le **toucher** apparaît, l'embryon commence à attraper et découvrir ce qui l'entoure : le cordon ombilical, les parois de l'utérus et les différentes parties de son petit corps. Il est **sensible aux vibrations de la voix, aux battements de cœur et aux premières caresses sur le ventre. Le goût se met en place dès 3 mois et l'odorat dès 7 mois. L'embryon** s'initie à différentes saveurs grâce au liquide amniotique qui prend le goût de ce que la mère mange. Vers **6 mois, le fœtus entend**, mais il sait aussi écouter ! Il apprécie la voix et sait faire la différence avec une voix étrangère. Il peut également devenir familier avec la voix de son père. A partir du 8ème mois, il réagit à une grande variété de sons. Le milieu intra-utérin étant plongé dans la pénombre, **la vue est le dernier** des sens à se développer. La vie intra-utérine influence même certaines réactions du bébé après sa naissance, il se souvient de ce qu'il a ressenti dans le ventre de sa mère. **Un début de conscience commence à apparaître. Les premières manifestations de l'attachement s'expriment ; elles se développeront dans les mois suivant la naissance**.

Je propose en psychosomatique de prendre en considération le temps de la conception et de la grossesse pour calculer les années de vie d'un être humain. On peut donc considérer que neuf mois après la naissance, un bébé a en réalité 18 mois de vie !

2. Le Stade archaïque des premiers mois, dominé par la sensori-motricité, les périodes critiques

Les expériences individuelles de la naissance jusqu'à la mort continuent de déterminer profondément les circuits neuronaux, les répertoires comportementaux et les aptitudes cognitives ; l'ensemble de ces processus surviennent dès le début de la vie au cours de périodes de développement génétiquement programmées appelées « périodes critiques ». Par ailleurs nous devons savoir que les connexions synaptiques évoluent même dans l'âge mûr et continuent de se modifier à mesure que s'accumulent de nouveaux souvenirs ; n'oublions pas que même très tardivement certaines régions du cerveau sont encore le siège d'une neurogenèse.

Nous avançons, dans le cadre du nouveau modèle que nous proposons, l'hypothèse qu'au cours du développement de maturation humaine les principales phases sont de nature psychosexuelle interreliées avec des phases d'intégration neuronale des fonctions et des organes somatiques.

Les « périodes critiques » d'intégration neuronale précéderont, coïncideront ou suivront les phases de maturation psychosexuelle. Nous allons, à partir d'études pédiatriques, psychanalytiques, endocriniennes et neurologiques, proposer d'établir les phases possibles de développement d'organisations auxquelles nous donnons le nom de : organisations somato-psychiques (cf. l'ensemble de nos travaux).

B. Deuxième organisation somatique : Le système cénesthésique

Le remarquable travail de recherche de René Spitz (1965), *De la naissance à la parole, la première année de vie,* nous introduit à l'hypothèse **d'organisateur somatopsychique** [4], issu de l'obstétrique et de la biologie du développement. Les auteurs et chercheurs se référant à René Spitz, citent de préférence l'angoisse du huitième mois [5] comme organisateur de la psyché. Ce moment correspond en vérité à une étape plus évoluée du développement de l'organisation psychique. L'angoisse du 8°mois révèle en effet "que l'enfant a établi une véritable relation objectale et que la mère est devenue son objet libidinal, son objet d'amour" [6]. **Or notre recherche se situe à un niveau de développement plus précoce, dans les premières semaines de la vie, c'est-à-dire dans la période préobjectale période de prédominance du processus primaire, de non-intrication pulsionnelle, d'investissement de l'énergie libidinale**.

Ce modèle d'organisateur psychique est utilisé par Spitz pour permettre l'appréhension des phénomènes d'intégration et de constitution du psychisme; **le psychisme se constituant grâce à sa relation avec un objet libidinal**. La pulsion se manifestant de façon constante aux confins de la psyché et du soma va permettre le développement de cette troisième organisation. Il s'agit d'une organisation plus vaste que celle du stade oral décrite par S. Freud.

Spitz suppose que, dès la naissance, il existe chez les êtres humains un système de « sentir » différent du système de perception adulte qui n'entre en action que plus tard et qui nous est familier. Cette organisation spécifique dans sa dimension somatique est principalement viscérale, sous le contrôle du **système**

4. Il s'agit de notre formulation et non de celle de Spitz, nous avons surtout utilisé son concept d'organisateur.

5. Cf. Lacan, Marty, Kreisler, etc.

6. R. Spitz, 1965, p.118.

nerveux autonome et se manifeste sous forme de manifestations émotionnelles. **Il s'agit d'un processus de « réception »**; la sensibilité viscérale est liée à certaines zones sensorielles telle la surface de la peau (fonction respiratoire, et les différentes fonctions de la peau comme organe). Il existe de plus certaines zones et certains organes sensoriels que l'on peut considérer comme transitionnels, et qui jouent un rôle d'intermédiaire entre les organes sensoriels périphériques et viscéraux, entre l'extérieur et l'intérieur. **Parmi ces organes transitionnels Spitz retient : le larynx, le pharynx, la langue, l'intérieur des joues, les lèvres, le menton, le nez et les joues ainsi que l'oreille interne**. Ces organes sont intermédiaires entre la réception interne et la perception externe, et ils ont tous pour la survie une fonction importante dans le processus alimentaire. Ils ont une fonction anaclitique et permettent d'assurer la transition entre la réception cénesthésique et la perception diacritique. Les organisations cénesthésique et diacritique cohabitent dans le même organisme, mais sont radicalement différentes, **elles sont des organisations à l'interface du soma et du futur appareil psychique**.

Spitz insiste sur le fait que « même si l'organisation cénesthésique a été réduite au silence dans la conscience de l'homme occidental, elle n'en continue pas moins à fonctionner sous couvert ». Cette organisation joue un rôle fondamental dans nos sentiments, nos pensées, nos actions; nous avons, dit Spitz, l'habitude de penser en termes d'inconscient lorsqu'il s'agit des attributs de l'organisation cénesthésique. L'organisation diacritique émane de l'organisation cénesthésique, et les deux organisations ne cessent jamais de communiquer entre elles.

« L'organisation cénesthésique continue de fonctionner jusqu'à la mort; elle reste la puissante source de toute vie même si notre civilisation occidentale a mis une sourdine à ses manifestations. En cas d'urgence, sous tension, ces forces archaïques se libèrent avec une violence terrifiante car elles ne sont pas rationnellement contrôlées par la conscience. **Nous devons alors faire face à des explosions plus ou moins anarchiques d'émotions primaires, à des maladies psychosomatiques malignes, à certaines manifestations psychotiques** » [7] .

En termes psychanalytiques, Spitz assimile la relation entre les organisations cénesthésique et **diacritique à la relation entre processus primaire et processus secondaire**; « nous ne prenons conscience du travail accompli en sourdine par le

7. *ibidem* p.35

système cénesthésique que par les déformations qu'il impose au fonctionnement diacritique ou par l'influence qu'il exerce sur le processus primaire ». Avec l'apparition du sourire (3ème mois) les traces mnémoniques sont établies, ce qui implique que les parties constituantes de l'appareil psychique sont en place : conscient, préconscient, inconscient. Un moi rudimentaire se développe au sein du continuum somatopsychique dont l'activité musculaire est de plus en plus coordonnée et dirigée ; Freud (1923) a appelé ce premier noyau du moi, le moi corporel.

Spitz situe plus tôt que Glover[8] l'âge de formation du moi corporel, c'est-à-dire à trois mois, si bien que « les prototypes des noyaux du moi psychique doivent être cherchés dans les fonctions physiologiques et le comportement somatique ». La barrière somatique de protection des stimuli en fonctionnement dès la naissance va être progressivement remplacée par une organisation plus efficace, plus intégrée qui opérera de façon sélective ; les charges énergétiques apportées par les stimuli sont réparties parmi les divers systèmes de traces mnémoniques, et sont soit gardées en réserve soit déchargées sous forme d'actions dirigées. Ainsi l'action dirigée devient une issue pour la décharge d'énergie libidinale et agressive, étayant le développement de l'appareil psychique.

C. Troisième organisation somatique : l'organisation diacritique

Cette organisation permet l'établissement des changements somatiques suivants : « (...)la myélinisation des faisceaux nerveux est à présent suffisamment avancée pour rendre le fonctionnement diacritique de l'appareil sensoriel possible ; réaliser la coordination des effecteurs ; placer des faisceaux de muscles striés au service des séquences actives dirigées ; et permettre des ajustements de la posture et de l'équilibre qui servent de point de départ à l'action musculaire [...] un nombre croissant de traces mnémoniques ont été emmagasinées de telle sorte que des opérations mentales de plus en plus complexes peuvent être menées à bien [...] dans l'*organisation psychique*, la maturation et le développement de **l'héritage congénital** ont rendu possible la mise en place des effecteurs au service d'actions dirigées. Ces dernières permettent à l'enfant de décharger une tension affective

8. Glover, E. (1930), Grades of Ego-Differentiation. In *On the Early Development of Mind.* New York, International Universities Press, 1956.

de manière intentionnelle et dirigée, c'est-à-dire volitive.» [9]

Cet organisateur constitue un chaînon indispensable dans le continuum somatopsychique, **il établit les relations entre les fonctions viscérales et motrices**. On passe ainsi à ce stade du processus de développement psychosexuel, **d'un mode somatique à un mode psychique de décharge de l'énergie excitatrice**. L'organisation diacritique est à l'articulation première des fonctions somatiques et de l'appareil psychique ; et lors des dysfonctionnements ou des désorganisations de l'appareil psychique, elle prend le relais en utilisant au mieux les processus de métabolisation de l'énergie vitale.

Nous n'avons jusqu'à présent retenu que la formation de cette organisation, il est temps d'introduire les autres composants du fonctionnement psycho-émotionnel. En effet, l'être humain est confronté au cours de son développement et plus tard dans sa vie à des épreuves psychologiques difficiles : stress aigu ou permanent, traumatismes divers : deuils, séparations, perte d'amour, etc. La forte destructivité naissant de la charge émotionnelle, de la douleur constante d'origine traumatique et le stress permanent d'origine socio-professionnel et familial sidèrent l'appareil mental paralysant son fonctionnement; la charge émotionnelle fait retour alors par régression à l'organisation cénesthésique activant l'encodage neuronal des programmations établies durant les premiers mois de la vie. Nous pouvons ainsi être les témoins de l'apparition à terme de troubles somatiques. Pour mieux comprendre la façon dont l'organisation cénesthésique est programmée sur le plan neuronal, nous avons fait appel au concept de « **marqueurs somatiques** » du Pr. A. Damasio. Nous préférons les dénommer « **marqueurs somatopsychiques** ».

D. Quatrième organisation somato-psychique : les MARQUEURS SOMATROPSYCHIQUES

Franz Alexander le disait déjà : « le contenu psychologique d'une émotion doit être actuellement étudié à la lumière des idées les plus modernes de la psychologie dynamique et doit être mis en corrélation avec des réactions physiologiques ». Il ajoutait que « les facteurs émotionnels influencent tous les processus physiologiques par l'intermédiaire des voies nerveuses et humorales » [10]. Cette voie des émotions est un chemin emprunté depuis les âges les plus reculés en vérité. "quelle sensation de peur resterait-il, si l'on ne pouvait

9. *Ibidem*, p.123

10. La médecine psychosomatique, p.40.

ressentir ni les battements accélérés du cœur, ni le souffle-court, ni les lèvres tremblantes, ni les membres faibles, ni le mal de ventre ? " ajoutait William James. Notre corps exprimerait ainsi grâce aux mécanismes physiologiques toute la palette de nos émotions ; mais il y aurait donc une vaste gamme de stimuli et de situations qui seraient des déclencheurs innés d'émotions liées à nos expériences passées encodées.

La question se pose alors de savoir s'il existerait, une phase d'évaluation mentale de l'évènement, préalable au déclenchement de l'émotion, effectuée par des processus volontaires non automatiques ?

Hippocrate, s'interrogeait, lui aussi, sur l'importance du fonctionnement du cerveau dans différents types de maladies et dans les manifestations émotionnelles ; ses interrogations se trouvent dans le chapitre consacré à l'épilepsie qu'il écrivit pour démythifier cette maladie « sacrée ». Il fait l'hypothèse que le cerveau est la cause principale des manifestations corporelles. [...] : » dans l'état de chagrin, le corps a le frisson et se contracte ; il en est de même dans l'excès de la joie. De tout cela le cœur et le diaphragme se ressentent le plus. Toutefois ni l'un ni l'autre n'ont part à l'intelligence ; c'est le cerveau qui est la cause de tout ce que j'ai indiqué. »[11].

Les émotions, à savoir bonheur, tristesse, crainte, colère, dégoût, surprise, intérêt, honte, et leurs combinaisons telles qu'elles ont été dégagées par Darwin (1872), sont considérées comme des « émotions primaires » par le Pr. Damasio ; à leurs côtés existent, selon lui, des « émotions secondaires ».

Je ne suis pas partisan des modèles de l'affectivité *stricto sensu*, car l'on sait que le problème est plus complexe, dans la mesure où derrière le choc traumatique, la tempête émotionnelle, et la répression de l'affect qui l'accompagne, le trouble concerne la représentation psychique refoulée ; mais les réflexions de Darwin sur le comportement émotionnel sont précurseurs des modèles développés, de nos jours, par les chercheurs des neurosciences, et plus particulièrement par le professeur Damasio.

Le circuit neuronal des émotions.

Les émotions primaires sont innées, préprogrammées, dépendent de circuits neuraux relevant du système limbique ; elles ne rendent pas compte de la gamme complète des réactions émotionnelles. A l'annonce d'un événement traumatique on peut constater un

11. Hippocrate,1994,141. (141, est-ce la page ?)

certain nombre de modifications physiologiques du corps sous l'effet des régulations du système nerveux autonome : accélération des battements du cœur, la peau pâlît, la bouche devient sèche, une partie des intestins se contracte, les muscles du dos et du cou se tendent, enfin les muscles du visage dessinent le masque de la tristesse, de la peur ou de la colère. Il se produit donc des changements dans les fonctions viscérales : cœur, poumons, intestins et peau, et endocriniennes ; des changements aussi dans la régulation des muscles squelettiques ; enfin le fonctionnement du système immunitaire se modifie, le tonus des muscles lisses des parois artérielles peut s'accroître, aboutissant au palissement de la peau, ou bien décroître, et les vaisseaux sanguins se dilatent, aboutissant au rougissement de la peau.

C'est ainsi que l'homéostasie de l'organisme est modifiée ; elle s'écarte du niveau de réglage moyen optimal.

A l'origine de ces modifications corporelles physiologiques, il existe des processus de pensée consistant en des représentations mentales acquises au cours du développement ; ces *représentations potentielles acquises* détiennent le souvenir des relations entre émotions et situations telles qu'elles ont été vécues individuellement. Le circuit décrit par Damasio est le suivant : les **représentations potentielles acquises** sont localisées dans le cortex frontal, et mettent en jeu les mécanismes neuraux des émotions primaires, des messages effecteurs sont alors envoyés au corps par le biais des nerfs périphériques afin que les viscères se conforment à l'état le plus souvent associé au type de situation qui a déclenché tout ce processus. Il en est de même pour le système musculosquelettique ainsi que pour l'activation des systèmes endocriniens et nerveux sécréteurs d'hormones et de peptides qui induisent des changements dans l'état du corps et celui du cerveau. Sont également activés des neurones modulateurs non spécifiques du tronc cérébral et de la base du télencéphale qui déversent leurs messages chimiques aux ganglions de la base et au cortex cérébral par exemple.

Etat émotionnel corporel et image du corps : ressentir une émotion.

Le schéma évoqué suggère qu'un événement donné fait l'objet d'une évaluation mentale induisant des réponses issues de représentations potentielles qui déterminent un état émotionnel corporel (information signalée aux systèmes limbiques et somato-sensoriels [12]). Mais à côté des changements corporels, il existe un travail de perception continue des modifications

12. L'organisation cénesthésique a ainsi un encodage neuronal et des systèmes interconnectés.

du corps par le cerveau. « L'être humain que nous sommes est continuellement informé des changements, seconde par seconde, de l'état du corps grâce à **une boucle neurale travaillant en parallèle avec une boucle chimique**. C'est la perception de ce que notre corps est en train de faire tandis que se déroulent nos pensées que nous appelons « ressentir une émotion » [...] En d'autres termes, ressentir une émotion dépend de la juxtaposition d'une image du corps proprement dit avec une image de quelque chose d'autre, comme l'image visuelle d'un visage ou l'image auditive d'une mélodie » [13].

En conclusion la perception d'une émotion relative à un phénomène particulier dépend de la subjectivité de la perception du phénomène en question, de la perception que celui-ci engendre, et de la perception que tout cela apporte à la tonalité et à l'efficacité des processus de pensée. Si le corps est le lieu d'expression des émotions avec le circuit efférent allant du cerveau vers le corps, et faisant retour afférent au cerveau ; on peut comprendre que, dans certains cas, le cerveau peut créer un état émotionnel du corps sans avoir à le reproduire dans le corps. L'hypothèse, à cet égard, est que les mécanismes de simulation des émotions se mettent probablement en place durant le développement postnatal, tandis que l'organisme s'adapte à l'environnement. Il existe cependant des différences entre réaction corporelle et réaction mentale ; **nous pensons tout comme Damasio que la capacité de ressentir des émotions passe par la prise en compte des changements corporels**. La perception des émotions est tout autant un processus cognitif que la perception de toute autre image. « Je ne pense pas, ajoute Damasio, que les émotions soient des entités aussi impalpables et éthérées que beaucoup le disent. En réalité, elles ont une existence bien concrète, et on peut les rapporter à des systèmes spécifiques dans le corps et le cerveau, ni plus ni moins que la vision ou le langage » [14].

Les marqueurs somatopsychiques

Les travaux des neuroscientifiques, tels ceux des professeurs Edelman et Damasio, fournissent des hypothèses suffisamment fiables pour nous aider dans notre recherche des mécanismes « mystérieux » d'interrelations entre fonctionnement mental, fonctionnement psychique et fonctionnement somatosensoriel. Nous pensons que ces travaux conduisent aux hypothèses de circuits neuronaux totalement interreliés (SNC, fonctions somatiques et somatopsychiques) nous

13. Damasio, 1994, 190.

14. *ibidem* p. 212

aidant à comprendre les processus de somatisations.

Nous devons évoquer préalablement, mais brièvement, les écueils méthodologiques des nouvelles approches ; les progrès rapides des neurosciences encouragent certains chercheurs à rejeter les contributions théoriques et les pratiques cliniques de la psychologie, et de la psychanalyse, sans tenter d'établir un dialogue scientifique souhaitable et nécessaire. Cette attitude empreinte de toute-puissance narcissique ne peut que nuire au développement de ces nouvelles disciplines qui se priveraient des contributions fondamentales de près d'un siècle de pratique psychanalytique. Aussi, je partage les réticences d'André Green relatives aux chercheurs des neurosciences et du cognitivisme qui considèrent que la psychanalyse est dépassée, en proposant des modèles neuraux complexes. Certains de ces chercheurs n'envisageant que les dysfonctionnements des mécanismes neuraux ont fini par conclure hâtivement de leurs observations que nous fonctionnons comme des automates, modèles qu'ils proposent à notre attention. La réalité matérielle des neurones ou du corps humain ne peut s'imposer à nous comme une ultime « Weltanschauung » ; **nous ne sommes pas des automates biologiques rationnels**.

Dans les propositions des neurosciences, André Green ne voit « [...] *rien qui concerne le transfert et le contre-transfert, rien qui parle de l'histoire refoulée du sujet, rien qui rende compte de ses défenses et de l'inconscience de ses résistances, sans parler de l'inconscient relatif au contenu ; je ne perçois rien qui traite de l'angoisse, rien non plus qui évoque le retournement de la parole sur elle-même, le double sens des mots et il n'est guère question dans vos idées du désir, du plaisir et de la pulsion [..]* ».[15] La position de la biologie du développement, des neurosciences et de la psychanalyse ne sont pas éloignées les unes des autres. Nous considérons qu'il s'agit du continuum psychosomatique du vivant appréhendé à plusieurs niveaux, d'où la nécessité de l'utilisation de plusieurs disciplines scientifiques.

La biologie fait appel à la notion de marqueurs somatiques pour parler des interrelations premières, et la psychanalyse utilise la notion de fixation psychique pour décrire les fixations de la libido au cours du processus de développement.

Les découvertes neuronales et somatiques des circuits des émotions et de leurs associations à des états corporels nous conduit à proposer l'existence **de noyaux archaïques somatopsychiques mémorisant l'ensemble des situations précocement vécues de la naissance jusqu'à la période verbale**. Ces fixations relient un état somatique,

15. Green,1996,p.70

une manifestation émotionnelle et un comportement associé, le tout est comme nous l'avons vu ci-dessus encodé neuralement et intégré dans l'organisation cénesthésique, puis dans l'organisation diacritique.

Les marqueurs somatopsychiques sont des mécanismes d'aides inconscientes à l'action quotidienne des êtres humains. Damasio définit ainsi le concept : « ***l'association d'une perception d'une sensation déplaisante ou agréable corporelle lors d'une prise de décision à une image particulière, est appelée "marqueur" somatique, que la perception soit d'origine viscérale ou non*** ».

Le marqueur somatique agit soit comme un signal d'alarme – danger de choisir cette solution- ou comme un signal d'encouragement; dans les deux cas, c'est un système qui donne des indications d'orientation. Il existerait aux côtés des mécanismes neuronaux sous-tendant les émotions primaires, permettant de coupler un grand nombre de situations et d'états somatiques adaptés, des marqueurs somatiques acquis pendant l'enfance et l'adolescence. Ce processus de marquage est continu, et ne s'arrête qu'avec la mort. Les marqueurs sont acquis sous l'égide d'un système d'homéostasie interne dont l'objectif est d'assurer la survie de l'organisme. "Ce système d'homéostasie interne est généralement programmé **de façon que l'organisme tend à fuir la douleur et à rechercher le plaisir**, et il est probablement préréglé pour que ces objectifs soient atteints dans le contexte de situations sociales" [16]. « La plupart des marqueurs somatiques dont nous faisons usage...ont probablement été élaborés dans notre cerveau au cours des processus d'éducation et de socialisation, par l'établissement d'un lien entre des classes de stimuli et des classes particulières d'états somatiques » [17]. Le réseau neuronal des marqueurs somatiques le plus important est situé dans le cortex préfrontal où il rejoint le système sous-tendant les émotions secondaires qui sont différentes des émotions primaires qui, elles, sont génétiquement programmées. **Le cortex préfrontal reçoit des signaux des cortex sensoriels où les états du corps passés et présents sont représentés de façon continue**. Ces signaux, nous dit Damasio, correspondent à des perceptions relatives au monde extérieur, ou à des pensées que nous formons au sujet du monde extérieur, ou à des évènements se déroulant dans le corps proprement dit. **Le cortex préfrontal reçoit aussi des signaux des régions bio-régulatrices du cerveau.**

---

16. Les domaines relatifs à la bio-régulation et aux interactions sociales sembleraient être pris en considération au niveau de la région ventro-médiane préfrontale, tandis que les systèmes de la région dorso-latérale sembleraient être concernés par la connaissance du monde externe (gens, choses, leurs mouvements dans l'espace et le temps, etc. Damasio, 1995, 232.

17. Damasio, *ibidem*, p. 230.

Notamment les ensembles de neurones modulateurs du tronc cérébral (ceux qui distribuent la dopamine, la sérotonine et la noradrénaline) ainsi que l'amygdale, le cortex cingulaire antérieur et l'hypothalamus. C'est cet ensemble interconnecté qui détermine le paramétrage des valeurs biologiques du système homéostatique de l'organisme.

Le concept de "marqueur somatique" constitue une contribution importante à l'avancement des neurosciences. **Il est l'équivalent somatique neuronal des représentations psychiques développées par Freud pour l'appareil psychique. Plus spécialement et c'est notre hypothèse, il constitue le correspondant neuronal du représentant psychique de la pulsion ; il s'agit de l'inscription de la pulsion dans l'inconscient somatique et dans l'inconscient psychique**. Dans ce cas il serait préférable de ne plus utiliser la notion de système nerveux central, mais de **système neuropsychique (résultant d'une intégration des deux systèmes)**.

Nous avons ainsi pu proposer de mettre en relation une organisation somato-psychique – l'organisation cénesthésique – des marqueurs somatopsychiques au niveau du système neuropsychique, et enfin une interrelation entre représentations potentielles acquises et représentations de l'appareil psychique (représentant-représentation [18] de la pulsion, représentation de choses et représentation de mots). Cette proposition théorique devrait faciliter la compréhension et l'appréhension des somatisations dans toutes leurs dimensions, et surtout de mettre fin à l'approche philosophique d'Anaxagore, à savoir la dichotomie soma-psyché. [19]

E. Cinquième organisation somato-psychique : Stade du premier Œdipe et développement de la névrose infantile

Il s'agit d'une étape très importante qui signe qu'il y a eu construction d'un premier système psychique à partir de

18. Vocabulaire de la psychanalyse : (P.413) « La notion de représentants – représentation se rencontre dans les textes où Sigmund Freud définit la relation du somatique au psychique comme celle de la pulsion à ses représentants.... La pulsion, en tant qu'elle est somatique, reste hors de l'action directe d'une opération psychique des refoulements dans l'inconscient. Celle-ci ne peut porter que sur des représentants psychiques de la pulsion ; à strictement parler, sur les représentants – représentations.Laplanche et Pontalis

19. La rédaction de la note sur les trois premières organisations date du 26 novembre 2002 ; revue le 21 février 2007 (JBS)

l'interrelation entre des comportements, des émotions et les premières représentations mentales de choses et de mots. Si l'objet n'est pas internalisé et donc s'il n'y a pas eu intrication pulsionnelle, les carences des phases archaïques et prégénitales du développement vont constituer un obstacle à l'édification de la névrose infantile. Il n'y aura donc pas de névrose et nous serons en présence de ce que l'on appelle aujourd'hui des non – névrosés. La relation d'attachement va prédominer puisqu'il n'y aura pas de relation objectale.

L'existence de la névrose infantile est totalement subordonnée aux phases d'intégration neuronale des cortex sensoriels, des cortex moteurs, et du système limbique profondément relié avec l'hippocampe. Les carences des premiers temps de la vie peuvent avoir pour conséquence la non intégration de certaines composantes au niveau des cortex ce qui a pour conséquence et comme résultat le développement incomplet du système psychique.

F. Sixième organisation somato-psychique : Le développement neuroendocrinien de la maturation de la sexualité féminine et masculine

Ces processus se développent tout au long de la phase phallique pendant la période d'acmé du complexe d'Œdipe et se poursuit pendant la période dite de latence ; de l'âge de 5-6 ans à la puberté dont l'âge varie selon les cultures et les climats de la planète.

Il s'agit d'une période de développement de l'Idéal du Moi, du noyau du Surmoi et de sublimation pulsionnelle pendant laquelle il n'y a pas de nouvelle organisation de la sexualité. Que se passe-t-il alors dans le domaine neuronal et endocrinien à la lumière des recherches récentes qui nous permettrait de mieux comprendre la nature de l'organisation somato-psychique qui se met en place ?

Développement du cortex préfrontal

Il s'agit d'abord d'une période de renforcement du Moi qui va établir une intégration des systèmes Préconscient/Conscient dans les composantes sensorielles et motrices, et qui grâce au développement neuronal des lobes préfrontaux va pouvoir établir des programmations et des guides pour l'action en reliant les émotions (système limbique), les pensées et les comportements ; il s'agit d'une période de maturation importante de l'appareil psychique. La maturation des lobes préfrontaux se poursuit au cours de cette période jusqu'à l'âge de vingt ans environ.

Neurones miroirs et introjection de l'imago parentale

Cette période est gouvernée par deux processus fondamentaux : « premièrement, par ce que les parents font; deuxièmement par ce qu'ils disent » (Solms, Turnbull, 2003).Les neurones miroirs localisés sur la surface externe des lobes frontaux dont le mode de fonctionnement a été établi à partir de l'étude des singes, « le singe voit, le singe fait (ce qu'il a vu) », est le probable mécanisme par lequel les enfants « introjectent » le comportement des parents; il s'agit de la période d'identification à la mère et au père décrite aussi par la psychanalyse. Les programmes de décision et d'action sont déterminés par la répétition de pensées et d'actes à partir de l'observation du comportement parental, « l'action est alors transformée en pensée » (Solms, Turnbull, 2003).

Développement de l'axe hypothalamo-gonadique préparant le stade génital humain

Que se passe-t-il dans le domaine biologique et neuronal pendant cette phase de latence? Nous sommes en présence de la genèse d'un complexe qui met en moyenne de 8 à 12 ans après la naissance pour se développer sur le plan neuroendocrinien. Il s'agit du développement organique d'un réseau neuronal donnant naissance au « générateur de la GnRH », l'hormone qui relâche de la gonadotropine à partir de la glande pituitaire antérieure de l'axe hypothalamo-corticotrope. L'hypothalamus comprend un réseau complexe de régulation stratégique dont fait partie le générateur hormonal GnRH, mais aussi des neurotransmetteurs tels que la dopamine, la norépinéphrine, la sérotonine, le GABA (acide aminobutyrique), etc., ainsi que des régulateurs neuropeptidique tels que GnRH, la somastatine, l'hormone libératrice de corticotropine (CRH), la neurotensine, le neuropeptide Y, la substance P, etc.

Maturation du système reproducteur

L'hypothalamus constitue donc une unité d'intégration et de traitement interactif capable de contrôler la glande pituitaire par le biais de signaux multiples. Ce système complexe, long dans la durée de sa maturation, est particulièrement vulnérable à toute attaque physique ou chimique avec des conséquences par exemple sur l'axe sexuel de la reproduction mais aussi sur le comportement alimentaire, la thermorégulation, le sommeil, le dysfonctionnement du SNA, etc. Une fois ce réseau mis en place par le processus de croissance neuronale, l'hypothalamus se met à secréter, entre les âges de 6-8 ans et 14 ans, selon les individus, des quantités de plus en plus élevées de FSH (hormone folliculostimulante) et de LH (hormone lutéinisante) permettant la lente maturation du système reproducteur et l'apparition des caractères sexuels secondaires, en déclenchant la sécrétion d'hormones sexuelles par les gonades.

Période de développement topique du Surmoi

Les sociétés humaines ont utilisé cette période de latence, qui est comme on l'a vu, cruciale pour la maturation du système hypothalamique de l'axe de reproduction, pour développer des pratiques de socialisation des jeunes enfants et des préadolescents ; il s'agit d'une période favorable au renforcement du Surmoi et de l'apprentissage des systèmes de valeur.

G. Septième organisation somato-psychique : organisation œdipienne sous le primat du génital

La poussée de croissance biologique déterminée génétiquement à l'adolescence (première menstruation, première éjaculation) est à l'origine des processus de développement et de reproduction sexuels exigeant de l'appareil psychique une poursuite de son organisation vers la maturité (organisation œdipienne sous le primat du génital).

Nous ferons état à présent des recherches les plus récentes sur la différenciation sexuelle du cerveau par les gonadostéroïdes qui contribueront à fonder notre hypothèse d'organisation somatopsychique de ce stade de la maturité humaine.

Comme le dit si justement Bela Grunberger « l'Œdipe est loin d'être résolu à l'âge œdipien classique et l'homme n'atteint la maturité sexuelle et relationnelle qu'à un moment bien plus tardif. Cette période étant considérée comme une longue succession de positions œdipiennes [...] jusqu'au moment où l'individu apparaît dans sa maturité, ayant achevé le processus par l'atteinte de sa propre identité, [...] étant son propre père ou sa propre mère ».

La poussée de croissance biologique déterminée génétiquement à l'adolescence (première menstruation, première éjaculation) est à l'origine des processus de développement et de reproduction sexuels exigeant de l'appareil psychique une poursuite de son organisation vers la maturité (organisation œdipienne sous le primat du génital). Les résultats des recherches en neurobiologie au XXe siècle (Ciofi, Inserm, 2000) ont abouti à la constitution d'une théorie hormonale et génétique de la différenciation de l'appareil génétique de mammifères : le chromosome Y décide la constitution d'un testicule qui à son tour impose son sexe à une structure bipotente dont le programme inhérent de développement est féminin. Le cerveau est donc intrinsèquement femelle et bipotent, masculinisé par l'empreinte testiculaire.

Le système voméronasal

Toute la différenciation sexuelle fonctionnelle repose sur la structure de l'axe hypothalamo-hypophyso-gonadique (cf. 7ème organisation) à partir du « système voméronasal » qui s'est constitué dans le cerveau primitif. Cet organe voméronasal est sensible aux phéromones qui vont déterminer les adaptations comportementales et endocriniennes après traitement de l'information par l'hypothalamus. En l'absence de gonade, c'est le sexe femelle qui s'impose lors du développement de l'appareil génital, puisque le modèle dit indifférencié est femelle.

Un très long processus

Les structures cérébrales présentant un dimorphisme sexuel prédominent autour du troisième ventricule dans l'hypothalamus antérieur et font partie intégrante du système qui régit l'activité végétative (cf. ci-dessus organisations somatopsychique). Le développement de ces différences dépend de l'influence précoce des hormones et particulièrement des œstrogènes sur les circuits nerveux en maturation; cette influence semble persister tout au cours de la vie. Les réseaux neuronaux centraux gérant la production et la réunion des gamètes sont très complexes et demeurent encore à ce jour mal compris. Certains auteurs par exemple suggèrent que la différenciation psychosexuelle pourrait reposer sur une empreinte double, (œstrogénique prénatale préparatoire) qui viendrait s'ajouter à l'empreinte androgénique prénatale et postnatale sur le cerveau des garçons. 80% des neurones du noyau central de l'aire pré-optique impliqués dans l'ovulation et le comportement sexuel sont générés en période postnatale et un dimorphisme sexuel ne devient observable qu'à partir de 4 ans pour se stabiliser à la puberté.

Un système complexe et fragile

On peut alors comprendre en présence d'un système si complexe que toute perturbation peut provoquer des dysfonctionnements : aménorrhée, oligoménorrhée, anovulation, perturbation des cycles menstruels, baisse des taux de testostérone, baisse de la fertilité (étude des conséquences de stress psychologique sur des couples infertiles, Lemack et al, 1998).

Le modèle global « Neuropsychosomatique » de la vie intra-utérine au stade génital œdipien : Résumé

Jean Benjamin Stora
Janvier 2020

1a. Stade de développement intra-utérin.

Il est important avec nos patients de toujours penser au stress maternel pendant la grossesse : quels sont les événements de vie qui ont perturbé le développement fœtal ?

1b. Stade archaïque des premiers mois (dominé par la sensori-motricité), et les périodes critiques

2. l'organisation cénesthésique, et l'organisation somato-psychique du stade oral; 6 premiers mois de vie – relations pré-objectales (Bon et mauvais Objet); avec l'apparition du sourire au troisième mois, les traces mnémoniques sont établies ce qui implique que les parties constituant l'appareil psychique sont en place : conscient, préconscient et inconscient. Un moi rudimentaire se développe au sein du continuum somatopsychique dans l'activité musculaire et de plus en plus coordonnée et dirigée.

3. L'organisation diacritique, et le stade anal; neuf premiers mois de vie (introjection de l'Objet maternel permettant l'intrication pulsionnelle : pulsions sexuelles et pulsions agressives).

Cette organisation constitue un chaînon indispensable dans le continuum somatopsychique. Elle établit les relations entre

les fonctions viscérales et les fonctions motrices. On passe ainsi au cours du processus de développement psychosexuel, d'un mode somatique à un mode psychique de décharge de l'énergie.

En termes psychanalytiques, Spitz assimile la relation entre les organisations cénesthésique et diacritique à la relation entre processus primaire et processus secondaire; « nous ne prenons conscience du travail accompli en sourdine par le système cénesthésique que par les déformations qu'il impose au fonctionnement diacritique ou par l'influence qu'il exerce sur le processus primaire ».

4. Importance de l'émotion comme détonateur de troubles psychiques et somatiques : les MARQUEURS SOMATOPSYCHIQUES.

Les découvertes neuronales et somatiques des circuits des émotions et de leurs associations à des états corporels nous conduit à proposer l'existence de noyaux archaïques somatopsychiques mémorisant l'ensemble des situations précocement vécues de la naissance jusqu'à la période verbale. Ces fixations relient un état somatique, une manifestation émotionnelle et un comportement associé, le tout est comme nous l'avons vu ci-dessus encodé neuralement et intégré dans l'organisation cénesthésique, puis dans l'organisation diacritique.

Les marqueurs somatopsychiques sont des mécanismes d'aides inconscientes à l'action quotidienne des êtres humains. Damasio définit ainsi le concept : « ***l'association d'une perception d'une sensation déplaisante ou agréable corporelle lors d'une prise de décision à une image particulière, est appelée "marqueur" somatique, que la perception soit d'origine viscérale ou non*** **».**

Le marqueur somatique agit soit comme un signal d'alarme - danger de choisir cette solution- ou comme un signal d'encouragement; dans les deux cas, c'est un système qui donne des indications d'orientation.

5. Stade du premier œdipe et développement de la névrose infantile.

Le système psychique ne peut se développer que si préalablement pendant la vie intra-utérine et pendant les cinq années suivantes il y ait intégration des différentes fonctions des cortex sensorimoteurs, du système limbique et

du cortex préfrontal. Sans l'intégration neuronale, le système psychique ne peut advenir.

6.Le développement neuroendocrinien de la maturation de la sexualité féminine et masculine.

De 5 ans à 12-13 ans développement biologique et neuro-hormonal du système hypothalamique (développement du système hormonal sexuel environ 7 à 8 années).
Stade phallique-narcissique de la pré-adolescente et de l'adolescence.

7. Organisation somato-psychique genitale : Stade génital œdipien, prédominance de la problématique œdipienne classique dans la relation à la mère et au père. Technique classique de la Psychanalyse.

Au niveau neuronal

Nous sommes en présence d'un fonctionnement établi dans la vie prénatale, à savoir des connexions neurologiques unissant la bouche, l'estomac, la main et l'oreille interne ; cette première programmation facilitera le déclenchement de comportements spécifiques lors de l'alimentation (stade oral). Cette première organisation centrée sur la satisfaction du besoin alimentaire qui a donné naissance à la théorie de l'étayage proposée par Freud en vue de réduire la tension issue de la mise en marche des fonctions physiologiques est aussi reliée au système perceptif de la cavité orale et pharyngienne dont dépendent les sensations en provenance de la peau, de la main et du labyrinthe (Spitz, 1968).

• Ce processus est donc plus complexe que celui proposé par la métapsychologie.

Cette organisation somato-psychique est d'abord centrée sur le développement de la perception sensorielle ; il s'agit du premier noyau du système Pc/Cs mettant en œuvre les connexions des régions somato-sensorielles, mais aussi les muscles lisses et le système nerveux autonome (systèmes sympathique et parasympathique – stimulation et inhibition de la salivation, des vaisseaux sanguins (diamètre), des bronches, des pulsations cardiaques, de la digestion, de la bile, de l'insuline et du glucagon, de la libération de glucose, de la sécrétion d'adrénaline et de noradrénaline, des vaisseaux de l'intestin et du rectum, de la vessie).

Les traces mnésiques de cette période commencent à être encodées dans les différentes mémoires (y compris la mémoire audio-verbale sous forme de phonèmes) ; les affects primaires de plaisir et de déplaisir se développent selon des séquences de biorythmes (ultradiens et circadiens) déterminés par la satisfaction des besoins assurés par la mère et le milieu parental profondément reliés à leur état émotionnel. Le Moi se développe progressivement en se différenciant de l'inconscient et en coordonnant cette première organisation.

De 1 à 4 ans, le processus est conforme aux poussées des pulsions de vie dans le cadre des périodes critiques neuronales favorisant le renforcement synaptique et l'intégration progressive des fonctions somatiques.

Nous sommes en présence d'un développement induit par la pulsion sadique-anale avec les deux tendances au plaisir : détruire et dominer (*Bemächtigungstrieb*). Parallèlement à la mise en place de l'Objet interne, et au passage d'une phase de réception sensorielle à une phase de perception active, se déroule un processus somatique et neuronal de myélinisation des faisceaux nerveux. Cette maturation neuronale facilite le fonctionnement des cortex somato-sensoriels (système P/Cs), et place les muscles striés au service d'actions dirigées.

Quatre sous-systèmes moteurs distincts interactifs contribuent à la maturation du contrôle moteur, parmi ceux-ci les circuits de la moelle et du tronc cérébral sont à la base de réflexes élémentaires ainsi que ceux qui organisent les patterns d'activité neurale responsables d'actes moteurs plus complexes. Tous les mouvements sont provoqués par des motoneurones innervant directement les muscles squelettiques à l'exception des muscles lisses des viscères – cf. 1ère organisation – dépendant du S.N autonome.

Les centres de contrôle moteur du tronc cérébral jouent un rôle particulier dans le contrôle de la posture corporelle, les mouvements des bras (le noyau rouge), les mouvements d'orientation de la tête et des yeux (colliculus supérieur); les aires motrices du lobe frontal sont pour leur part responsables de la planification et du contrôle précis des séquences complexes des mouvements volontaires. Le cortex prémoteur et l'aire motrice supplémentaire sont responsables de la planification et de la sélection des mouvements alors que le cortex primaire l'est de leur exécution; c'est le cortex moteur qui permet les mouvements fins et individualisés des extrémités des membres, de la langue et de la face (Purves et alii, 2003, 388).

Le développement neuro-endocrinien de la maturation de la sexualité féminine et masculine

Ces processus se développent tout au long de la phase phallique pendant la période d'acmé du complexe d'Œdipe et se poursuit pendant la période dite de latence; de l'âge de 5-6 ans à la puberté dont l'âge varie selon les cultures et les climats de la planète.

Il s'agit d'une période de développement du Surmoi et de sublimation pulsionnelle pendant laquelle il n'y a pas de nouvelle organisation de la sexualité. Que se passe-t-il

alors dans le domaine neuronal et endocrinien à la lumière des recherches récentes qui nous permettraient de mieux comprendre la nature de l'organisation somato-psychique qui se met en place ?

Il s'agit d'abord d'une période de renforcement du Moi qui va établir une intégration des systèmes P/Cs dans les composantes sensorielles et motrices, et qui grâce au développement neuronal des lobes préfrontaux va pouvoir établir des programmations et des guides pour l'action en reliant les émotions (système limbique), les pensées et les comportements ; il s'agit d'une période de maturation importante de l'appareil psychique. La maturation des lobes préfrontaux se poursuit au cours de cette période jusqu'à l'âge de vingt ans environ.

Cette période est gouvernée par deux processus fondamentaux : « premièrement, par ce que les parents font; deuxièmement par ce qu'ils disent » (Solms, Turnbull, 2003). Les neurones miroirs localisés sur la surface externe des lobes frontaux dont le mode de fonctionnement a été établi à partir de l'étude des singes, « le singe voit, le singe fait (ce qu'il a vu) », est le probable mécanisme par lequel les enfants « introjectent » le comportement des parents. Les programmes de décision et d'action sont déterminés par la répétition de pensées et d'actes à partir de l'observation du comportement parental, « l'action est alors transformée en pensée » (Solms, Turnbull, 2003

Que se passe-t-il dans le domaine biologique et neuronal pendant cette phase de latence ? Nous sommes en présence de la genèse d'un complexe qui met en moyenne de 8 à 12 ans après la naissance pour se développer sur le plan neuroendocrinien. Il s'agit du développement organique d'un réseau neuronal donnant naissance au « générateur de la GnRH », l'hormone qui relâche de la gonadotropine à partir de la glande pituitaire antérieure de l'axe hypothalamo-corticotrope. L'hypothalamus comprend un réseau complexe de régulation stratégique dont fait partie le générateur hormonal GnRH, mais aussi des neurotransmetteurs tels que la dopamine, la norépinéphrine, la sérotonine, le GABA (acide aminobutyrique), etc., ainsi que des régulateurs neuropeptidique tels que GnRH, la somastatine, l'hormone libératrice de corticotropine (CRH), la neurotensine, le neuropeptide Y, la substance P, etc.

L'hypothalamus constitue donc une unité d'intégration et de

traitement interactif capable de contrôler la glande pituitaire par le biais de signaux multiples. Ce système complexe, long dans la durée de sa maturation, est particulièrement vulnérable à toute attaque physique ou chimique avec des conséquences par exemple sur l'axe sexuel de la reproduction mais aussi sur le comportement alimentaire, la thermorégulation, le sommeil, le dysfonctionnement du SNA, etc. Une fois ce réseau mis en place par le processus de croissance neuronale, l'hypothalamus se met à secréter, entre les âges de 6-8 ans et 14 ans, selon les individus, des quantités de plus en plus élevées de FSH (hormone folliculostimulante) et de LH (hormone lutéinisante) permettant la lente maturation du système reproducteur et l'apparition des caractères sexuels secondaires, en déclenchant la sécrétion d'hormones sexuelles par les gonades.

Les sociétés humaines ont utilisé cette période de latence, qui est, comme on l'a vu, cruciale pour la maturation du système hypothalamique de l'axe de reproduction, pour développer des pratiques de socialisation des jeunes enfants et des préadolescents; il s'agit d'une période favorable au renforcement du Surmoi et de l'apprentissage des systèmes de valeur.

Nous ferons état à présent des recherches les plus récentes sur la différenciation sexuelle du cerveau par les gonadostéroïdes qui contribueront à fonder notre hypothèse d'organisation somatopsychique de ce stade de la maturité humaine.

Comme le dit si justement Bela Grunberger « l'Œdipe est loin d'être résolu à l'âge œdipien classique et l'homme n'atteint la maturité sexuelle et relationnelle qu'à un moment bien plus tardif. Cette période étant considérée comme une longue succession de positions œdipiennes [...] jusqu'au moment où l'individu apparaît dans sa maturité, ayant achevé le processus par l'atteinte de sa propre identité, étant son propre père ou sa propre mère ».

La poussée de croissance biologique déterminée génétiquement à l'adolescence (première menstruation, première éjaculation) est à l'origine des processus de développement et de reproduction sexuels exigeant de l'appareil psychique une poursuite de son organisation vers la maturité (organisation œdipienne sous le primat du génital). Les résultats des recherches en neurobiologie au XXe siècle (Ciofi, Inserm, 2000) ont abouti à la constitution

d'une théorie hormonale et génétique de la différenciation de l'appareil génétique de mammifères : le chromosome Y décide la constitution d'un testicule qui à son tour impose son sexe à une structure bipotente dont le programme inhérent de développement est féminin. Le cerveau est donc intrinsèquement femelle et bipotent, masculinisé par l'empreinte testiculaire.

Toute la différenciation sexuelle fonctionnelle repose sur la structure de l'axe hypothalamo-hypophyso-gonadique (cf. 3ème organisation) à partir du « système voméronasal » qui s'est constitué dans le cerveau primitif. Cet organe voméronasal est sensible aux phéromones qui vont déterminer les adaptations comportementales et endocriniennes après traitement de l'information par l'hypothalamus. En l'absence de gonade, c'est le sexe femelle qui s'impose lors du développement de l'appareil génital, puisque le modèle dit indifférencié est femelle.

Les structures cérébrales présentant un dimorphisme sexuel prédominent autour du troisième ventricule dans l'hypothalamus antérieur et font partie intégrante du système qui régit l'activité végétative (cf; 1ère org. Somatopsychique). Le développement de ces différences dépend de l'influence précoce des hormones et particulièrement des œstrogènes sur les circuits nerveux en maturation; cette influence semble persister tout au cours de la vie. Les réseaux neuronaux centraux gérant la production et la réunion des gamètes sont très complexes et demeurent encore à ce jour mal compris. Certains auteurs par exemple suggèrent que la différenciation psychosexuelle pourrait reposer sur une empreinte double, œstrogénique prénatale préparatoire) qui viendrait s'ajouter à l'empreinte androgénique prénatale et postnatale sur le cerveau des garçons. 80% des neurones du noyau central de l'aire préoptique impliqué dans l'ovulation et le comportement sexuel sont générés en période postnatale et un dimorphisme sexuel ne devient observable qu'à partir de 4 ans pour se stabiliser à la puberté.

Bibliographie

ALEXANDER, F., *La médecine psychosomatique*, PBP, Paris, 1977.

FLANDERS-DUNBAR H., *Emotions and bodily changes*, New York, Columbia University Press, 1935.

GRODDECK, *Le livre du ça*, Gallimard, Paris, 1973.

Anzieu, D., Le Moi Peau, Paris, Dunod, 1985.

Anzieu, D., *Une peau pour les pensées :* entretiens de Didier Anzieu avec Gilbert Tarrab sur la psychologie et la psychanalyse, Paris, Clancier-Guénaud, 1986,

Anzieu, D., *Le penser. Du moi-peau au moi-pensant*, Paris, Dunod, 1994.

Avicenne & Averroès : *médecine et biologie dans la civilisation de l'islam* De Paul Mazliak, Vuibert, 2004, 25.00 E (25 :00 euros ? est-ce le prix du livre ?)

L'histoire des sciences biologiques de la fin du Xe siècle à la fin du XIIe. L'auteur s'appuie sur les travaux et les influences de deux éminents personnages de l'époque : Avicenne (Ibn Sina) et Averroès (Ibn Rushd).

Bion, W.R., *Aux sources de l'expérience* (1962), Paris, PUF, 1979.

Bion, W.R., *Transformations. Passage de l'apprentissage à la croissance* (1965), Paris, PUF, 1982.

Bion, W.R., *L'Attention et l'interprétation* (1970), Paris, Payot, 1990 .

Bion, W.R., *Quatre discussions avec Bion*, Textes établis par Francesca Bion, préface d'André Green, éd. d'Ithaque, 2006.

Bion, W.R., *Séminaires cliniques*, Textes établis par Francesca Bion, préface de François Lévy, éd. d'Ithaque, 2008.

Bion, W.R., *Un Mémoire du Temps À Venir*, Traduction et présentation par Jacquelyne Poulain-Colombier, Postface de Parthénope Bion Talamo, éd. du Hublot, 2010.

Bowlby, J., *Attachement et perte*, vol 1, "L'attachement", Paris, PUF, 2002.

Bowlby, J., *Attachement et perte*, vol 2, "La séparation, angoisse et colère", Paris, PUF, 2007.

Bowlby, J., *Attachement et perte*, vol 3, "La perte, tristesse et dépression", Paris, PUF, 2002,

Bergeret J., et Michel Fain M., *Le Psychanalyste à l'écoute du toxicomane*, Paris, Dunod, 1981.

DAMASIO A., R., *L'erreur de Descartes, la raison des émotions*, O. Jacob, 1994.

DAMASIO A. R., *Le sentiment même de soi, corps émotions, conscience*, Paris, O. Jacob, 1999.

DAMASIO A. R., *Spinoza avait raison, joie et tristesse, le cerveau des émotions*, O. Jacob, 2003.

EDELMAN G. M., *Plus vaste que le ciel, une nouvelle théorie générale du cerveau*, O. Jacob, 2004.

EDELMAN G. M., *The remembered present, a biological theory of consciousness*, Basic Books, 1989.

EDELMAN G.M., *Topobiology*, an introduction to molecular embryology, Harper Collins publishers, 1988.

EDELMAN G. M., *Biologie de la conscience*, Paris, O. Jacob, 1992.

SOLMS M., Oliver TURNBULL O., *The Brain and the Inner World*, an introduction to the neuroscience of subjective experience, Karnac Pub., 2003.

DEBRAY, R. et Belot, R-A. (2008) La Psychosomatique du bébé, éd. P.U.F, coll. le Fil rouge

DEJOURS C, FEDIDA P, GACHELIN G, GREEN A, GUEDENEY A, JASMIN C, STEWART J, TASSIN J-P, THURIN J-M, VARELA F. (1994). , *Somatisation – psychanalyse et science du vivant* Editions ESHEL, Paris.

. (1997). « Genèse du symptôme somatique. Trois hypothèses théoriques et suivi d'une cure » in : *Cliniques Psychosomatiques*, coll. Monographies de la RFP, 29-48 PUF, Paris, 1997

, « Préliminaires critiques à la recherche psychosomatique ». *Revue Française de Psychanalyse* 24,19-40, 1960.

DOLTO, F. (1984), *L'image inconsciente du corps*, Paris, Editions du Seuil.

Ferenczi, S (1990) *Psychanalyse I.* Œuvres complètes, 1908-1912, Paris, Payot.

Ferenczi, S., *Psychanalyse III.* Œuvres complètes, 1919-1926, Paris, Payot, 1990.

Ferenczi, S., *Psychanalyse IV.* Œuvres complètes, 1927-1933, Paris, Payot, 1990.

Ferenczi, S (1909), *Transfert et introjection*, in Psychanalyse I. Paris, Payot.

Ferenczi, S (1928), *Elasticité de la technique analytique*, in Psychanalyse IV. Paris, Payot, 1982.

Ferenczi, S (1928), *Le problème de la fin de l'analyse*, in Psychanalyse IV, Paris Payot,1982.

Ferenczi, S (1932), *Confusion de langue entre les adultes et les enfants*, in Psychanalyse IV, Paris, Payot, 1982.

Ferenczi, S (1932). *Journal Clinique*. Paris, Payot, 1985.Ferenczi, S. (2006) Le Traumatisme, Paris, Payot, coll. « Petite Bibliothèque Payot ».
Ferenczi, S., *L'Enfant dans l'adulte*, Paris, Payot, coll. « Petite Bibliothèque Payot », 2006.
Ferenczi, S & Rank O., (1924), *Perspective de la psychanalyse. Sur l'indépendance de* la *théorie et de la pratique*. Paris, Payot, 1994.
Freud, S., (1904). *La technique psychanalytique*. Paris, PUF, 1953.
Freud, S., (1938). *Abrégé de la psychanalyse*. Paris, PUF, 1949.
Freud, S., (1887-1902). *Naissance de la psychanalyse*, lettres à Fliess. Paris, PUF, 1956.
Freud, S & Ferenczi, S. (1908-1914 et 1920-1933), *Correspondance*, t.I et t.II, Paris, Calmann-Lévy, 1992, et T.III les Années douloureuses, Paris, Calmann-Lévy, 2000.
Golse B., avec Claude Bursztejn, Penser, parler, représenter. Émergences chez l'enfant, Paris, Masson, 1990, collection « Médecine et psychothérapie».
Golse B., *Le développement intellectuel et affectif de l'enfant*, Paris, Masson, 1992.
Green A., « *Les cas limite. De la folie privée aux pulsions de destruction et de mort*, Borderline cases. From private madness to the destructive and death drives, Zusammenfassung, Riassunto, Resumen », Revue française de psychanalyse, vol. 75, no n° 2, 30 mai 2011, p. 375–390.
Green, A (1980) « La mère morte », in *Narcissisme de vie, Narcissisme de mort*, Paris, Minuit.
Green, A. (2007) « Pulsions de destruction et maladies somatiques », in *Revue française de Psychosomatique*, Paris, PUF, vol. 37,n°2, p.192.
Green A., *Le travail du négatif*, Les éditions du Minuit, 1999, p. 168.
Green, A., *Les voies nouvelles de la thérapie psychanalytique, le dedans et le dehors*, P.U.F, 2006.
Green, A., *Le travail psychanalytique* (sous la direction de.), P.U.F, 2003.
Hippocrate (1839-1861), *Œuvres complètes*, É. Littré (trad.), Paris, J.-B. Baillière, 10 vol.
Klein, M., *Psychanalyse d'enfants*, Payot, coll. « Petite Bibliothèque Payot », 2005.
Klein, M. Développements de la psychanalyse avec , et Susan Isaacs, Paris, Puf, 2009, Coll. Quadrige Grands textes.
Klein, M., *La psychanalyse des enfants*, Paris, Puf, 2009, Coll. « Quadrige Grands textes ».
Klein, M., *Essais de psychanalyse* 1921-1945, Paris, Payot, 1989.
Klein, M., *Envie et gratitude et autres essais*, Paris, Gallimard, 1978.
Klein, M., *Le transfert et autres écrits*, Paris, Puf, 1995.

Klein, M., *Développements de la psychanalyse* avec , et Susan Isaacs, Paris, Puf, 2009, Coll. Quadrige Grands textes.

Maïmonide Moïse, *Commentaires du Traité des Pères,* traduit de l'hébreu et annoté par Eric Smilevitch, éditions Verdier, 1990.

Maïmonide ou l'autre Moïse, De Maurice-Ruben Hayoun, Pocket, Coll. Agora, n° 279, 2004, 10.00 E ; La destinée de Moïse Maïmonide (1138-1204), à la fois médecin et réformateur, théologien et philosophe, qui priait en hébreu, pensait en grec et écrivait en arabe. (10 :00E, est-ce le prix ?)

McDougall J., *Théâtre du Je* , Paris, Gallimard, 1982.

McDougall, J., *Theaters of the Body.* New York and London : W. W. Norton. 1989

McDougall, J., *Eros aux mille et un visages,* Paris, Gallimard, 1996.

Marty, P., *L'ordre psychosomatique,* T.2. Paris, Payot, 1980.

Marty, P. « La relation objectale allergique », *Revue Française de Psychanalyse,* vol. 22 n°1, pp. 30-35.

Marty, P., « La dépression essentielle », *Revue française de psychanalyse,* vol. 32, n° 3, p.595. 1968.

Marty, P, de M'Uzan, M., « La pensée opératoire », *Revue Française de psychanalyse,* vol. 22n° spécial,1968, p. 345. 1968

Marty, P., & Stora, J.B. *Psychosomatiques,* Beyrouth : ed. Beyrouth, (en langue arabe), 1989.

Marty, P., Stora, J.B., *La Classification psychosomatique Marty/Ipso, méthode d'aide au diagnostic des organisations psychosomatiques et des maladies somatiques.* Lausanne : Médecine et Hygiène, 1988.

Marty, P., & Stora, J.B., La clasificacion psicosomatica MARTY/IPSO : metodo diagnostico de las organizaciones psicosomaticas y enfermedades somaticas. Psicoterapia Analitica, Vol. 1,n° 1 : 19-31. 1989

Marty, P., *La psychosomatique de l'adulte,* Paris, P.U.F. (Que sais-je ? n° 1850),1990.

Marty, P., De M'Uzan, M., & David, C. *L'investigation psychosomatique, sept observations cliniques.* Paris, P.U.F. 1994 (nvlle édition).

Roussillon, R., *La naissance de l'objet,* avec , Paris, Puf, 2010.

Roussillon, R, *Manuel de la pratique clinique en psychologie et psychopathologie,* Paris, Elsevier Masson, 2012.

Roussillon, R. (dir.), *Manuel de psychologie et psychopathologie clinique générale,* Paris, 2014 (2e édition).

Spitz, R., A ,. *Le Non et le Oui,* Paris, Puf, 2008.

Spitz, R., A, *De la naissance à la parole,* Paris, Puf, 1993.

Stern, D., *Le Monde interpersonnel du nourrisson*, Presses Universitaires de France, 2003.

Stern, D. (trad. Michèle Garène), *Le moment présent en psychothérapie : Un monde dans un grain de sable*, Paris, Odile Jacob, 2003.

Stern, D. , *Mère-enfant, les premières relations*, Mardaga, 1981.

Stora, J.B., *La Nouvelle Approche Psychosomatique, 9 cas cliniques*, MJW-Féditions Fédition, Paris, 2013.

Stora, J.B., *The new Body-Mind Approach, Clinical Cases*, Karnac, London, 2015.

Stora, J. B., *Quand le corps prend la relève, stress, traumatismes et maladies somatiques*, éd. Odile Jacob, Paris,1ère 1ère édition 1999, 2011.

Stora, J.B., *La Neuropsychanalyse, controverses et dialogues*, Paris : MJW Féditions Fédition, 2011.

Stora, J.B., *Le stress*, Presses Universitaires de France, collection "Que sais-je ?" n° 2575, Paris,1991 ;10ème édition, 2019 ; éditions en espagnol, portugais, turc, arabe, roumain, grec, italien. 1991/2019.

Stora, J.B., When the body displaces the mind, stress, trauma and somatic disease, (foreword by Mark Solms), London : Karnac Books Ltd., 2007

Stora, J.B., La Neuropsychanalyse, P.U.F, « Que sais-je ? », n°3775, 2006.

Stora, J.B., *Vivre avec une greffe, accueillir l'autre*, Paris, Odile Jacob, avril 2005.

Von Bertalanffy, L., General System Theory : Foundations, Development, Applications. Publisher : George Braziller. 1976.

Winnicott, D, W., La Haine dans le contre-transfert, Payot, coll. « Petite Bibliothèque Payot », 2014.

Winnicott, D, W., *La Relation parent-nourrisson*, Payot, coll. « Petite Bibliothèque Payot », 2011.

Winnicott, D, W., *Les Objets transitionnels*, Payot, coll. « Petite Bibliothèque Payot », 2010.

Winnicott, D, W., *La Mère suffisamment bonne*, Payot, coll. « Petite Bibliothèque Payot », 2006.

Winnicott, D, W., Jeu et réalité, l'espace potentiel, Gallimard, 1975 (Playing and Reality, 1971), réédité en folio, 2004.

Winnicott, D, W., *Dialogue avec Sammy*, avec Joyce McDougall et Serge Lebovici, Payot, 2001.

Winnicott, D, W., *La Crainte de l'effondrement*, Gallimard, 2000.

Winnicott, D, W., *La Petite « Piggle ». Traitement psychanalytique d'une petite fille*, Payot, 1988.

Winnicott, D, W., *Processus de maturation chez l'enfant* (1965), Payot, 1988.

Winnicott, D, W., *La Consultation thérapeutique et l'enfant*, Gallimard-poche, 1979.

CHAPITRE 7
Est-il possible de quantifier les modèles de la psychanalyse ? Est-il possible de faire des recherches épidémiologiques en Psychosomatique ?

Avant-propos

La question posée dans le titre de cet article introduit à la possibilité scientifique d'entreprendre des études épidémiologiques en psychosomatique intégrative. Jusqu'à présent les psychanalystes se sont toujours refusés à une telle approche scientifique. En vérité ils n'ont pas réalisé que nous étions à la fin du XXe siècle et qu'il y avait eu un développement considérable des statistiques qualitatives. La combinaison des statistiques qualitatives et des statistiques quantitatives avec une méthode d'observation utilisant tous les concepts cliniques de la psychanalyse permet de telles études. C'est la raison pour laquelle j'ai pensé qu'il était important de consacrer un numéro de notre revue d'où cet article est extrait aux études épidémiologiques en psychosomatique intégrative.

Tout a commencé en 1980 lorsque j'ai effectué mes premières études épidémiologiques sur le stress professionnel en entreprise. J'étais alors en formation à la société psychanalytique de Paris, que j'ai terminée en 1984 pour rejoindre, à l'institut de psychosomatique, le Docteur Pierre Marty, Président fondateur de l'Ecole de Paris, créateur du courant de psychosomatique psychanalytique depuis 1960. Je souhaitais soigner des patients somatiques en recourant à la psychanalyse. Pierre Marty m'a introduit dès la première année à la « classification » qu'il utilisait pour décrire le fonctionnement psychique des patients somatiques. J'avais pour la première fois une méthode utilisant des concepts psychanalytiques, et à partir de laquelle il était possible d'effectuer une étude épidémiologique ce qui pourrait paraître étonnant pour des psychanalystes !

Je suivais, pas à pas tout son enseignement et je décidai d'engager une importante étude sur 321 patients de notre hôpital. J'ai obtenu l'accord de Pierre Marty, et, grâce à son aide, nous avons pu établir une base de données en étudiant les fiches de cursus des patients de l'hôpital. Je rencontrais Pierre Marty le samedi après-midi et nous consacrions notre temps à étudier soigneusement les données de chaque patient. Nous avons ainsi abouti à l'étude épidémiologique du fonctionnement psychique des patients somatiques de l'hôpital de la poterne des peupliers. Cette étude a paru dans un cahier de recherche de l'école HEC dont j'avais été le doyen de 1980 à 1984. Comme l'Institut de Psychosomatique ne possédait pas de serveur informatique, j'ai pris soin en sauvegardant l'identité des patients, de conserver sur le serveur de notre école les données de tous les patients. Le cahier de recherche dans lequel parut cette première étude a fait l'objet d'une réédition en 1993, année de la disparition de mon maître et ami Pierre Marty. Ce cahier a paru quelques mois avant son décès en juin 1993.

Nous avions fait une autre étude sur les pratiques des thérapeutes de l'Hôpital de la Poterne des Peupliers révélant les difficultés d'établir un diagnostic à partir de la classification. À la mort de Pierre Marty, j'ai été évincé de l'Institut de Psychosomatique et de la Société de Psychanalyse de Paris. Je me suis alors rendu à l'hôpital de la Pitié-Salpêtrière où j'ai pu créer une consultation de psychosomatique ce qui m'a permis de poursuivre et de développer grandement mon expérience clinique. J'ai pu pendant 21 ans investiguer plus de 4000 patients souffrant de nombreuses pathologies somatiques. En tenant compte de nos réflexions avec Pierre Marty, **j'ai élaboré une nouvelle méthode prenant en considération les phases archaïques et prégénitales du développement psychosexuel**. J'ai réintroduit la médecine et les neurosciences et, surtout, un glossaire des termes techniques car il semblait que cela manquait dans la classification de Pierre Marty. J'ai mis de très nombreuses années pour élaborer cette nouvelle approche à partir de laquelle j'ai commencé à effectuer les études épidémiologiques que je présente dans ce numéro spécial : une première étude sur les greffés cardiaques, une étude consacrée à 151 patients du service d'endocrinologie qui abritait ma consultation, dans laquelle mon collègue Benoît Depreux a effectué l'ensemble des calculs statistiques, enfin une étude récente sur des patientes cancer du sein.

Je souhaite dans ce numéro spécial apporter les preuves que des études épidémiologiques en psychosomatique intégrative sont possibles, et, encourager tous mes collègues à suivre ce chemin.

Jean Benjamin Stora, Paris, 5 Avril 2018

J'ai créé à HEC où j'ai enseigné de 1967 à fin 1999, un séminaire de recherche consacré au fonctionnement mental et psychique des hommes et des femmes d'action. Cette approche impliquait qu'il y avait différents types de fonctionnement mental, et que tous les êtres humains n'étaient pas identiques à cet égard.

Nous avons eu recours pour comprendre cette problématique à l'approche théorique et clinique développée par le Dr. Pierre Marty, père fondateur de l'Ecole psychosomatique dite de Paris avec qui j'ai étudié la Psychosomatique d'inspiration analytique de 1984 à 1993 (date de son décès). Cette approche psychosomatique d'inspiration psychanalytique est un courant différent de celui de la médecine psychosomatique, dont Franz Alexander est l'un des membres les plus connus. Pour la psychosomatique d'inspiration psychanalytique, il n'y a pas de psychogénèse de certaines maladies somatiques, mais des organisations mentales et des désorganisations mentales en fonction d'une classification des structures psychiques; toutes les maladies somatiques sont abordées sans restriction. Dans la classification psychosomatique, les névroses étudiées par S. Freud sont classées dans les névroses bien mentalisées et constituent une des dix catégories possibles du fonctionnement mental et psychique. La richesse de cette approche nous permet de mieux comprendre la spécificité des hommes et des femmes d'action dont certains somatisent plus que d'autres, et sont plus fragiles sous des apparences de grande résistance psychologique. Nous avons repris dans nos travaux sur le stress professionnel les considérations théoriques et cliniques de l'école psychosomatique de Paris, à laquelle nous avons appartenu jusqu'à la mort de notre maître et ami.

Dans le travail de recherche que nous présentons, nous avons tenté d'insérer le concept de classification dans la construction freudienne. La classification est une catégorie épistémique étrangère à la psychanalyse. La psychanalyse de Freud repose depuis près d'un siècle sur la relation théorie / clinique; des généralisations théoriques ont été établies à partir de l'étude de quelques cas. Cette démarche est entachée de paralogisme, car si quelquefois le passage du particulier au général a été fondé théoriquement, cela ne peut en aucun cas devenir une pratique scientifiquement établie. Or de nombreux psychanalystes continuent à théoriser à partir d'un cas clinique! Quelle est la valeur scientifique de cette clinique théorique?

L'introduction d'une classification permet de valider des hypothèses théoriques en s'appuyant sur des études statistiques épidémiologiques. Le plaidoyer de la première partie de notre travail de recherche a pour but d'articuler sur le plan épistémologique les modèles de la métapsychologie de S. Freud et la sémiologie psychosomatique de P. Marty.

Les modèles topiques de Sigmund Freud servent de grille de lecture à la présentation des modèles de Mélanie Klein, W. R. Bion, et Pierre Marty. Nous évoquerons aussi la possibilité d'une mathématisation possible des modèles de la métapsychologie. Dans la deuxième partie, nous reprenons en la développant **une recherche entreprise dès 1985 à l'Hôpital de la Poterne des Peupliers à Paris sur**

plus de 300 patients. Pour la première fois nous pouvons présenter au terme de près de sept années de recherche des tableaux nosographiques psychosomatiques de huit maladies. Cette recherche a été effectuée avec l'aide et le contrôle de Pierre Marty qui a passé en revue toutes les fiches de patients. Nous avons travaillé tous les deux le samedi après-midi dans son appartement pendant plusieurs années.

Notre recherche doit pouvoir faciliter le diagnostic psychosomatique et permettre de mieux comprendre le fonctionnement mental et psychique des hommes et des femmes d'action qui constituent l'essentiel de nos préoccupations scientifiques actuelles. Il n'est cependant pas possible pour le moment d'isoler un type de fonctionnement mental et psychique, car nous tenons à faire remarquer que, dans nos études sur le stress professionnel, nous avons rencontré les plus grandes difficultés pour collecter des données auprès des entreprises de notre pays.

Nous considérons que le présent travail de recherche pose les fondements théoriques et pratiques de l'approche psychosomatique [1] que je développe depuis le début des années 90 du siècle dernier.

1. Jean Benjamin Stora ; Groupe HEC / Mars 1989, Réimpression en 1993 ; Doyen Honoraire de la Faculté de HEC ; Ancien Président de l'IPSO « Pierre Marty » de 1989 à 1992

Introduction

La classification Marty/Ipso développée par Pierre Marty a fait l'objet (de 1985 à 1989) d'une recherche appliquée que **nous avons poursuivie d'abord avec Pierre Marty, puis seul (depuis 1989) pendant plusieurs années**. Une classification qui n'est pas confrontée au test de la vérification expérimentale restera à l'état de construction théorique, et demeurera une hypothèse scientifique non validée. C'est pourquoi **nous avons proposé au créateur de la classification de faire un premier test** appliqué aux patients de l'Hôpital de la Poterne des Peupliers.

L'analyse de données que nous vous présenterons, accompagnée de nos commentaires dans la deuxième partie de notre travail, a été grandement facilitée par l'établissement de la vérification par Pierre Marty des données recueillies sur les 321 fiches de cursus des patients. Nous l'avons assisté dans cette démarche qui a consisté à reprendre chaque fiche pour contrôler la cohérence du diagnostic psychosomatique, puis, selon la classification médicale coder chacune d'elles, et enfin, coder selon la classification INSEE les rubriques professionnelles. Ces deux dernières codifications ne figurent pas explicitement sur les fiches actuelles. **Nous devons ajouter que la démarche a été encore plus complexe dans la mesure où nous avons repris des fiches qui avaient été préalablement établies dans un séminaire se déroulant souvent le dimanche dirigé par Pierre Marty en compagnie du médecin-chef et de nombreux psychothérapeutes**. Ces séances avaient pour objectif de réduire les écarts de diagnostic entre thérapeutes, en d'autres termes, d'évaluer les conséquences du contre-transfert en vue soit de confirmer le diagnostic initial, soit de le modifier. Nous avons dans le cadre d'une recherche non publiée à ce jour, mais qui figure exceptionnellement dans ce numéro de la revue, analysé les écarts de diagnostic des 38 psychothérapeutes et psychosomaticiens ayant pris en traitement les patients de l'Hôpital de 1978 à 1985. Ce processus de réévaluation des observations par le biais de la technique "d'essais et d'erreurs" (trials and errors) est tout à fait conforme aux autres méthodes scientifiques qui emploient la méthode spéciale d'épreuve de la réalité.

Il existe maintenant à côté de l'approche clinique une technique scientifique utilisant l'arsenal puissant des probabilités statistiques permettant, après mise au point, de tester les modèles de fonctionnement mental; **c'est la classification psychosomatique** qui ne se substitue pas à l'approche clinique mais offre enfin la possibilité de vérification expérimentale. Nous savons que de nombreux psychosomaticiens-psychanalystes récusent une telle approche, aussi nous retournerons-nous vers l'expérience de l'Index de Hampstead pour tenter de répondre à la question de savoir si la classification peut fournir les fondements d'une méthode de recherche en psychosomatique psychanalytique répondant aux exigences d'une méthode scientifique. Comme le fait remarquer Joseph Sandler,[2] « les méthodes utilisées par le physicien et le philosophe sont par essence psychologiques, puisqu'elles portent sur la différence entre les perceptions et la réalité d'une part, et les théories relatives à cette réalité qui s'édifient dans l'esprit du savant, de l'autre. Or, la perception étant une fonction du Moi, les théories scientifiques sont le produit du processus d'élaboration secondaire du Moi, et tous les instruments du scientifique ne sont rien de plus que des outils spécialisés qui assistent les fonctions normales du Moi ».

Le psychanalyste est comme les autres scientifiques, et sa démarche est identique, qu'il s'agisse « de la mise à l'épreuve progressive de ses théories concernant un malade donné ou de la théorie psychanalytique dans son ensemble »[3]. La formation acquise par le psychanalyste lui permet d'accéder à ses propres processus de perception, et surtout de lui permettre de tolérer et d'examiner les contradictions entre ses perceptions et ses pensées. Mais nous devons aussi considérer les faiblesses de l'approche clinique individuelle. Joseph Sandler et ses collègues furent très rapidement conscients que « tout fragment de matériel psychanalytique peut être grossièrement surdéterminé de telle sorte que c'est en fonction du modèle intérieur que nous nous faisons du patient que nous procédons à une perception et une évaluation du matériel. Nous sommes confrontés à la nécessité de choisir certains aspects des données et d'en exprimer d'autres, ce qui peut empêcher d'évaluer d'un esprit critique nos propres modèles intérieurs au moyen du test de la réalité et du concept, confirmant ce faisant "nos théories et conceptions établies »[4].

On comprend donc que ce procédé de la pensée peut créer des résistances concernant les modifications des concepts si nécessaires au développement scientifique. Comment surmonter ces résistances ? Par une attitude critique à l'égard de ses idées et par une confrontation

2. Cf. bibliographie

3. *ibidem*

4. *ibidem*

avec ses collègues. C'est la démarche qui a été suivie par les créateurs de l'Index de Hampstead qui a abouti en partant de l'idée de mettre en ordre le matériel analytique à l'établissement d'une classification analytique très détaillée facilitant la liaison plus étroite entre théorie et observation tout en soulignant les failles dans le matériel et la révélation des anomalies théoriques. C'est grâce à ces confrontations que les psychanalystes ont pu procéder à de nouvelles formulations théoriques.

Cette démarche scientifique pourrait être aussi suivie à l'Ipso puisque la classification peut faciliter les recherches monographiques par types de troubles somatiques à condition de développer de façon détaillée les rubriques de celle-ci à l'imitation des collègues de Hampstead. A cet égard, la classification Marty/Ipso a suffisamment de souplesse pour ce faire ; elle a pour le moment suivi une voie différente dans la mesure où elle est d'abord un instrument d'aide au diagnostic psychosomatique prenant en considération les individus dans leur dynamique organisationnelle.

Ces deux classifications ont pour mérite principal d'essayer de résoudre le problème épistémologique du passage du particulier au général, en un mot le problème de l'induction si difficile à envisager dans l'approche clinique. Du point de vue de la Logique pure, il est bien évident que c'est un paralogisme que de conclure de quelques-uns à tous. (Cf. bibliographie, Sandler, J.)

Nous avons vécu ou cours du dernier siècle sur le schéma épistémologique freudien suivant :

Hypothèse théorique ←——→ Vérification clinique

On peut même affirmer que la clinique dans l'œuvre de Freud est une catégorie *sui generis* qui a remplacé l'impossible vérification expérimentale de ses hypothèses de neuropathologie passant, comme il le dit, « de l'histologie du système nerveux à la neuropathologie et ensuite, sous de nouvelles influences, à l'étude des névroses » (G.W., XIV). Avec la classification Marty/Ipso, nous introduisons un troisième terme dans le schéma :

Hypothèses théoriques ⟷ Vérification clinique ⟷ Classification de Pierre Marty

⇧ ⇧ ⇧

Pour comprendre ce cheminement épistémologique, **il est nécessaire de faire un retour sur le modèle freudien en vue de situer l'apport théorique de la psychosomatique d'inspiration psychanalytique et son outil méthodologique, la classification, dans le champ de la psychanalyse**.

ÉPISTÉMOLOGIE DES MODÈLES DE S. FREUD ET DES MODÈLES DE PSYCHOSOMATIQUE D'INSPIRATION PSYCHANALYTIQUE

Freud a fondé un savoir qui porte son nom, d'où la difficulté d'une approche épistémologique, car un grand nombre d'études en la matière ont eu la tendance insidieuse à séparer la doctrine freudienne et la méthode psychanalytique. Notre intention n'est pas de passer en revue les différentes strates scientifiques de la constitution du savoir freudien; d'autres ont déjà longuement traité du problème. Nous traiterons de la constitution des deux topiques et de leurs différentes variantes historiques incluant chemin faisant l'approche psychosomatique combinant de façon originale les deux topiques pour expliciter le fonctionnement psychique des malades somatiques.

Un de nos collègues, dons un livre publié récemment, a écrit à propos de biologie et psychanalyse : [...] La Biologie est une science, la Psychanalyse ne l'est pas [5]. Or, pour Freud, la psychanalyse est une Naturwissenschaft. Dans l'Esquisse d'une Psychologie Scientifique, il annonce clairement ses intentions : « Dans cette Esquisse, nous avons cherché à faire entrer la psychologie dans le cadre des sciences naturelles, c'est-à-dire à représenter les processus psychiques comme des états quantitativement déterminés de particules matérielles distinguables, ceci afin de les rendre évidents et incontestables » [6] . Cet énoncé de Freud est à replacer dans le cadre des enjeux épistémologiques des années 40 du siècle dernier. On distinguait à cette époque les faits relevant de la sphère de la nature et ceux relevant de la sphère de l'histoire et de l'homme, en d'autres termes Naturwissenschaften et Geisteswissenschaften. On trouve donc à la base de l'approche freudienne un monisme. Le monisme a pour effet de récuser la séparation des deux substances distinctes que sont l'âme et le corps, ce qui nous renvoie ou questionnement de Christophe Dejours et des psychosomaticiens en général... Selon Haeckel, il y a « ... unité fondamentale de la nature organique et inorganique, dont la dernière a commencé à évoluer relativement tard de la première [...]. En conséquence, nous regardons aussi toute la science humaine comme un seul édifice de connaissance, nous repoussons la distinction habituelle

5. Christophe Dejours, cf. Bibliographie, p. 16.

6. S. Freud, La naissance de la psychanalyse, cf. bibliographie p. 315.

entre la science de la nature et la science de l'esprit. La seconde n'est qu'une partie de la première, ou réciproquement les deux n'en font qu'une »[7] . Dans la controverse des méthodes qui se jouent dans le domaine de ce qui deviendra un jour les sciences humaines, dont le courant majoritaire est dominé par Dilthey et Rickert défenseurs de l'approche dualiste, **Freud s'est résolument rangé du côté des monistes**. Il a même adopté le serment physicaliste des trois grands fondateurs de la Berliner Gesellschaft[8] énoncé en 1842 et cité par Jones : « [...] (nous) avons pris l'engagement solennel d'imposer cette vérité, à savoir que seules les forces physiques et chimiques, à l'exclusion de toute autre, agissent dans l'organisme[9] (5). C'est pourquoi il faut entendre par Naturwissenschaft le modèle élaboré dans les sciences clés que sont la physique et la chimie.

A cette époque, se constitue un modèle qui suit le parcours suivant :

MÉDECINE | PHYSIOLOGIE | PHYSIQUE | PSYCHOLOGIE

C'est un modèle que nous retrouvons avec Freud qui passa de la médecine à la psychologie en manifestant son intérêt pour la physique et la physiologie anatomique. On pourrait se poser la question de l'actualité du savoir des années quarante à l'époque où Freud commença ses études de médecine, i.e. en 1873. On peut attribuer cette pérennité au fait que les créateurs de ce savoir ne sont devenus des autorités reconnues que dans les années 70, et même si la pratique remettait en cause ces acquis, Freud restait très attaché aux référents de ses premières années d'étude.

Lorsqu'un savant avance sur un chemin qui n'a jamais été exploré, ses premiers pas portent encore l'empreinte de son passé scientifique, et il utilise des concepts forgés pour d'autres sciences[10] ; une fois engagé sur cette nouvelle voie, il doit créer de toute pièce un outillage heuristique adapté à la nouvelle science, d'où pour l'observateur de nombreuses confusions sémantiques dues aux tentatives de comprendre un concept ou une hypothèse théorique à partir de référents d'autres sciences.

7. Haeckel, Le monisme, profession de foi d'un naturaliste, tard. trad. franc. Schleicher Frères, p. 12, cité par P.L. Assoun in Introduction à l'épistémologie freudienne, p. 45; cf. bibliographie

8. Helmholtz, Brücke et Dubois-Reymond

9. Jones, E., The life and work of Sigmund Freud, 1953, t.1, p. 45, trad. PUF, 1958

10. Cf. p. 313 et 314 de L'Esquisse d'une Psychologie Scientifique in « Naissance de la Psychanalyse » de S. Freud, PUF, 1979, pour la liste des sujets traités par Freud dans l'Esquisse; thèmes souvent repris au bout de 30 ans.

C'est ainsi que l'Esquisse contient la plus grande partie des concepts psychanalytiques formulés à partir de l'influence neurophysiologique. Pour la psychosomatique on peut noter sur le plan historique de création des concepts de la métapsychologie que Freud a commencé ses premiers pas en privilégiant le « point de vue économique ».

Nous trouvons donc dans l'Esquisse les notions d'appareil psychique et de son fonctionnement, de barrières de contact, de quantité, de qualité, d'état conscient, d'affects et états du désir, des premières notions du Moi, des processus primaires et secondaires, du sommeil et des rêves, de l'analyse des rêves, de la pensée et de la réalité, etc.

Il y a eu engendrement de la psychanalyse freudienne « par glissement des savoirs constitués qui progressivement dégagent une plage neuve [...]. Autrement dit, il n'y a pas un moment où Freud n'était pas lui-même, et un autre où il devient le fondateur de la psychanalyse : c'est un processus homogène qui se poursuit et au terme duquel le savoir analytique se constitue en Freud" [11].

Freud arrive ainsi à la formulation suivante : **la psychanalyse est une science naturelle, elle étudie une sphère déterminée de phénomènes, les processus inconscients**.

Le problème qui se pose à Freud et que certains psychanalystes posent encore aujourd'hui, est le statut du savoir psychanalytique; car il ne suffit pas de dire que la psychanalyse est une science pour qu'elle en soit une *ipso facto*, **on le constate dans les critiques des neuro-psychanalystes**. La nécessité d'une méthodologie scientifique et d'un mode de pensée identique se retrouvent comme un écho dans les travaux d'un grand penseur du XIXe siècle et du début du XXe siècle, nous voulons parler de Ernst MACH (1838-1916); celui-ci est un véritable catalyseur de la nouvelle pensée scientifique, et à travers lui, Vienne devient le centre intellectuel de ses multiples interrogations sur la physique, la physiologie, la neurologie et la psychologie.

En 1911, Ernst Mach [12] rédigea un manifeste en faveur de la création d'une société pour la diffusion de la philosophie positiviste; on relève parmi les signataires, S. Freud mais aussi Albert Einstein pour qui Mach est celui qui « a porté les plus rudes coups aux principes de la mécanique newtonienne ». Il y a chez Mach les mêmes questions que S. Freud soulève dans son introduction de l'Esquisse : **trouver un point de vue de continuité de la Physique à la Psychologie**. Ce projet théorique est formulé à partir des écrits de Herbart et de Fechner; « il

11. Paul-Laurent Assoun, cf. bibliographie, p. 100.
12. P.L. Assoun (1976) Freud, la philosophie et les philosophes, P.U.F., p.26.

a pour but la réduction de l'univers à un complexe de sensations qui rend possible une continuité psychophysique ».

Nous avons évoqué ci-dessus les « modèles d'identification » de Freud, ces hommes qui sont à l'origine des dimensions constitutives du corpus métapsychologique. Dans un passage de l'essai sur l'Inconscient, **Freud se propose de « parler de présentation métapsychologique lorsqu'(il) réussira à décrire un processus psychique sous les rapports dynamique, topique et économique** ».

Ces trois points de vue ont eu comme sources d'inspiration :
- TOPIQUE Le modèle de Brücke
- DYNAMIQUE Le modèle de Herbart
- ECONOMIQUE Les modèles de Fechner et Helmholtz

Freud cite Ernst Mach, sur la façon de penser et de travailler du savant :

« N'ayant pas la bonne fortune de posséder d'inébranlables axiomes, le savant s'est habitué à considérer comme provisoires ses idées et ses principes les plus sûrs et les mieux fondés, et il est toujours prêt à les modifier à la suite de nouvelles expériences » [13] .

On comprend par conséquent qu'en voulant donner un fondement épistémologique à la métapsychologie en 1915, Freud se réfère implicitement à la seule grande référence de l'époque : E. Mach. Il déclare dans le début des essais de 1915 : « le véritable commencement de toute activité scientifique consiste [...] dans la description de phénomènes qui sont ensuite rassemblés, ordonnés et insérés dans des relations ». Ce terme de relations rappelle la théorie « Umgrenzung » de Mach, pour qui « le rapport fonctionnel de connaissance s'organise à partir de l'axe du corps propre, qui dessine, par la limite spatiale, deux sphères, externe (physique) et interne (psychique), dont les unités sont les éléments et relations... C'est ce qui permet d'établir une continuité entre Io relation physiquc ct la rationalité psychique, unifiées en un seul univers de relations, en-deçà et au-delà des limites comme symbolisées par les branches du U » . Armé de cette approche méthodologique, il est possible à présent de fonder une approche théorique consistant à adapter les pensées aux faits (matériel expérimental) et les pensées entre elles.

Revenons à présent sur la métapsychologie d'où sont issus ce que nous appelons les modèles de fonctionnement psychique, en d'autres

13. Cité par P.-L. Assoun, op. cité p 73 à 94, citations de Ernst Mach extraites de ses ouvrages : 'Leçons de Psychophysique' (I863), L'analyse des sensations et le rapport du physique au psychique (1886).

termes les 2 grandes topiques reprises par Pierre Marty pour expliciter les mouvements individuels de vie et de mort.

Freud, dons son exposé de la métapsychologie, indique très clairement qu'il y a un ordre à suivre dans la formulation :

A -une théorie des lieux ; B – une théorie des forces ; C – une théorie de l'énergie.

1 – La théorie des Lieux

La création ou la découverte d'un nouveau savoir pose des problèmes épistémologiques complexes. Nous nous fondons sur l'hypothèse que le savoir scientifique de l'époque de Freud a été profondément élaboré de 1882 à 1896 en vue d'aboutir :

– à une nouvelle démarche scientifique ; et – à de nouveaux concepts.

Pour explorer une nouvelle science qu'il portait en lui. Il n'a donc pas, comme certains le prétendent, été prisonnier des concepts scientifiques de son époque, Freud a développé progressivement par le biais de son expérience de physiologiste, puis de clinicien, les conditions d'émergence de la métapsychologie, et ensuite de la psychanalyse (1896).

Pendant six ans, Freud resta à l'Institut de Physiologie de Brücke, pour qui la physiologie n'était qu'une extension de la physique. Brücke aurait doublement influencé Freud en insistant sur l'esprit de rigueur scientifique « qu'il lui aurait inoculé » et la conception physicaliste que l'on retrouverait dans la conception freudienne du psychisme. Mais ces considérations poussées à l'extrême conduiraient à suggérer que Freud aurait traduit en théorie psychologique les principes physiologiques acquis avant 1880, en d'autres termes, il n'aurait pas de principes épistémiques, considérations malveillantes ayant pour objectif de priver le père fondateur de la psychanalyse de sa découverte.

Comment Freud aboutit-il à la formulation de la première topique, parue sous forme graphique dans la lettre à Wilhelm Fliess du 6-12-1896 ?

Freud n'est pas un neurologue ayant découvert la psychanalyse, il a été confronté très tôt à la pratique de la recherche scientifique puisque deux ans et demi après le début de ses études de médecine, il travaille à Trieste dans le laboratoire de zoologie pratique du Directeur de l'Institut d'Anatomie Comparée. Ces premiers pas l'amenèrent à développer un véritable mode de travail scientifique qu'il approfondit véritablement dans l'Institut de Physiologie de Ernst Brücke avec comme conséquence : 1 – un choix préférentiel pour l'anatomie ; et 2 – un choix préférentiel pour la technique d'observation et non pour l'expérimentation.

La tâche assignée était l'observation microscopique de la structure histologique de la cellule nerveuse. L'enjeu des recherches de Ernst Brücke était d'apporter des éclairages nouveaux sur le fonctionnement du système nerveux des animaux supérieurs. A l'occasion de cette recherche, Freud mit ou point plusieurs techniques de préparation des tissus nerveux. On doit retenir de cette époque des faits importants pour le savoir freudien : l'anatomie est l'espace essentiel de sa démarche ; cette démarche a pour objectif la vérification de la théorie génétique des systèmes nerveux ; la technique d'observation et son amélioration est au centre de son dispositif scientifique.

Ce que nous avançons est confirmé par Jones [14] : « Ce qui nous frappe, dit-il, dans les recherches neurologiques de Freud, c'est son adhésion à l'anatomie. Le microscope était son seul et unique outil. Pour lui, physiologie signifiait histologie et non expérimentation'. On doit ajouter de plus que sa méthode de travail était de privilégier le fait isolé, et d'en dégager l'universel. L'idée d'établir sur ce point des statistiques lui était tout à fait étrangère ». (E. Jones).

Ces deux pôles, l'anatomie et la technique d'observation, vont devenir par la suite, les critères implicites de la démarche scientifique de Freud. Ses recherches sur la cocaïne [15] (1884-1887) doivent être d'ailleurs, envisagées comme « sa première tentative d'accéder à la pleine autonomie scientifique et personnelle ».

Progressivement, et insensiblement, le maillon clinique va se substituer à la technique d'observation par le biais du microscope. Avant le voyage parisien, le concept de psychopathologie recouvrait les cas cliniques suivants : une hémorragie méningée, une polynévrite et une syringomyélie. A la fin de 1882, la clinique s'était aussi signalée à Freud par le cas de Anna O. à la suite de sa collaboration avec Breuer. Seul le contact avec Charcot réalisa la fusion de l'attrait de la psychiatrie française pour la clinique, et celui de la psychiatrie allemande pour le psychopathologique. Nous voyons à la suite de cette confrontation d'expériences intellectuelles et de terrain, un renoncement aux « études microscopiques » pour un engagement clinique. Mesurant les limites de l'approche anatomo-pathologique allemande, **il est convaincu de l'insuffisance de l'explication anatomique de l'hystérie**. Freud s'installe alors dans l'espace de création d'un nouveau savoir. Mais, comme tout pionnier, les tentations du savoir antérieur de sa formation première continueront à se manifester dans le choix des concepts et dans les formulations scientifiques de ce qui devait devenir le savoir psychanalytique. C'est ainsi que nous expliquons la formulation de l'Esquisse ou la poursuite de la rédaction de ses articles sur l'anatomie du cerveau. Cette théorie

14. .Jones E., cf. bibliographie
15. Bemfeld Siegfried, les études de Freud sur la cocaïne, in De la cocaïne, Ed. Complexe, 1976, p. 279.

est donc au carrefour de la neuropathologie et de la psychopathologie clinique.

A cette époque, « [...]l'idée de forger une théorie générale de la fonction névrotique dans le psychisme était *de facto* mise hors circuit, aussi bien par les cliniciens, plus occupés à étudier la phénoménologie spéciale des espèces névrotiques, que par les psycho-pathologistes, étrangers à une logique de l'anomalie neurologique » [16] . Cette exigence aboutit à dégager le rôle de la sexualité et de l'inconscient formulé dans une nouvelle Psychologie : la Métapsychologie [17]. Toute la théorisation freudienne de l'inconscient se réfère donc à un schéma spatial. Cette exigence va se traduire en 1896 dans une version graphique ternaire représentant l'appareil psychique (figure 7 de la lettre à Wilhelm Fliess, puis schémas du chapitre 7 de l'Interprétation des rêves repris ci-dessous).

L'appareil psychique n'est-il que le double anatomique de l'espace-corps ?

Freud, rappelons-le, dénonçait en même temps, et, dès 1891, dans son étude sur l'aphasie (Zur Auffassung der Aphasien) toute tentative de localisation anatomique précise concernant l'appareil psychique. Le savoir topique freudien s'appuie, en quelque sorte, métaphoriquement sur la médecine. Nous nous trouvons en présence de ce que nous allons appeler dans notre exposé le Modèle 1 de l'appareil psychique ou Modèle des Systèmes PSI.

« Les appareils que nous avons inventés pour améliorer ou renforcer nos fonctions sensorielles sont construits de la même façon que les organes eux-mêmes ou que certaines parties de ces derniers (par exemple, les lunettes, les caméras photographiques, les tuyaux acoustiques, etc.) » [18] .

FIGURE 7

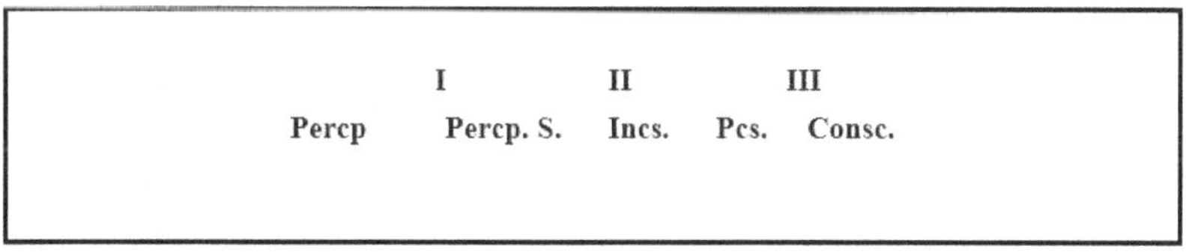

16. Paul-Laurent Assoun, op. cité p. 120.
17. Sigmund Freud, La naissance de la Psychanalyse, op. cité, Lettre du 1 M3.1898.
18. Sigmund Freud, *La naissance de la Psychanalyse*, op. cité, p. 159-54, note 4.

Trois 'lieux" semblent constituer les composants de l'appareil psychique ; les composants I, II et III représentent respectivement des enregistrements de perceptions.

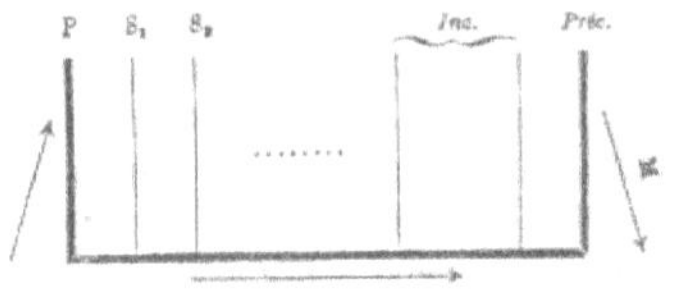

SCHEMA CHAPITRE VII - Interprétation des rêves.

Le Modèle 1 ou « Modèle des systèmes PSI » que nous avons intitulé ainsi en nous inspirant de l'appellation freudienne de l'interprétation des rêves (p456, cf. Bibliographie) est un modèle global de l'appareil psychique.

L'hypothèse sous-jacente est de construire :

1 – un modèle général de l'appareil psychique de nature linéaire (cf. note 1, p 460, *Interprétation des rêves*).

2 – un modèle différencié en systèmes PSI : traces mnésiques, inconscient, préconscient, conscient.

3 – un modèle liant les processus psychiques aux systèmes PSI par le biais de la mémoire : association.

4 – un modèle tenant compte de la transformation des excitations sensorielles en traces durables, et de leur transmission.

5 – un modèle incorporant un sous-système très complexe de passage entre les 2 systèmes ICS et PCS l'instance ou système de censure.

6 – un modèle énergétique et économique prenant en compte des fonctions complexes : intensité variable des excitations, une distribution (de quelle nature ?) de la fonction de l'attention, la fonction de motilité volontaire, etc. Ces systèmes ont des directions : progrédientes et régrédientes.

7 – un modèle doté des mécanismes et de processus de fonctionnement : processus primaires, secondaires, refoulement, condensation plaisir, déplaisir, investissement, surinvestissement, etc.

8 – un modèle à tendances explicatives générales, destiné d'abord à contribuer à approfondir la connaissance psychologique des psychonévroses.

Il est très difficile de classer ce modèle qui, à notre avis, avait lors de sa formulation plus de 50 ans d'avance sur les concepts mathématiques et statistiques capables de l'illustrer. Il ressemble de façon frappante aux modèles les plus modernes combinant une partie énergétique et une partie « informationnelle ».

La partie énergétique se rapporte à un système de forces relevant de principes mécaniques, et la partie 'informationnelle' relève des modèles cybernétiques mettant en lumière la notion de circuit de régulation, véhiculant des informations introduites par accumulations temporelles, c'est-à-dire incorporant la variable temps. Ce modèle est pluridimensionnel et à causalités multiples, nécessitant par conséquent un appareil mathématique et statistique identique par analogie avec le plus gros ordinateur capable à l'heure actuelle de commencer à déchiffrer les programmes génétiques.

On verra plus loin que la combinaison factorielle de la classification conduit à envisager des millions de combinaisons possibles [19] .

Une fois le modèle formulé, il faut l'appliquer en le confrontant à l'expérience clinique. On sait maintenant comment Freud utilisa cette problématique pour l'analyse de la dynamique des pulsions et des représentations.

19. Les combinaisons factorielles de la classification de Pierre Marty peuvent nous conduire à envisager des milliers de configurations possibles de symptômes.

2 – Une Théorie de l'Énergie

Une psychologie scientifique ne peut exister sans dimension quantitative. Comment mesurer les phénomènes psychiques était une des questions que se posait Wundt dans son laboratoire de psychologie en 1879. Pour Emmanuel Kant qui avait élaboré l'obstacle à l'accès de la psychologie au rang de science ; il arguait du fait « qu'elle ne pouvait s'appuyer sur la mathématique, étant donné que les phénomènes dont elle s'occupe (les phénomènes psychiques) se déroulent dans le temps mais n'ont pas d'extension spatiale ».

Il semble que c'est cette interrogation kantienne… « qui placera la théorie de la libido au fondement de l'édifice métapsychologique »[20]. L'exigence de quantification s'exprimait à l'époque dans le programme de recherche de Helmholtz de la façon suivante : mesurer avec une précision numérique le temps que l'action nerveuse met à parcourir une longueur de nerf déterminée, d'après l'écart entre l'excitation nerveuse et la contraction du muscle voisin. Mais c'est Fechner qui parvient à établir la loi de mesure des sensations. Fechner, père de la psychophysique énonce Io loi qui exprime le rapport général de l'excitation et de la sensation ; la sensation croît comme le logarithme de l'excitation. **Pour la première fois, il était établi un rapport constant entre une donnée physique et un phénomène psychique**.

Que se cache-t-il derrière le problème de la quantification des phénomènes psychiques ?

Ce qui a dominé le XIXe siècle, c'est la prise de conscience par les théoriciens des années 60 de l'insuffisance de la mécanique classique, et la prise en compte de phénomènes énergétiques, accompagnée d'interrogations scientifiques sur l'extension du postulat énergétique aux phénomènes psychologiques. La controverse à laquelle Freud assista était la suivante : d'un côté les Fechner, Helmholtz, Joule,… cherchant à étendre les lois de la mécanique aux domaines non mécaniques, de l'autre Wilhelm Ostwald et ses partisans protagonistes d'un énergétisme sans limite : « 'Tout est de l'énergie, et il n'existe pas autre chose que de l'énergie […] qui se pluralise en énergie motrice (masse), énergie de valeurs, énergie de position (poids), jusqu'à l'énergie proprement matérielle (chimique) en passant par la chaleur, le magnétisme et l'électricité. La vie même est une manifestation

20. P.L. Assoun, op.cité p. 147

constante d'énergie" (Ostwald F.W J). Il va même jusqu'à parler d'énergie psychique : « rien n'empêche de concevoir immédiatement les phénomènes psychiques comme des phénomènes de l'énergie nerveuse. Car, puisque le seul caractère qui doit nécessairement posséder une énergie est d'être une grandeur mesurable obéissant à Io loi de la conservation et à celle de la transformation » [21].

Dans cette controverse, Freud choisit Fechner : « je fus toujours accessible aux idées de G. Th. Fechner, et je me suis appuyé sur des points importants de ce penseur » [22] .

On peut affirmer que les principes fondamentaux de l'énergétique freudienne dérivent directement de l'énergétique de Fechner. Ainsi en est-il d'abord du principe de constance-inertie ; il s'agit de la transposition à la sphère physiologique, puis psychique du concept physique d'inertie et de constance. L'organisme apparaît comme un système physique à énergie libre. Simultanément au principe d'inertie, Freud postule un principe de constance, c'est-à-dire la tendance de l'appareil psychique « à maintenir aussi bas que possible la quantité d'excitation présente en lui, ou du moins à la maintenir constante ». (Au-delà du Principe de Plaisir). Cette conception économique est à relier à ses réflexions sur plaisir et déplaisir. Le problème est de « déceler la nature de la relation entre plaisir et déplaisir, et les variations dans les quantités d'excitation qui agissent sur la vie psychique » (Pulsions et destins des Pulsions). C'est dans un ouvrage publié en 1873 par Fechner que l'on trouve la conception économique du plaisir et du déplaisir. Freud le reconnaît dans « Au-delà du principe de plaisir ». « Nous ne pouvons rester indifférents devant le fait qu'un savant aussi pénétrant que Fechner concevait le plaisir et le déplaisir d'une manière qui, dans ses traits essentiels, se rapproche de celle qui se dégage de nos recherches psychanalytiques » ; [...] et le cite : « étant donné que les impulsions conscientes sont toujours accompagnées de plaisir et de déplaisir, nous pouvons fort bien admettre qu'il existe également des rapports psychophysiques entre le plaisir et le déplaisir d'une part, et des états de stabilité et d'instabilité d'autre part, et nous prévaloir de ces rapports en faveur de l'hypothèse [...] que tout mouvement psychophysique dépassant le seuil de la conscience est accompagné de plaisir pour autant qu'il se rapproche de la stabilité complète, au-delà d'une certaine limite, et est accompagné de déplaisir pour autant qu'il se rapproche de l'instabilité complète, toujours au-delà d'une certaine limite, une certaine zone d'indifférence existant

21. Wilhelm Ostwald, L'énergie, Félix Alcan, Nouvelle collection scientifique, 1910.

22. *Naissance de la Psychanalyse*, cité par S. Freud

entre les deux limites qui peuvent être considérées comme les seuils qualificatifs du plaisir et du déplaisir ». (Fechner cité par S. Freud in op.cité).

Comme on peut le constater, le référent scientifique de Fechner est constamment présent dans l'élaboration du savoir freudien. Cette tentative d'appliquer les schémas énergétiques d'inspiration mécanique se retrouve dans un grand nombre de concepts de la métapsychologie : la distinction des deux formes d'énergie psychique – énergie libre et énergie liée – retenant deux processus à l'œuvre dans le psychisme. Processus primaire impliquant une circulation sans entrave de l'énergie psychique ; processus secondaire où l'énergie est liée. Ces deux formes d'énergie ne sont que la transposition du couple énergie cinétique/énergie statique, ou énergie actuelle / énergie potentielle des théories physico-physiologiques. Les procédés du rêve (condensation et déplacement] traduisent eux aussi la conception économique de l'investigation métapsychologique de l'inconscient qui reflète la « tentative de suivre le destin des quantités d'excitation et de parvenir au moins à quelque détermination relative de leur grandeur » (l'Inconscient). Freud a clairement et nettement distingué son approche énergétique en développant le concept de libido. **C'est en effet ce concept qui sert à définir la dimension énergétique du psychisme**.

La libido détermine la constante énergétique sous-jacente aux transformations de la pulsion sexuelle « Elle permet de mesurer les processus et les transformations dans le domaine de l'excitation sexuelle » (Trois essais sur la théorie de la sexualité). C'est cet aspect économique qui fonde sa fonction étiologique : « sa production, son augmentation et sa diminution, sa répartition et son déplacement devraient nous fournir les moyens d'expliquer les phénomènes psychosexuels ». La psychanalyse explique en quantifiant : la libido est « définie comme une grandeur quantitative – quoiqu'elle ne soit pas actuellement mesurable... » (Psychologie collective et Analyse du Moi). Nous avons ainsi complété par l'étude de la Théorie des Forces et de la Théorie de l'Energie, les trois composants de base de la métapsychologie.

3 – Le Modèle II ou Modèle Topique Global

Un quart de siècle de confrontation du modèle 1 à l'expérience clinique fut nécessaire pour que Freud parvienne à la construction du modèle II.

Dans « Le Moi et le Ça », Freud indique clairement que le « modèle I » n'était plus efficace sur le plan de l'explication théorique nécessitée par sa pratique clinique : « [...] nous nous heurtons, dit-il, dans notre travail clinique, à d'innombrables difficultés et obscurités, lorsque nous voulons nous en tenir à mes définitions habituelles, en ramenant la névrose à un conflit entre le conscient et l'inconscient [23]. Le Modèle I conçut métaphoriquement comme un organe focal présent chez tous les individus n'était plus satisfaisant. Le point de vue dynamique conjugué avec le point de vue structural permet le remaniement du modèle : « Nous sommes amenés à reconnaître **que l'inconscient ne coïncide pas avec les éléments refoulés**. Il reste vrai que tout ce qui est refoulé est inconscient, **mais il y a des éléments qui sont inconscients sans être refoulés** [24] . Freud avant de nous présenter le schéma théorique de la personnalité psychique que nous appelons Modèle II, passe par l'argumentation suivante : « Nous nous représentons les processus psychiques d'une personne comme formant une organisation cohérente et nous disons que cette organisation cohérente constitue le Moi de la personne » [25]. Il passe ainsi de la référence sémantique de SYSTEME (Système Ψ) à celle d'ORGANISATION renvoyant plus à la notion de structure. L'introduction du Moi est une réactivation d'une notion exposée dans l'Esquisse : « Nous nous trouvons soudain en face du plus obscur des problèmes, celui de la formation du moi, c'est-à-dire du complexe de neurones solidement attachés à leurs investissements et qui constituent ainsi, pour de courtes périodes de temps, un complexe à niveau constant [...]» [26].

23. Freud, Le Moi et le Ça, p.185.

24. *Ibidem*, op.cité, p.185

25. *Ibidem*, op.cité, p.184

26. L'Esquisse, op.cité p.380

Figure 14 «Esquisse» Schéma du Moi

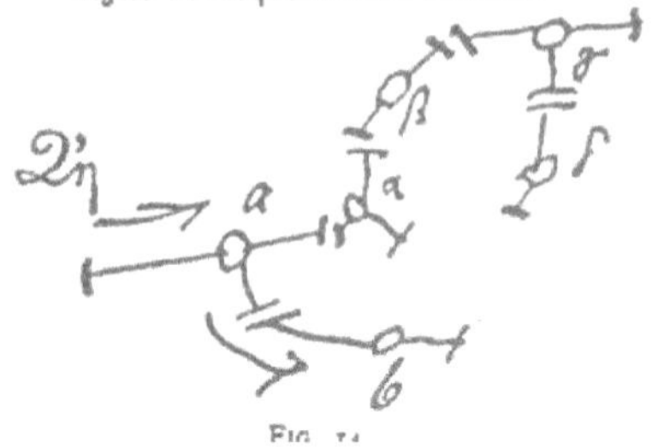

Ce Moi « neuronique » va subir une transformation importante. Le passage du temps, l'expérience clinique et la confrontation aux événements socio-historiques conduisirent Freud aux essais anthropologiques (Totem et Tabou) et sociologiques (Psychologie collective et analyse du Moi), facilitant ainsi la description des mécanismes de l'instance Moïque et de l'instance du SURMOI avec une modification du système inconscient. Deux conclusions apparaissent définitives « [...] d'abord la relation plus proche du surmoi avec le ça que celle du moi avec le ça, le surmoi naissant plutôt du monde intérieur, le moi du monde extérieur. Ensuite, l'identification avec les parents, particulièrement avec le père, joue un rôle important dans sa genèse » [27] . C'est ainsi qu'il aboutit au schéma ci-après présentant l'interrelation entre les 3 instances psychiques « ça, Moi, Surmoi », les systèmes PSI antérieurs devenant des propriétés de ces 3 organisations.

Schéma Modèle II

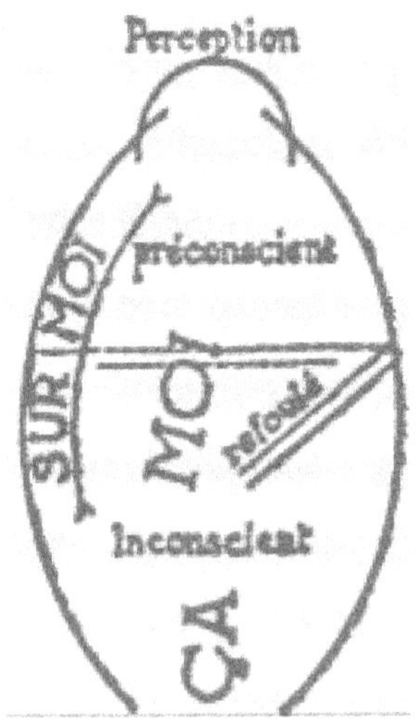

27. E. Jones, *La vie et l'œuvre de Freud*, T. 3, p.326

Il s'agit d'un Modèle ouvert à ses deux extrémités :

1 – aux limites du soma, et 2 – au contact de la réalité.

Nous retrouvons comme dans le modèle I les aspects énergétiques et d'information avec de façon plus précise la variable temps à la fois comme variable exogène et comme variable endogène ; le temps est intégré dans la propriété préconsciente du Moi et dans le Surmoi. Ce modèle comprend les deux grands thèmes principaux apparus dans les années 20 du siècle dernier : l'importance d'une tendance biologique à établir des états antérieurs, et la différenciation des processus mentaux. Aux côtés du principe de plaisir-déplaisir, Freud instaure un principe fondé sur Io compulsion de répétition, et complète ainsi les principes de base de fonctionnement psychique à savoir :

1 – principe de compulsion de répétition

2 –principe de plaisir-déplaisir

3 – principe de constance.

La compulsion de répétition est préliminaire à l'entrée en fonction du principe de plaisir-déplaisir ; celui-ci est issu du principe de stabilité de Fechner, et **pourrait être illustré de nos jours par le schéma de suppression ou de réduction importante de l'excitation**. Freud peut ainsi modifier la dynamique première du modèle I en la remplaçant par les deux forces en opposition dans le psychisme : les instincts de vie et les instincts de mort. Nous savons tous que ces hypothèses ont reçu à leur époque un accueil mitigé, et que même aujourd'hui, cela pose encore problème. Ce qui importe pour les psychosomaticiens d'inspiration psychanalytique, c'est le parallélisme entre l'approche de S. Freud et celle de P. Marty, car si le Modèle I est fortement influencé par l'énergétisme mécanique, le Modèle Il est beaucoup plus inspiré par la génétique et la biologie. Freud, se basant sur l'analogie entre les processus physiologiques d'anabolisme et de catabolisme, considère que le but suprême des instincts de Vie est de lier, de même que celui des instincts de Mort est la désintégration ; de là, il était possible de passer, encore une fois, par le biais de l'expérience clinique, aux mouvements individuels de vie organisateurs et aux mouvements individuels de mort désorganisateurs (Pierre Marty).

Certains psychanalystes de l'époque, entre autres Alexander, Bernfeld et Feitelberg cherchèrent des arguments justificatifs du côté de la physique théorique ; il s'agissait d'établir une relation entre le principe de Nirvana, puis instinct de mort (formulé par Fechner comme principe de stabilité), et la seconde loi de la thermodynamique. Or, cette loi de l'entropie a été formulée pour un système clos. Deux physiciens anglais KAPP (Comments on Bernfeld and Feitelberg's, The principles of entropy and the death instinct) et PERROSE dénoncèrent en 1932 les graves confusions de ces psychanalystes qui s'imaginaient qu'il existait une loi physique générale d'une tendance à la dégradation de l'univers dont l'instinct de mort était un cas particulier. **Comme nous l'avons dit plus haut, Freud avait déplacé ses centres d'intérêt scientifiques de la physique à la biologie ce qui était la reconnaissance du corps dans la relation avec la psyché ;** par ailleurs, le modèle II est un système ouvert, non un système clos.

C'est cet énoncé de Freud qui m'a incité à proposer l'hypothèse de « systèmes dissipatifs d'énergie » dans mon ouvrage « Quand le corps prend la relève,... » tournant résolumment résolument le dos à l'approche Mécanique classique. Il n'est pas possible de concevoir un fonctionnement énergétique humain dans un système clos dont le modèle est le moteur à explosion ! Les êtres humains sont des systèmes ouverts et non fermés.

Le Modèle II possède une architecture à l'intérieur de laquelle toutes les relations sont possibles, entre instances, et à l'intérieur des instances ; ce modèle est de nature dynamique car il incorpore le temps de formation des instances (et donc de constitution du préconscient) ; il s'agit d'un modèle ouvert pluridimensionnel suffisamment flexible pour faciliter l'approche clinique des patients.

« **J'ai tenté, dit Freud, de faire comprendre ce qu'était ce psychisme si difficile à saisir. Il est fort vraisemblable que les divisions (instances) sont très variables chez les différents individus, qu'elles se modifient même durant le fonctionnement, et qu'elles peuvent momentanément s'effacer. Cela est vrai particulièrement en ce qui concerne la dernière apparue phylogénétiquement : la différence du Moi d'avec le Surmoi » (1**. La personnalité psychique, op.cité p. 106). **Cet effacement des structures organisationnelles est une hypothèse que nous r**etrouvons chez Pierre Marty dont nous allons examiner la contribution au Modèle II de S. Freud. Le Modèle II offre, grâce à son dessin architectural et à ses principes de fonctionnement psychique, toutes les possibilités de développement ultérieur. A-t-il été remis en question et par qui ? Lorsque Christophe Dejours parle de 3ème topique dans son livre « Le corps entre biologie et psychanalyse », est-ce une variante du Modèle II ou une reformulation de la deuxième topique de S. Freud ?

Nous poursuivons notre étude en rappelant :

1 – que nous nous situons sur le plan de la constitution du savoir psychanalytique tel qu'il est exprimé dans les modèles 1 et II. ;

2 – que notre approche est épistémologique et logique.

3 – que l'approche clinique est utilisée comme test des hypothèses théoriques.

4 – Mélanie Klein et W.R. Bion

Un pas de plus pour créer un modèle métapsychosomatique, c'est l'approche que je propose.

Nous utiliserons en conséquence, les modèles 1 et II de Freud et leur logique épistémique pour évaluer les contributions de Mélanie Klein, W.R. Bion et Pierre Marty.

L'œuvre de Mélanie Klein a été pendant longtemps fortement critiquée. L'hommage sous la présidence du Professeur Roger Dorey et du Dr Michel Fain (27 Novembre 1982) qui lui a été rendu à l'occasion du centenaire de sa naissance par André Green, James Gammil, Jean Begoin, Jean Gillibert, Didier Anzieu, Jean- Louis Lang, Victor Smirnoff, ... est une tentative importante de mise en perspective de la contribution de Mélanie Klein.

Notre analyse fera référence à l'œuvre de M. Klein, plus spécialement au livre intitulé « Developments in psychoanalysis » publié par Mélanie Klein, Paula Heimann, Suzan Isaacs, et Joan Rivière, et à l'article de Meltzer et Harris dans la Revue Française de Psychanalyse de 1980 [28] intitulé « Les deux modèles du fonctionnement psychique selon M. Klein et W.R. Bion ».

Le Dr Meltzer déclare :

« 1. Qu'il existe un modèle Kleinien du fonctionnement psychique

2. que le concept du psychisme développé par M. Klein est une adjonction importante au modèle structural de l'appareil psychique établi par Freud dans le Moi et le Ça ; cette adjonction est le concept d'espaces internes :

3. que le concept de narcissisme subit un changement du fait de ce nouveau mode de description du monde interne en développant l'hypothèse d'une organisation narcissique

4. **que l'identification projective est un mécanisme d'identification narcissique**

5. que les rêves sont le reflet fidèle des relations internes, et non plus comme Freud l'indiquait un accomplissement semi-hallucinatoire du désir, destiné à être le gardien du sommeil ;

6. que les deux positions schizo-paranoïde et dépressive ont pris successivement la signification de mécanismes de défense, puis le sens d'un mouvement qui allait de la désintégration vers l'intégration, et enfin la signification d'un principe économique. Considérés **en tant**

28. Les deux modèles du fonctionnement psychique selon M. Klein et W.R. Bion.

que principes économiques, les deux positions s'ajoutent aux principes freudiens de plaisir et de réalité (Souligné par nous), et caractérisent l'oscillation entre l'organisation narcissique et les relations d'objet ».

« L'œuvre de Mélanie Klein est un développement et une extension de la connaissance acquise par Freud », dit Joan Rivière dans l'introduction générale des « Discussions » organisées en 1943 par la Société Britannique de Psychanalyse.

Ce point de vue, ainsi que ceux exprimés par Meltzer ci-dessus, doivent être analysés soigneusement. Les hypothèses théoriques développées par Mélanie Klein concernent avant tout le développement psychique de la première période dans le domaine de la formation du Moi, des étapes précoces du développement de la libido et des fantasmes sadiques, et de la genèse du Surmoi. Mélanie Klein s'appuie sur la dualité pulsionnelle du Modèle Il de Freud, pulsions de vie et pulsions de mort, comme moteurs dynamiques du comportement humain. Elle appartient ainsi à la poignée de psychanalystes qui ont testé cliniquement le modèle Il aux limites de la genèse des instances psychiques.

Nous devons sur le plan de la construction du modèle psychanalytique faire ici la différence entre le modèle global établi par Freud, et les différentes fonctions de modélisations internes du modèle global. Le Modèle II incorpore le temps dans la mesure où chaque instance s'inscrit dans la durée historique individuelle, ce qui signifie qu'une interrogation théorique sur la genèse du Moi et du Surmoi à partir de la première période de la vie psychique d'un être humain, peut répondre, et, sur le plan théorique, et sur le plan clinique, aux interrogations du modèle global, mais non le remettre en question. **Le modèle II comprend l'ensemble des développements possibles de la formation des instances et de leur fonctionnement. Mélanie Klein a développé à partir du Modèle II les différentes fonctions endogènes de constitution première du Moi et du Surmoi. Ces recherches s'inscrivent parfaitement dans le cadre du Modèle Il. Elle n'a remis en question ni l'approche topique, ni l'approche dynamique, ni l'approche économique**. Elle a testé sur le plan clinique les hypothèses avancées par Freud. Elle a elle-même, dans le cadre du modèle global, avancé des hypothèses théoriques sur certains fonctionnements et formations des instances. Nous voulons replacer l'immense contribution de Mélanie Klein dans le cadre général. Il ne s'agit pas d'une troisième topique mais d'un sous-modèle interne constituant un des éléments du modèle global.

Ce qui différencie Freud et Mélanie Klein, ce sont les hypothèses concernant la construction de l'appareil psychique relatives à la réalisation hallucinatoire du désir et au fantasme du mauvais sein.

Pour Freud, cette construction s'édifie sur la toute-puissance de l'inconscient dont la propriété principale est de pouvoir – en dépit de la réalité et de la censure – réaliser ses désirs. Le but de l'analyse est donc, par l'interprétation des phénomènes inconscients, de rendre au Moi sa capacité à trouver dans le réel les satisfactions auxquelles il a renoncé en perpétuant la recherche des satisfactions fantasmatiques qui ont dû être payées par ce détournement de la réalité.

Pour Mélanie Klein, les enjeux sont tout autres. Les mécanismes de défense primitifs ont, même si ce n'était pas leur but, opéré une structuration psychique sur de toutes autres bases : distinction du bon et du mauvais, rejet des parties mauvaises du Moi par l'identification projective, construction du Moi par l'identification introjective, unification progressive du Moi par le passage du morcellement de la phase schizo-paranoïde à la phase dépressive qui voit l'objet se développer progressivement parallèlement au Moi, etc. Une passerelle pourrait permettre de relier en partie ces deux systèmes théoriques autour de la construction théorique de Freud en 1925 dans son article « la Négation » (S. Freud présenté par lui-même, GW, XIV, 33-96 ; SE XX, 7-70).,

Nous pensons, encore une fois ici, et pour la clarté de l'exposé, qu'il est important de distinguer le Freud, constructeur du Modèle Global de l'appareil psychique, ou en d'autres termes l'auteur de la Théorie Générale, du Freud clinicien, testant les hypothèses théoriques dans le cadre de son expérience psychopathologique. C'est la plupart du temps cet aspect clinique qui est évoqué par des psychanalystes comme André Green. Nous devons faire la différence en nous posant toujours la question : est-ce que nous nous situons au niveau de la Théorie Générale ou au niveau de la clinique dons dans le cadre de la Théorie Générale ?

En résumé, contrairement à ce que dit Meltzer, il ne s'agit pas d'un nouveau modèle de l'appareil psychique se substituant au Modèle II **mais d'un sous-modèle explicatif de la genèse des instances et de leur fonctionnement** ; il ne s'agit pas non plus de la remise en question des principes de base de fonctionnement du modèle puisque les 2 positions schizo-paranoïde et dépressive constituent des « principes de fonctionnement interne » et sont sûrement reliées aux principes de plaisir-déplaisir, de constance et de réalité. Sur l'ensemble des paramètres du Modèle II, nous ne voyons pas de remise en question, à l'exception de la question concernant le narcissisme comme organisation. S'il s'agit d'une nouvelle structure, dans quelle mesure cela modifie-t-il le modèle ? Dans le cas contraire, il ne peut s'agir que de la dénomination de la structure du Moi dans sa phase de formation initiale.

Mélanie Klein aura ainsi élaboré la partie embryologique du Modèle II de S. Freud. C'est cette partie que je qualifie d'archaïque et que je reprends dans le modèle de Psychosomatique Intégrative.

Est-ce que Wilfred Ruprecht Bion était Kleinien ? Il répondit à une telle question : Mon Dieu, Non ! Je ne suis pas plus Kleinien que Mélanie ne l'était. Je reprendrai ici sa remarque pertinente : « Once Kleinian or once Freudian, it's no longer psychoanalysis ».

J'ai toujours pensé qu'il était important de ne pas transformer la Psychanalyse en une Idéologie.

Avec Bion, nous nous trouvons pour la première fois au XXe siècle en présence d'une tentative de mathématisation du fonctionnement de l'appareil psychique. Nous ne réduirons pas bien entendu la contribution de Bion à cet aspect, nous pensons à cet égard que de longs développements devraient y être consacrés ; notre question sera la même que pour M. Klein ; lorsque des commentateurs parlent de « la métapsychologie de Bion », nous nous demanderons, est-ce un modèle différent de celui de S. Freud, et si oui, dans quelle mesure ?

Quelles sont les sources épistémologiques de Bion ?

Son éducation à Oxford, son pays natal l'Inde et son expérience professionnelle, de professeur de littérature, de médecin, etc. ont créé un formidable acquis culturel ; on y trouve Platon, Kant, Wordsworth, Keats, Shakespeare, Dante, Aristote, ... ; dans ses œuvres figurent des allusions à la nébuleuse d'Andromède, ou Bhagavad Gita, aux Mathématiques, à l'écriture chinoise, ou mysticisme juif, à l'Iliade, l'Enéide, etc. La théorie des formes de Platon a inspiré son concept de « préconception », et Emmanuel Kant a influencé ses concepts de « chose-en-soi » et de « pensée vide ». Bion a postulé que la théorie psychanalytique contemporaine correspondait à la géométrie Euclidienne dans la mesure où elle était limitée aux trois dimensions des sens. Pour lui, dans l'espace psychique, il y a une relation continue entre le contenu et le contenant dont les dimensions sont supérieures à 3. Il trouve chez Poincaré les paradigmes mathématiques, surtout la théorie des ensembles, lui permettant d'exprimer de façon satisfaisante la Transformation de PS vers D, c'est-à-dire de la position schizo-paranoïde à la position dépressive. Il passa plus tard de

Poincaré aux mathématiques intuitionnistes de l'Ecole Hollandaise. Ces recherches mathématiques avaient pour origine son insatisfaction relative à l'origine même de la connaissance psychanalytique, à savoir les perceptions sensorielles, « qui sont le pur produit des sens et donc sujettes aux modifications du désir, qui n'est que le futur des sens, de même que la mémoire est le passé de ceux-ci ». Ses recherches sur les groupes, et surtout son expérience clinique de la psychose ont débouché sur la fameuse grille conceptuelle qui peut être aussi bien utilisée comme aide dans une séance avec un patient que comme outil de réflexion théorique.

Les énoncés de Bion sur la théorie de la pensée l'éloignent de façon radicale du modèle mécaniste-biologique pulsionnel de S. Freud. Pour lui, les « pensées pures » existent en tant que « préconceptions », et sont plus vieilles que l'esprit qui les a conçues. Ces préconceptions, à l'image des formes de Platon, ou des « choses-en-soi » de Kant, sont contenues dans l'inconscient. Les désirs (Bion appelle ainsi les pulsions) sont les qualités de l'expérience interne et externe et cherchent à les modifier.

Un être humain a le choix entre plusieurs options :

a) expérimenter l'expérience, c'est-à-dire transformation en « 0 », 0 étant la vérité ou bien vérité de l'expérience individuelle ou bien point de rencontre (ou d'intersection) entre la vérité individuelle et la vérité éternelle ;

b) la transformation de « 0 » en « K » (Knowledge ou savoir) en d'autres termes évoquer la difficulté pour la connaissance de saisir la vérité ;

c) le désaveu de la Vérité et sa transformation en mensonge. Le mensonge a besoin d'un penseur, pas la vérité. L'Ego lui-même est un falsificateur dans l'acte même de penser puisque le désir est implicite en lui. Bion parvient ainsi à une conception du fonctionnement psychique qui affirme que le penser vrai est organisé par la fonction alpha et ensuite communiqué à la conscience. Le processus secondaire est donc sous l'influence de la volonté, c'est-à-dire contrôlé par le désir (ou les pulsions). Les mécanismes de défense sont de nature instinctuelle (inspirés par les pulsions), et défendent l'être humain contre le signifiant et le sens, cherchant par conséquent à les modifier. L'instinct de mort n'est pas une pulsion en soi, il constitue la capacité défensive de réponse ou surgissement d'une préconception d'une vérité passée, à savoir l'apocalypse, le chaos.

Ces « pensées sans penseur » nécessitent un appareil pour les penser. La pensée en soi implique :

1 • le développement ou l'évolution des pensées

2 • l'appareil à penser les pensées.

L'évolution des pensées est fixée sur l'axe vertical de la grille (La grille de la page suivante est extraite du livre de W. Bion, L'Attention et l'Interprétation Cf. bibliographie) ou axe génétique, puisque **les pensées naissent des perceptions sensorielles et sont transformées par la fonction alpha pour produire des éléments alpha**. La fonction alpha est un dispositif mécanique qui reçoit les données de l'expérience sensorielle et émotionnelle (sensorielle en termes de données de l'expérience externe) et émotionnelle en termes de données de l'expérience interne. C'est une fonction de conscience bimodale, à l'articulation des mondes internes et externes. La capacité de penser acquise par l'enfant dépend de l'acquisition de la fonction alpha de sa mère. La fonction alpha est nécessaire pour rêver et rêver est nécessaire pour faciliter la pensée, et faciliter aussi la capacité de dormir afin de garantir « une membrane différentielle » entre l'éveil et le sommeil. La fonction alpha est le lieu de rencontre de plusieurs couples : le couple de la pensée formée par la rencontre de la projection et de la réception (chez l'enfant) ; le couple du rêve rencontre de la pensée et du rêve, de l'éveil et du sommeil, etc.

L'appareil psychique, l'esprit, représente un instrument dangereux, non pour ce que Freud croyait, c'est-à-dire les pulsions instinctuelles, mais à cause de sa capacité à avoir des idées. C'est la fonction alpha qui transforme et admet les éléments bêta de la réalité somato-sensorielle. Les préconceptions, rappelons-le, sont des notions phylogénétiques.

Pour conclure cet exposé, évoquons les 3 composantes du vertex ou point de vue psychana- lytique : le vertex scientifique (ego), le vertex religieux (surmoi) et le vertex esthétique (ça). Ajoutons que Mélanie Klein avait des difficultés à comprendre sa notion de « préconception » ! Bion a donc créé un modèle de fonctionnement mental qui semble être un modèle II inversé ; un modèle marchant sur sa tête ; un modèle ayant basculé sur son axe, puisque le contenu de l'inconscient Bionien sont les préconceptions.

Bion a redéfini la métapsychologie :

1 – dans ses principes

2 – dans ses instances

3 – dans ses mécanismes de défense

4 – dans sa dynamique pulsionnelle.

Il s'agit dans son modèle d'une approche mathématico-philosophique où Eros et Thanatos ont disparu.

Contrairement aux critiques que Bion formule vis-à-vis de la faiblesse mathématique du Modèle Il, nous pensons que la formulation mathématique du modèle II nécessite plusieurs centaines d'équations ; que de plus, ce modèle est pluridimensionnel car Freud y a inséré une variable temps qui est une somme des temps personnels subjectifs, historiques, etc. d'où l'immense difficulté de le formaliser. Nous sommes très loin de la critique de Bion concernant l'approche Euclidienne de Freud, il y a une sous-estimation du Modèle II comme explication des phénomènes psychiques et du fonctionnement mental.

LA GRILLE

	Hypothèses de définition 1	2	Notation 3	Attention 4	Recherche 5	Action 6	
A Éléments β	Al	A2				A6	
B Éléments α	B1	B2	B3	B4	B5	B6	...Bn
C Pensées oniriques, Rêves, Mythes	CI	C2	C3	C4	C5	C6	..Cn
D Préconception	Dl	D2	D3	D4	D5	D6	..Dn
E Conception	El	E2	E3	E4	E5	E6	En
F Concept	FI	F2	F3	F4	F5	F6	Fn
G Système déductif scientifique		G2					
H Calcul algébrique							

Le Modèle de Pierre MARTY

Quelles sont les relations épistémiques entre le modèle des mouvements individuels de vie et de mort de Pierre Marty et les Modèles 1 et II de Sigmund Freud ?

Avec la théorie psychosomatique psychanalytique de Pierre Marty, nous nous trouvons auxconfins inexplorés du soma et de la psyché, non aux limites mais dans une vaste zone. Nous savons que de nombreux psychanalystes se sont posé des questions, ont éprouvé des malaises ou ont été très critiques de la contribution de Pierre Marty [29].

Notre propos de nature épistémique consistera essentiellement à répondre à la question que nous avons formulée ci-dessus, en recherchant des réponses dans la logique des modèles II et I.

Les références à la psychanalyse et à la discipline psychosomatique fondées par Pierre Marty

« Après avoir adhéré à la psychanalyse, nous dit Pierre Marty, et avoir fait corps avec elle, nous avions le sentiment, comme il est fréquent, de détenir un instrument de toute-puissance qui nous permettait d'envisager également n'importe quel aspect de la vie humaine [...]. L'enthousiasme passé, il nous apparut que notre erreur tenait essentiellement à deux méprises. **La première était de croire les hommes égaux entre eux quant à leur équipement fonctionnel ; la seconde était de prêter à tous les humains un équipement fonctionnel complet comprenant en particulier des systèmes topiques mentaux parfaitement en ordre de marche, quelle que soit la singularité des contextes psychiques**. A force de nous heurter à des invraisemblances, nous abandonnâmes ces généralisations pour dégager plus librement le point de vue économique » [30].

Pierre Marty, à partir de son expérience clinique de psychanalyste, a élaboré, depuis les années cinquante 50 jusqu'à son décès en 1993, une théorie psychosomatique prenant en considération les patients souffrant de maladies somatiques et d'une insuffisance fondamentale

---

29. Cf. par exemple Denise Braunschweig in « Psychosomatique et Psychanalyse », article paru dans *Corps Malade et Corps Erotique*. (Cf. bibliographie).

30. Pierre Marty, *Les mouvements individuels de vie et de mort*, TI, p. 113. (Cf. bibliographie, souligné par nous).

ou passagère du fonctionnement mental, en privilégiant dans la métapsychologie de Freud l'aspect ECONOMIQUE. Il tient à fonder la psychosomatique comme une discipline en soi[31].

Cette discipline, nous dit-il, rassemble deux perspectives : celle d'un évolutionnisme de type darwinien, et celle de la recherche freudienne concernant le fonctionnement mental. Les postulats fondamentaux de cette discipline sont l'unité essentielle de l'organisme humain et la hiérarchisation progressive de toutes les fonctions qui participent à son organisation.

Pour traiter des patients chez lesquels se révélaient soit une construction incomplète de l'appareil psychique, soit un fonctionnement atypique de celui-ci, de nouveaux concepts nosographiques furent élaborés : pensée opératoire, dépression essentielle, désorganisation progressive, etc. L'originalité de sa théorie psychosomatique réside dans la synthèse de l'évolutionnisme darwinien formulé en termes d'organisation et de désorganisation des fonctions, et des deux topiques de S. Freud articulées par le biais de la seconde phase du stade anal.

1 – Instincts et pulsions – Instincts de vie et Instincts de mort

"Les rapports entre les deux Instincts fondamentaux, à travers les mécanismes d'organisations, de désorganisations et de réorganisations de l'homme issu de la phylogenèse et de son hérédité propre, constituent la base de notre conception de l'économie psychosomatique. Cette conception ne s'apparente que de loin, par îlots et par instants, aux conceptions énergétiques de la physique et des disciplines connexes, même si certains de ses aspects peuvent quelquefois évoquer des schémas qui concernent ces sciences. Le problème de l'économie humaine que nous envisageons ici est totalement original »[32].

« Notre démarche abandonne ouvertement le principe de dualisme psyché-soma [...]. Nous ne gardons à l'esprit que le dualisme instinctuel fondamental qui donne à notre étude son double sens, pratique dans l'ordre de l'économie biologique, théorique dans l'ordre de la philosophie. L'abandon du dualisme psyché-soma n'implique aucunement l'abandon de la notion vitale de conflit, présente à d'innombrables titres dans notre théorie dualiste des Instincts »[33].

---

31. Cf. à cet égard le chapitre premier de son Que Sais-je? (Et les premières pages du Tome 1 des *Mouvements individuels* de *vie et de mort*).

32. Pierre Marty, *Les mouvements individuels de vie et de mort*, p.16.

33. *Ibidem*, p.16

2 – La combinaison des 2 topiques de S. Freud

« On distingue en psychanalyse deux processus mentaux : les processus primaires et les processus secondaires, l'un appartenant à l'inconscient, l'autre au système préconscient-conscient. Les deux processus sont liés dans l'organisation fonctionnelle dite de la première topique [...]. Le fonctionnement normal, c'est-à-dire continu, de la première topique constitue le minimum d'organisation mentale [...]. En psychosomatique, il garantit l'absence d'un système d'inorganisation, de dépression essentielle, de vie opératoire et de désorganisation progressive.

Un fonctionnement convenable de la première topique est nécessaire à la formation progressive de la seconde topique, organisation mentale des trois instances : Ça, Moi, Surmoi [...]. La seconde topique définit les instances de la personnalité. Le Moi établit des compromis entre les exigences instinctuelles (le Ça), la réalité, et un aspect introjecté de cette réalité, le Surmoi, qui constitue le témoin de l'organisation sexuelle œdipienne » (*ibidem*).

« Classiquement, en psychanalyse, la première topique est ainsi surtout considérée sous un certain angle, comme un aspect du fonctionnement de la seconde topique, laquelle s'établit selon des caractéristiques propres à chaque individu [...]. Il semble que, génétiquement, l'ensemble fonctionnel que constitue la première topique se trouve déjà largement organisé, alors que l'ensemble fonctionnel qui constituera la seconde topique est encore en voie d'évolution avant de rencontrer une relative stabilisation. Si l'on peut estimer que la seconde phase du stade anal signe la maturation de la première organisation topique et qu'elle ouvre le passage à l'organisation œdipienne, à laquelle elle donnera sa consistance, ce n'est que plus tard que le Surmoi œdipien apposera son sceau sur la deuxième topique [...]. Les topiques, leur appellation l'implique, sont ainsi davantage considérées en tant qu'évocatrices de localisations différentes des processus mentaux que comme organisations fonctionnelles originales quant à leur genèse et quant à leur valeur hiérarchique. **Une grande partie des maladies somatiques est en rapport avec des Moi carentiels, faibles, ou désorganisés**. Dans ces derniers cas, le psychosomaticien, négligeant d'abord les distorsions que constituent éventuellement les mécanismes névrotiques, porte toute son attention au fonctionnement de la première organisation topique, qu'il considère en elle-même comme le rouage central, détérioré, de la machine mentale ».[34]

3 – Les concepts d'inconscient, de préconscient, et de Moi-idéal. La notion de mentalisation

A partir de l'étude de la vie opératoire, Pierre Marty a énoncé une série d'hypothèses concernant l'organisation de l'inconscient et ses 2 principes fonctionnels :

1 « [...] l'Inconscient lui-même serait totalement parcellaire au début de l'évolution individuelle, sans organisation de départ, sans programme général, lié par exemple morceau pour morceau à chacun des divers éléments fonctionnels de la « mosaïque première ». L'Inconscient rassemblerait avec le développement ses (noyaux) épars premiers pour constituer progressivement, à l'image du regroupement évolutif des fonctions somatiques et psychiques, un tout d'une cohésion spécifique ».

2 « [...] existeraient dans le noyau de l'Inconscient deux principes fonctionnels qu'on trouverait évolutivement représentés dans tous les systèmes, dans toutes les organisations psychosomatiques : – d'une part un principe d'automation et d'itération, principe de répétition (d'un état) qui maintiendrait, de manière relativement stagnante, les fonctionnements psychosomatiques de tout ordre [...] ; – d'autre part, un principe de programmation (éveil ou programme et mise en route de celui-ci), qui ouvrirait spécialement ici une voie évolutive aux différentes liaisons et associations fonctionnelles, à la hiérarchisation [...] ou développement, c'est-à-dire au programme des organisations et des réorganisations.

Les principes inconscients d'automation [...] et de programmation [...] seraient évidemment tous deux placés sous l'égide des Instincts de vie et demeureraient tous deux représentés, en tant que fixations phylogénétiques des plus archaïques, dans les enchaînements évolutifs de n'importe quelles organisations fonctionnelles ».

« De cette seconde hypothèse se dégagent maintenant les notions de rythme fondamental individuel (succession des temps d'automation et de programmation idéalement passés par les fonctions dès le départ de l'embryon humain), de corrections endogènes et exogènes de ce rythme (surtout au cours du développement) au profit de rythmes acquis particuliers à certaines fonctions ou plus généraux, de souffrances fonctionnelles enfin lors du passage du rythme

34. *Ibidem*, p.91, 92, 93.

fondamental aux rythmes acquis »[35].

Le préconscient est, pour Pierre Marty, la plaque tournante de l'économie psychosomatique. Il est le lien privilégié des représentations de mots et de choses.

Topiquement, ses couches profondes sont en étroit rapport avec l'Inconscient, le soma, les instincts et les pulsions, et ses couches supérieures atteignent le Conscient. Chronologiquement, il se constitue d'acquisitions mentales successives, surtout au cours du développement... Le Préconscient se pose finalement comme un réservoir de représentations de différentes époques, plus ou moins liées entre elles, et plus ou moins prêtes à effleurer la Conscience.

Pierre Marty déveoppe dans les années 70-75 la notion de mentalisation qui traite de la quantité et de la qualité des représentations chez un individu donné. L'analyse des processus de formation et de liaison des représentations conduisent à définir une épaisseur et une fluidité du Préconscient ; les avatars dans la formation des couches représentatives laissent des lacunes fondamentales et des lacunes secondaires de l'organisation préconsciente. C'est à partir de l'appréciation des qualités du Préconscient que **Pierre Marty définit des névroses de comportement, des névroses mal mentalisées, des névroses à mentalisation incertaine et des névroses bien mentalisées, à côté des « névrosés mentaux classiques, objets des descriptions freudiennes »**.

Enfin, le Moi-idéal représente un aspect conservé ou retrouvé du narcissisme primaire, et « témoigne d'une insuffisance évolutive partielle de l'appareil mental ayant particulièrement entravé l'organisation temporo-spatiale individuelle, le préconscient et le Moi, images successives de mesure du "principe de réalité pendant le développement »[36]. Cette conception rejoint celle de Freud et des différents auteurs dans la mesure où ils insistent sur la formation inconsciente du Moi-idéal, et sur son caractère narcissique. Pierre Marty précise, dans la théorie psychosomatique, le rôle joué par le Moi-idéal : « **c'est ainsi que le Moi-idéal nous apparaît davantage comme un phénomène négatif mettant en relief l'insuffisance évolutive ou l'effacement plus ou moins durable d'une organisation mentale, que comme une formation intrapsychique**[37]. »

Revenons à présent sur les modèles 1 et II de S. Freud et

35. Pierre Marty, *La Psychosomatique de l'adulte*, Paris, Puf, coll. « Que sais-je ? » ; 6e édition 2004 , p.35, 36.

36. Pierre Marty, *L'ordre psychosomatique*, p.85, cf bibliographie.

37. Cf. Pierre Marty, opus cité, p.46

voyons dans quelle mesure la contribution de Pierre Marty fait partie des modèles Freudiens ou est-elle, comme il le déclare, « une discipline scientifique autonome » ?

Dans la métapsychologie, l'économique vient en troisième position, mais a été le premier point de vue métapsychologique à avoir été découvert : « L'Economie consiste dans la tentative de suivre le destin des quantités d'excitation et de parvenir au moins à quelques estimations relatives de leur grandeur ». Cette dimension économique des phénomènes psychiques suppose qu'il y a une dimension quantitative.

Freud ajoute à ce propos : « Nous n'avons pas le droit de négliger le facteur quantitatif dans tout examen des circonstances qui déclenchent la maladie ».

Il définit la pulsion comme un « concept limite entre le psychique et le somatique » ; on peut dire qu'en quelque sorte le *primum movens* de toutes les combinaisons psychiques [38].

Rappelons qu'à la base de l'épistémologie freudienne, il y a un monisme caractérisé et radical; ce qui a pour effet de récuser la séparation de deux substances distinctes qui seraient caractérisées comme « âme et corps ». Marty rejoint la position épistémique de Freud puisqu'il se recommande d'un monisme récusant le dualisme psyché-soma.

C'est dans le domaine de l'évolutionnisme qu'il nous appartient de faire la clarté. Freud, dit E. Jones a appris que c'est son étude du travail de Darwin sur l'évolution qui l'a principalement poussé à embrasser une carrière scientifique.

Freud entendait par Darwinisme la théorie générale de l'évolution. Mais avant Darwin, la seule explication de l'évolution avait été avancée par Lamarck, et Freud avait envisagé d'écrire avec Ferenczi un ouvrage sur la relation du Lamarckisme avec la psychanalyse : « Notre intention est de baser entièrement les idées de Lamarck sur nos propres théories et de montrer que son concept de besoin qui créé et modifie des organes n'est rien d'autre que **le pouvoir qu'ont sur le corps les idées inconscientes et dont nous observons les séquelles dans l'hystérie, – bref, « la toute-puissance des pensées »**. La finalité s'expliquait alors réellement par la psychanalyse; ce serait l'achèvement de celle-ci. Deux grands principes de changement de progrès, émergeraient : l'un au travers de l'adaptation de son propre corps, le second plus tardif par la modification du monde extérieur

38. P.L. Assoun, op.cité p.186.

(autoplastique et allopathique »[39].

Bien que le projet de Freud ne vit pas le jour, il ne renonça jamais à sa conviction dans la transmission héréditaire des caractères acquis. Cette préoccupation est fondamentale dans la recherche épistémique de **Freud sur la continuité génétique dans l'appareil psychique**. Mais il y a une énorme différence entre les vues de Freud relatives à la transmission héréditaire de processus mentaux hautement spécifiques et limites qui concernent toutes des idées ou des situations concrètes, et celles de Jung qui envisage un inconscient collectif[40].

Nous avons longuement cité cet aspect évolutionniste des idées de Freud et de leurs différences significatives d'avec celles de Jung, car des critiques identiques ont été formulées à l'égard de Pierre Marty assimilant son « évolutionnisme » à celui de Jung. Nous pensons que Pierre Marty appartient résolument à la science psychanalytique de S. Freud. Mais les accusations dont il fait l'objet révèlent les difficultés des pionniers pour explorer des voies théoriques. Dans le cadre de la Théorie Générale de Freud, Pierre Marty a dû forger des concepts épistémiques aux confins somatiques de la psyché ; pour ce faire, la théorie évolutionniste lui a fourni les concepts adéquats. De même que pour Freud, de tels emprunts charrient avec eux des scories philosophiques, spiritualistes etc., si bien que les observateurs et/ou praticiens peuvent assimiler les présupposés philosophiques des concepts avec leurs signifiants, or il s'agit d'un raisonnement *non sequitur*. Il est important de ne pas se précipiter dans des critiques qui ne viseraient que la partie virtuelle du concept opérationnel.

Une autre ressemblance dans l'inspiration de S. Freud et de Pierre Marty est la référence à John Hughlings Jackson, bien que Pierre Marty ne s'y réfère pas explicitement.

C'est à propos de « Zur Auffasung der Aphasien" *Contribution à la conception des aphasies*,1891) que Freud fait référence aux travaux de Hughlings Jackson, plus particulièrement la théorie de la régression (désinvolution) fonctionnelle du cerveau dans des conditions pathologiques. J.H. Jackson, s'inspirant de plusieurs évolutionnistes (Spencer, Darwin), pensait que les affections du système nerveux ne pouvaient se comprendre qu'en se référant aux niveaux de l'évolution de ses fonctions. Celle-ci implique un progrès allant du plus automatique ou moins automatique. Freud suggéra dans son article que la destruction des centres moteurs, auditifs et

39. Cité par E. Jones in *La vie et l'œuvre de Sigmund Freud*, T.3 p.355 ; (il s'agit d'une lettre de S. Freud à K. Abraham du 11 novembre 1917.)

40. Démonstration faite par Edward Glover, cité par E. Jones in opus cité, p.35.

visuels entraînait respectivement une aphasie motrice, une aphasie sensorielle, ou une alexie, et cite la théorie de Jackson suivant laquelle les fonctions nerveuses les plus tardivement développées étaient les premières à se détruire. La possibilité de régression dans le développement fut aussi abordée dans une lettre à K. Abraham du 5 juillet 1907 : « [...] j'ai toujours pensé que les gens que nous qualifions d'originaux et qui deviennent plus tard des paranoïaques avérés **sont ceux chez qui le passage nécessaire de l'auto-érotisme à l'amour objectal s'est imparfaitement réalisé [...]**. Voilà qui concorde parfaitement avec le point de vue de la pathologie générale où le fait de tomber malade signifie toujours qu'il y a eu régression dans le développement » (1. Extraits de la correspondance de Freud, cité par E. Jones in Tome II, op.cité, p.161). (Allusions aux théories de H. Jackson).

C'est la prise en considération de l'évolution qui présida aux futurs développements des différentes étapes de formation de l'appareil psychique, de même qu'à l'étude des phénomènes de régression qui vont, comme le pense Freud dans ses *Nouvelles Conférences sur la psychanalyse* (p.106) entrainer des modifications dans le fonctionnement des instances psychiques jusqu'à un effacement momentané. A la façon de H. Jackson parlant de la disparition des fonctions les plus évoluées, Freud déclare : « Cela est vrai particulièrement en ce qui concerne la dernière apparue phylogénétiquement, celle qui prête le plus à la controverse : la différence du moi d'avec le surmoi ».

Pierre Marty a, lui aussi, contribué à d'importants développements théoriques sur l'organisation des fonctions, leurs hiérarchisations et leurs désorganisations. Compte tenu du domaine à explorer, il était nécessaire de privilégier les concepts évolutionnistes permettant diagnostic et traitement des malades somatiques, étendant *de facto* le champ de la psychanalyse. Plutôt que l'utilisation du terme régression ou désorganisation, Jackson, dans la première des conférences (Conférence 1) prononcées devant le Collège Royal de Médecine en mars 1884, parle de dissolution (effacement-dissolution) : « Dissolution is a terme I take from Spencer as a name for the reverse of this process of evolution ». Jackson traite dans sa conférence de niveaux d'évolution et des différents paliers possibles de régression de l'évolution. « L'évolution est un passage du plus simple au plus complexe, [...] l'évolution est un passage du plus automatique au plus volontaire ». Quant à la "dissolution", c'est un processus de désorganisation (undevelopment), [...] it is a "taking to pieces" in the order from the least organized, from the most complex and most voluntary, towards the most organized, most simple, and most automatic".

Nous avons rapproché à dessein les sources d'inspiration épistémiques de Freud et de P. Marty pour démontrer la continuité des recherches s'inspirant des théories de Jackson dans le domaine de ce qui est devenu la psychosomatique, qui représente pour nous un nouveau chapitre de la science fondée par S. Freud

Pierre Marty utilise les deux modèles de S. Freud de manière originale pour rendre compte du fonctionnement mental. Comme on l'a vu précédemment, ces deux 'topiques' sont reliées par la seconde phase du stade anal signant la maturation de la première organisation topique.

Nous connaissons les critiques adressées à la construction théorique de Pierre Marty (1. Cf. Denise Braunschweig, op.cité.) par des psychanalystes ayant une lecture différente de ce que nous avons appelé les Modèles 1 et II. Le Modèle II ou 'seconde topique' est, à nos yeux, le modèle le plus évolué de la construction freudienne. Il incorpore le modèle 1 présenté dans sa lettre à Fliess de décembre 1896, et dans le chapitre VII de *l'Interprétation des rêves.*

Dans le 'Moi et le Ça', Freud décrit la façon dont le Moi se développe : « Nous le voyons se former à partir du Système P (perception) qui en constitue comme le noyau, et comprendre d'abord le préconscient qui s'appuie sur les traces mnésiques. Nous savons cependant que le Moi est également inconscient ». Dans la lettre à Fliess du 6 décembre 1896, Freud dit du PCS « Le PCS est la troisième transcription liée aux représentations verbales et correspondant à notre Moi officiel ». Comme on peut le constater dès l'Esquisse, et même avant sa rédaction, Freud considérait le Moi comme partie intégrante du Modèle 1; il a pris cependant plus de 15 ans pour intégrer progressivement le Moi dans un modèle plus global tenant compte des différentes étapes de développement.

Pierre Marty a donc tenu compte des enchaînements conceptuels et de la clinique des patients somatiques pour proposer un modèle intégrant les deux topiques.

Nous pensons que le Modèle II de Freud tient compte de l'articulation du Modèle 1 de l'Interprétation des rêves et du Modèle II des instances. Compte tenu du fait que Pierre Marty a conservé l'ensemble des 3 grands principes de fonctionnement de la Métapsychologie ainsi que le Modèle II, nous considérons que son éminente contribution théorique psychosomatique est devenue un des importants chapitres de la Psychanalyse fondée par Sigmund Freud.

Nous l'avons souvent répété au cours de notre exposé, Freud est le lieu même de la science qu'il a créée. Sa contribution se situe à deux niveaux :

Niveau 1 Enoncé de la Théorie Générale,

Niveau II Chapitres théoriques et cliniques de la psychopathologie.

La non-remise en cause de la Théorie Générale nous pousse à conclure à l'appartenance de contributions théoriques décisives à la science psychanalytique.

Il nous semble important de préciser que notre lecture de Freud est, à certains égards, différente de ce que nous avons pu lire chez certains psychanalystes, **mais notre travail de recherche épistémique a eu pour objectif de découvrir la formation du savoir freudien et de certains de ses successeurs**.

Notre formation première nous a, pendant plus de trente ans, conduit à étudier, à utiliser et à créer des modèles mathématiques appliqués à l'Economie, à la théorie des systèmes et à la cybernétique. Cette familiarité nous a orienté vers une lecture scientifique de Freud dont nous avons retrouvé fortement les échos dans la pensée de Pierre Marty. Nous avons préféré reprendre soit la terminologie de Freud pour dénommer le premier modèle, soit la terminologie habituelle dans d'autres sciences humaines; la terminologie première ou deuxième topique n'a pas été développée par Freud qui préférait le terme de lieu psychique (*Psychische Lokalität*).

Freud était un scientifique poursuivant dès 1895 des objectifs de modélisation; dans une lettre à Fliess (20 octobre 1895) il déclare à propos de sa découverte : « Tout se trouvait à sa place, les rouages s'engrenaient, on avait l'impression de se trouver devant une machine qui ne tarderait pas à fonctionner d'elle-même ».

Il s'agit bien d'un modèle.

Quid alors de la classification Pierre Marty ?

La clinique s'occupe de malades et analyse l'étiologie de la maladie. La classification s'occupe de maladies et de leurs symptômes parmi une population donnée. Il s'agit d'approches complémentaires. La classification apportant à la psychanalyse la dimension épidémiologique.

Les relations biunivoques Théorie-Clinique ont facilité pendant près d'un siècle la démarche des psychanalystes, la classification psychosomatique, dont Pierre Marty est le fondateur, apporte une nouvelle dimension conceptuelle pour :

1 -établir un diagnostic des patients,

2- comparer les patients entre eux « sous l'angle double des

mouvements de la pathologie somatique et des mouvements psychosomatiques en général, mentaux en particulier »,

3- comparer les dynamiques mentales selon les maladies somatiques,

4-comparer les maladies somatiques selon les maladies mentales...

Aux relations Théorie-Clinique vont se substituer au fur et à mesure du développement de la classification les relations multidimensionnelles :

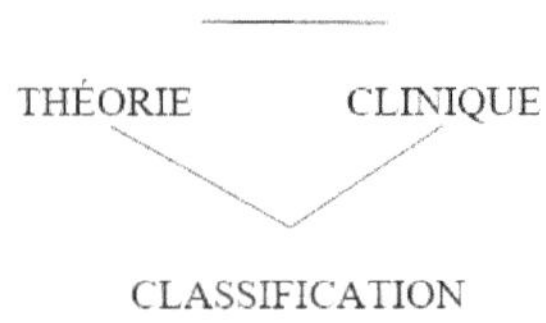

Nous sommes conscients de la nouveauté de la proposition pour les psychanalystes cliniciens, et nous soumettons à leur attention les études épidémiologiques ci-après pour tenter de les convaincre d'intégrer dans le champ analytique la classification Pierre Marty d'inspiration psychanalytique, et la nouvelle approche épidémiologique psychosomatique que je développe depuis maintenant 25 ans.

SÉMIOLOGIE PSYCHOSOMATIQUE

Pierre Marty, Jean Benjamin Stora et Jean-Michel Gauthier

La recherche que nous présentons ci-dessous a été effectuée par nos soins en concertation continue avec Pierre Marty. Un article comprenant certaines parties a été rédigé en 1989 avec la collaboration de Pierre Marty et de notre collègue, le Professeur Jean-Michel Gautier, polytechnicien, professeur de statistiques à HEC et à l'Université de Genève. Nous avons repris ce premier travail de recherche et nous avons développé de très nombreux points restés en suspens dans le travail initial.

Une recherche de statistique descriptive portant sur l'ensemble de la population de l'hôpital psychosomatique a été réalisée en 1987 par Pierre MARTY et J. B. STORA (2. Cf. bibliographie) les différentes rubriques de la classification MARTY/IPSO ont déjà fait l'objet d'une première étude. La présente recherche à partir du même échantillon, à savoir 321 patients, a testé la classification en étudiant plus particulièrement :

1 – la pertinence des relations entre les structures fondamentales des individus, les particularités habituelles et caractéristiques actuelles majeures ;

2 – les relations dynamiques des structures, particularités et caractéristiques des huit maladies les plus fréquentes à l'Hôpital de la Poterne des Peupliers.

1 – Bref rappel des caractéristiques de la population étudiée

Sur les 321 patients, on trouve 30 % d'hommes et 70 % de femmes âgés de moins de 35 ans (29 %J, de 35 à 50 ans (46 %) et de plus de 50 ans (25 %j. Dans le tableau ci-dessous, on peut constater que les fonctionnaires de l'administration, les enseignants et les personnels de santé représentent environ 45 % des patients de l'IPSO. La catégorie « autres » regroupe de trop nombreuses professions pour pouvoir faire l'objet d'une étude détaillée.

Entre le moment de la première consultation et celui du début du traitement, cinq mois s'écoulent en moyenne. Il s'agit d'un délai variable au cours du temps fonction du nombre de psychosomaticiens susceptibles de prendre en charge des cures psychothérapiques. Sur les 10 structures fondamentales de la classification, trois représentent à elles seules 96 % des patients : il s'agit des névroses de caractère bien mentalisées, 40 % des névroses de caractère à mentalisations incertaines, 43 % et des névroses de caractère mal mentalisées, 13 %; les 4 % restant représentent surtout des névroses de comportement; 6 rubriques de diagnostic ne sont pas utilisées.

Profession en %

Administration	19
Enseignement	12
Santé	14
Littérature-Art	9
Chômeurs	4
Retraités	4
Etudiants	8
Autres	30

La présence d'une plus ou moins bonne mentalisation est appréciée, rappelons-le, à partir des trois dimensions suivantes du préconscient (l. Cf. Essai de classification psychosomatique de quelques maladies somatiques graves, par le Dr. Pierre MARTY, exposé aux » Jornadas de Psychosomatica », Barcelone, Juin 1985) :

1 – l'épaisseur, déterminée par la quantité des couches successives de représentations acquises pendant le développement;

2 – la fluidité de la circulation interne entre les différentes couches de représentations.

3 – la disponibilité spontanée dans le temps de la circulation en cause.

Les structures fondamentales sont considérées comme inamovibles à l'âge adulte; pourtant, sur ces 321 cas étudiés et classés comme indiqués ci-dessus, 43 cas ont fait l'objet de reclassement après le début du traitement. Une telle modification du diagnostic de structures fondamentales, portant sur près de 13% des patients, peut être expliquée par les tâtonnements inhérents à une familiarisation progressive avec la classification psychosomatique ainsi que par la difficulté parfois très grande du consultant à décider en un temps relativement court (2. Il s'agit aussi de problèmes de résistances et de contre-transfert). Après modification, la répartition en pourcentage des structures fondamentales est la suivante : névroses de caractère bien mentalisée (38%) névroses de caractère à mentalisation incertaine (42 %), névroses de caractère mal mentalisées (15%) autres (5 %); il semble donc que la perception par les psychosomaticiens des névroses de caractère mal mentalisées ait augmenté après les six premiers mois de traitement des patients de l'hôpital. Ceci parait essentiellement dû à l'aversion première des consultants vis-à-vis du « vide » mental des patients (3. Hypothèse de Pierre MARTY).

La fiche de cursus des patients comporte encore deux autres rubriques : l'une relative au nombre de références médicales par patient, l'autre relative à la caractéristique organique (lésionnel, fonctionnel ou non organique).

55 % des patients ont une référence médicale, 27 % deux références, 12 % trois références et 6 % quatre et plus; 82 % présentent des caractéristiques lésionnelles et 18 % des symptômes fonctionnels.

2 – Structure fondamentale, particularité et caractéristiques majeures et maladies somatiques

La classification psychosomatique distingue trois ordres de particularités habituelles majeures : l'ordre symptomatique (psychanalytique classique ou non), l'ordre de l'interprétation et l'ordre de l'anamnèse, soit en tout 57 particularités. Or, parmi les 57 particularités de cette classification, notre enquête révèle, à partir de l'étude détaillée des 321 fiches de cursus des patients, que 19 d'entre elles sont prédominantes, à savoir :

Effectifs • Ordre symptomatique		%
21 1Angoisses diffuses	101	31,5
221Angoisses objectales	72	22,4
231Allergique	36	11,2
232Symptôme anal et obsessionnel (rétention et contrôle)	29	9
234Hystérique (polymorphe, œdipien)	110	34,3
237Phallique narcissique		
238Phobique d'ambiance ou d'envahissement	51	15,9
239Phobique d'objet (liaisons représentatives)		
240Psychotique		
241Sado-masochique (relations érotisées)	74	23
242Sado-masochique (décharges de comportement)		
243Masochique d'apparence		
271Dépression latente	80	25
281Inhibition, évitement ou répression des représentations	83	25,8
291Irrégularités aiguës du fonctionnement mental	51	15,9
• Ordre de l'interprétation		
451Sublimations artistiques	40	12,5
461Sublimations sociales		
471Tradition culturelle ou religieuse pesant sur le fonctionnement mental		
• Ordre de l'anamnèse		
621Deuils anciens non élaborés	36	11,2

Parmi les 57 particularités, 15 sont prédominantes parmi lesquelles 11 le sont encore plus ; il s'agit de :

211Angoisses diffuses
221Angoisses objectales
231Allergique
234Hystérique (polymorphe, œdipien)
238Phobique d'ambiance ou d'envahissement
241Sado-masochique (relations érotisées)
242Sado-masochique (décharges de comportement)
243Masochique d'apparence
271Dépression latente
281Inhibition, évitement ou répression des représentations
291Irrégularités aiguës du fonctionnement mental
451Sublimations artistiques
621Deuils anciens non élaborés

Les rubriques les plus utilisées par les psychosomaticiens de l'IPSO relèvent pour la plupart de l'ordre symptomatique. Seul un développement de leur expérience clinique et une participation plus importante à l'élaboration de la sémiologie

psychosomatique permettraient, en particulier lors des consultations, d’utiliser davantage de rubriques de l’ordre de l’interprétation et surtout de l’ordre de l’anamnèse.

En étudiant deux à deux certaines particularités (les plus fréquemment observées), on peut constater que certaines sont associées fortement. Les seuils de signification de ces associations varient selon les effectifs des particularités concernées : tous les ‘++’ et ‘+++’ sont significatifs au seuil de 0,05 ; seuls les ‘ + ‘ concernant les particularités de probabilité initiale.

Les combinaisons de symptômes les plus significatives sont les suivantes :

P211 reliée à P238, P241, P271, P291
P221 reliée à P234, P238, P281, P291
P231 reliée à P271, P451
P234 reliée à P241, P281, P291, P451
P238 reliée à P291, P451
P241 reliée à P271, P281, P291
P271 reliée à P281, P291, P451
P281 reliée à P291

Tableau 1 : **ASSOCIATION DES PARTICULARITES ENTRE ELLES**

	P221	P231	P324	P238	P241	P271	P281	P291	P451
P211	+		+	+++	++	+++	+	+++	+
P221		+	+++	++		+	++	++	
P231				+		+++			++
P234				+	+++	+	++	++	++
P238								+++	++
P241						+++	+++	++	+
P271							++	++	++
P281								+++	+
P291									+

+ : Faible
++ : Moyen
+++ : Fort
(Probabilité conditionnelle augmentée respectivement de 25 %, 50 %, 100 %).

La rubrique P221 -angoisses diffuses que l'on distingue des angoisses objectales- P221, signaux d'alarme du MOI, indique un état de détresse ineffable, souligne la régression primaire, et la fragilité de l'élaboration mentale ; elle est associée fortement (+++) à la rubrique 238 – phobique d'ambiance ou d'envahissement et surtout aux rubriques 271 et 291, respectivement dépression latente et irrégularité aiguë du fonctionnement mental. Une telle configuration associative révèle une déficience marquée et ancienne dans le fonctionnement du préconscient de ces patients.

La configuration 231 – traits de caractère allergique -est composée de 271 et 451, c'est-à-dire dépression latente et sublimations artistiques. Cette configuration correspond à ce que Pierre Marty appelle « chaîne évolutive latérale d'ordre allergique. » La reconnaissance d'une telle chaîne latérale est de bon pronostic, puisque l'ensemble régressif des lignes évolutives, centrale et latérale, rétablissent régulièrement l'homéostase et permettent une réorganisation du patient (1. Cf. Pierre Marty « L'ordre psychosomatique » p. 149 et s. (V. bibliographie).

Ces sujets ayant des traits de caractère allergique, révèlent une grande familiarité avec leurs processus primaires, et cette facilité d'expressions primaires se trouve à la base d'excellentes productions artistiques (P451). Il est regrettable que cette configuration ne soit significative statistiquement qu'en englobant trois particularités ; cela est principalement dû ou fait que les consultants et psychothérapeutes n'utilisent que parcimonieusement les rubriques de la classification. La rubrique 271 – dépression latente – a été utilisée de préférence à 628 – dépressions essentielles fréquentes – car la dépression essentielle peut être relativement muette et/ou fugitive lorsque les patients sont adressés tardivement, à sa place peuvent surgir des réorganisations régressives qui sont accompagnées 'd'une baisse de tonus instinctuel', c'est-à-dire d'une dépression plus ou moins intense : 271 ? **Comme on peut le constater, nous n'en sommes qu'au début des recherches relatives aux configurations de particularités**.

Les traits de caractère sado-masochique, 241 – sont fortement reliés à 271 – dépression latente – et 281 – inhibition, évitement ou répression des représentations et des pensées – et moyennement reliés à 291 -irrégularités aiguës du fonctionnement mental. Les rubriques 281 et 291 ne se superposent que partiellement puisqu'il s'agit d'une déficience remarquée, soit 'comme fondamentale, soit comme notablement transitoire dans le fonctionnement de leur préconscient (2. Cf. Pierre Marty, exposé fait aux « Jornadas de Psichosomatica », Barcelone 1985, p. 6).

Nous pouvons émettre l'hypothèse que l'insuffisance de données ne nous permet pas de discriminer entre les deux types de déficience ; ne s'agirait-il pas en réalité de deux configurations de particularités, l'une associant 241 à 271 et 281, l'autre associant 241 à 271 et 291 ?

La rubrique 241 – traits de caractères sado-masochiques – pose des problèmes théoriques ; s'agit-il de relations érotisées avec des objets privilégiés de nature physique ou morale ou s'agit-il de manifestations d'expressions de comportement, de décharges sans lendemain ?

Il est essentiel de créer de nouvelles rubriques en s'inspirant des contributions des cliniciens et théoriciens. Par exemple, l'article de Michel Fain (1984) « Du corps érotique ou corps malade : complexité de ce passage » où il évoque la sublimation du masochisme ; Michel Fain pose ailleurs la question : « Est-il possible de considérer comme masochique une personnalité inapte à intégrer une satisfaction passive ? »

Les traits de caractère hystérique – 234 – sont fortement reliés à 241 et moyennement à 281, 291 et 451. Comme le signale Pierre Marty, cette notion est peu précise, et cette rubrique est aussi bien utilisée pour des formes mineures de séduction, d'identification, de conversion ou de phobies que pour signaler la fréquence d'angoisses passagères ou l'évidence de refoulement. Les traits de caractère hystérique sont signes de vie et indiquent la présence de mécanismes de défense de différents ordres.

Tout au cours de notre recherche, nous avons été conscient de la nécessité, d'une part, de rédaction d'un glossaire ; d'autre part, de création de nouvelles rubriques. Nous avons toujours eu le sentiment d'évoluer dans une ville dont l'espace était occupé par de grands bâtiments (les rubriques) où les étages et cloisonnements n'avaient pas été encore construits. Ce paysage se reflète dans les résultats statistiques actuels. Nous suggérons d'utiliser les travaux de Joseph Sandler qui ont près d'un demi-siècle d'avance pour rédiger de nouvelles rubriques, ainsi que les nombreux articles et mémoires des membres de l'IPSO ; **sans approche clinique rigoureuse, pas de classification possible**.

Les caractéristiques actuelles majeures, réunissent des données symptomatiques immédiates, des données anamnestiques récentes, des données concernant le fonctionnement mental et le mode de vie actuels. Sur les 19 caractéristiques de la classification, cinq sont beaucoup plus souvent mises en évidence lors de l'établissement de diagnostics par les consultants, ce sont : 802, 803, 804, 805 et 809.

Tableau 2 : ASSOCIATION DES CARACTÉRISTIQUES ACTUELLES MAJEURES

	(803	(804	(809	Effectifs	% Population totale
(802		+++	++	31	9,7
C803			+	115	35,8
(804			+	33	10,3
C805				24	7,5
C809				53	16,5

(+ faible ; ++ moyen ; +++ fort) probabilité conditionnelle augmentée respectivement de 50 %, 100 %, > 100 % (1. Les seuils ont été choisis de façon à ce que tous les ++, et +++ soient significatifs pour = 0,05, et que les + soient significatifs pour les caractéristiques de probabilité initiale > 0, 15).

La caractéristique – dépression essentielle C802 – est fortement associée à une désorganisation progressive 804 – et à des antécédents psychothérapiques de moins d'un an.

Les caractéristiques ont pour objet de préciser les modifications de l'habitus du malade qui correspondent à l'apparition de la maladie. La rubrique 804 – désorganisation progressive (pour Pierre Marty, elle signifie aussi désorganisations répétées) est fortement reliée à la dépression essentielle : la pratique clinique de l'IPSO nous invite à retenir cet item car nous savons que dans ce cas, il y a maladie grave survenant après une succession d'autres maladies ou survenant chez des patients ayant présenté dans leur vie, à plusieurs reprises, des rafales de maladies de divers ordres à l'occasion de dépressions. A cet égard, Pierre Marty a souvent insisté sur « la fragilité de certaines organisations du préconscient, et sur les désorganisations somatiques suivant les désorganisations de l'appareil mental ».

Signalons aussi dans le tableau 2 ci-dessus, la présence de psychothérapies (antécédents de moins d'un an – 809 – reliées à des dépressions aiguës ou subaiguës – 803. Nous retrouvons des dépressions symptomatiques, accompagnées surtout de traits névrotiques ou d'angoisse en pourcentage relativement égal chez les malades graves (37 %) et chez les autres (38 %).

Pierre Marty a présenté dans de nombreux exposés les hypothèses de la classification à propos des particularités et des caractéristiques.

Au niveau des particularités habituelles, Pierre Marty a souligné dans le cas de maladies graves la configuration suivante : « je citerai – les angoisses diffuses de l'adulte particulièrement remarquées lors des maladies graves, qui renvoient encore à l'insuffisance ou à la fragilité de la construction mentale première ». « Je rappellerai ensuite les lieux, inégalement précisés, entre certains traits de caractère – masochiques non érotisés, un Moi-Idéal prédominant, un refus des régressions, et l'établissement de la personnalité dans l'enfance » (1. Opus cité P. 11).

Traduits dans la classification, cela nous donne les rubriques suivantes : 211 – 243 – 431 – 491.

Or, cette formule ne figure pas dans les résultats d'analyse des patients comme nous l'avons vu précédemment, 211 est associée à 234, 238, 241, 271, 281, 291 et 451. De même, 241 est associée à 271, 281, 291 et 451. Ce sont statistiquement les relations entre particularités les plus significatives. En déduire que l'hypothèse de Pierre Marty n'est pas vérifiée serait une grave erreur. Comme nous l'avons avancé plus haut, l'état de développement actuel de la classification psychosomatique ne permet pas d'aboutir à des résultats plus pertinents :

•Les rubriques sont en nombre insuffisant pour décrire la réalité complexe des symptômes et du fonctionnement psychique des malades somatiques.

•les rubriques actuelles ne sont pas toutes utilisées par les consultants et psychothérapeutes.

Ce qui est en cause, c'est le dispositif de mise en œuvre de la classification, en d'autres termes le protocole d'établissement des fiches de cursus des patients.

La pertinence du traitement statistique ne pose pas problème.

Une classification psychosomatique plus élaborée permettrait d'établir des tableaux de configuration cohérentes de particularités habituelles et de caractéristiques actuelles conduisant à une meilleure approche des organisations et/ou désorganisations mentales.

3 – Structure fondamentale : tableau symptomatique associant particularités habituelles et caractéristiques actuelles

Il est à présent possible d'établir pour la première fois un tableau associant particularités et caractéristiques de l'organisation mentale par type de structure fondamentale.

1 – La névrose de caractère bien mentalisée – SF 121

Elle est composée dans la population de l'hôpital de la Poterne des Peupliers à 75 % de femmes âgées de 26 à 55 ans dont 46 % de 31 à 40 ans. Une seule référence médicale, de nature lésionnelle. Pour 52 % des patients, la consultation a lieu en 1984 et 1985.

S.P.I. pour 23,7 % d'entre eux (1. 20 % travaillent dans l'Administration, 14 % dans l'enseignement, le reste se répartit entre 8 catégories socio-professionnelles).

Les particularités habituelles les plus marquées dans cette population bien mentalisée sont :

• Particularités habituelles

Présence :

221	Angoisses objectales	Très marquée
234	Traits de caractère hystérique	
	(polymorphes oedipiens)	Marquée
239	Phobiques d'objet	
	(liaisons représentatives)	Peu marquée
281	Inhibition, évitement ou répression	
	des représentations et des pensées	Peu marquée
451	Sublimations artistiques	Peu marquée
237	Traits de caractère phallique-narcissiques	Peu marquée
461	Sublimations sociales	Très faiblement marquée
411	Homosexualité latente	Très faiblement marquée
232	Traits de caractère anal et obsessionnel	Très faiblement marquée
	(rétention et contrôle)	
235	Traits de caractère oral	Très faiblement marquée
481	Difficultés sexuelles	Très faiblement marquée
611	Conversions fréquentes (hystériques ou non)	

• Caractéristiques actuelles majeures

Présence :

803Dépression subaiguë ou aiguë Marquée

(symptomatique au sens de la psychanalyse)

809Psychothérapies (antécédents de moins d'un an) Marquée

801Conversion (hystérique ou non) Marquée

Présence très faible mais à noter car relevé uniquement pour cette structure.

806Médico-légal ou professionnel

(problème récent pesant sur le fonctionnement psychosomatique)

815Changement de moins d'un an de l'économie relationnelle

Absence :

211	Angoisses diffuses	Très marquée
271	Dépression latente	Marquée
291	Irrégularités du fonctionnement mental	Très marquée

L'ensemble est tout-à-fait cohérent, justifiant la présence épisodique de maladies réversibles, « à crise » par les seules inhibitions, évitements ou répressions des représentations mentales chez des névrosés de caractère habituellement bien mentalisés.

2 – La névrose de caractère à mentalisation incertaine – SF122

Elle est composée à 72 % de femmes et de 18 % d'hommes. 55 % des patients de cette population sont âgés de 31 à 45 ans. 48 % ont consulté en 1984 et 1985; une ou deux références médicales, de nature lésionnelle et un SPI de 36,4 %. On doit noter que 14 % de ces patients ont, après les six premiers mois de traitement, été classés dans une autre catégorie de fonctionnement mental par leurs thérapeutes. L'incertitude pesant sur la première perception de leur organisation mentale étant la cause de cette modification de structure fondamentale.

• Particularités habituelles Présence:			
211	Angoisses diffuses	Très marquée	
234	Hystérique	Très marquée	
238	Phobique d'ambiance	Marquée	
241	Sado-masochique	Marquée	
291	Irrégularités aiguës du fonctionnement mental	Marquée	
231	Traits de caractère allergique	Peu marquée	
451	Sublimations artistiques	Peu marquée	
621	Deuils anciens non élaborés	Peu marquée	
251	Passages fréquents aux comportements	Très faiblement	marquée
240	Psychotique	Très faiblement	marquée
411	Homosexualité latente	Très faiblement	marquée
232	Anal et obsessionnel	Très faiblement	marquée
235	Oral	Très faiblement	marquée
461	Sublimations sociales	Très faiblement	marquée
481	Difficultés sexuelles	Très faiblement	marquée

À cette structure appartiennent les deux seuls cas de perversions organisées (651). (1. Activités professionnelles : 22 % Administration, 1 % Enseignement, 11 % Santé).

• Caractéristiques actuelles majeures

Présence :

802Dépression subaiguë ou aiguë Marquée

804Désorganisation progressive Moins marquée

809Psychothérapie (antécédents de moins d'un an) Moins marquée

808Parent d'un enfant traité en psychothérapie concomitante Très faiblement marquée

Absence :
802Dépression essentielle Marquée.

L'ensemble, qui s'oppose déjà au précédent (névroses de caractère bien mentalisées) par la présence d'angoisses diffuses – et non plus objectales, mentalement cadrées – et de dépression latente, confirme bien la notion d'incertitude de la mentalisation avec le 291 – Irrégularités aiguës du fonctionnement mental.
La **3 – Les névroses de caractère mal mentalisées – SF123**

Ce groupe de patients est composé de 35,42 % d'hommes et de 62,50 % de femmes. Des trois structures fondamentales étudiées, ce groupe se situe à 24,5 % dans la fourchette d'âge 41-45 ans. Une référence médicale de type lésionnel. 22 % des patients de ce groupe ont changé de dénomination de structure fondamentale après les premiers mois de psychothérapie (1 Activités professionnelle : 14 % Administration, 12 % Enseignement, 12 % Santé). Un SPI très élevé de 90 %.

• Particularités habituelles

Présence :

211	Angoisses diffuses	Très marquée	
234	Traits de caractère hystérique	Marquée	
271	Dépression latente	Peu marquée	
291	Irrégularités aiguës du fonctionnement mental	Peu marquée	
231	Allergique	Très faiblement	marquée
232	Anal et obsessionnel	Très faiblement	marquée
238	Phobique d'ambiance ou d'envahissement	Très faiblement	marquée
451	Sublimations artistiques	Très faiblement	marquée
621	Deuils anciens non élaborés	Très faiblement	marquée
Absence :			
234	Hystérique	Très marquée	
221	Angoisses objectales	Très marquée	
238	Phallique d'ambiance	Marquée	

• Caractéristiques actuelles majeures

Présence :
802Dépression essentielle Très marquée
804Désorganisation progressive Très marquée
809Psychothérapies (antécédents de moins d'un an) Marquée
803Dépression subaiguë ou aigüe Marquée
805Deuils ou pertes d'objets significatifs récents Peu marquée
(Le seul cas de toxicomanies récentes 812).

Dans le cas de cette structure fondamentale, S123, la configuration de désorganisation mentale apparaît avec beaucoup plus de clarté que dans la structure 122.

Comme l'indique Pierre Marty dans son étude théorique des désorganisations progressives, il s'agit de noter pour les patients de cette structure les passages du fonctionnement mental aux manifestations de caractère qui constituent des moments naturels d'interruption du processus psychique. Ces moments sont souvent précédés ou accompagnés au début par des angoisses violentes ou diffuses (211) ; on a l'impression, dit-il, que ces angoisses se réfèrent à des traumatismes anciens. « Les élaborations mentales ne pouvant s'effectuer, les régressions ne pouvant s'installer, on assiste à une désorganisation des fondements mêmes de l'appareil mental ! ». (Pierre Marty, *L'ordre psychosomatique*, op.cité p. 18 et 19)

Tableau 3 : TABLEAU COMPARATIF DES STRUCTURES FONDAMENTALES ASSOCIÉES AUX PARTICULARITÉS HABITUELLES ET CARACTÉRISTIQUES ACTUELLES

Structuration P + C	S121	S122	S 123
211	-	+	+++
221	++	=	=
234	+	=	- — -
237	+	-	=
238	=	=	-
239	=	=	-
240	=	==	+
241	=	=	=
242	=	=	=
271	-	=	+
281	=	=	+
291	- -	++	=
451	=	+	-
621	=	=	=
802	---	- -	+++
803	=	++	- -
804	-_-	-	+++
805	=	=	=
809	+	-	+

Position par rapport à la moyenne :
Très inférieur <50 % ; inférieur de 50 % légèrement inférieur de 25 %
Égal ; légèrement supérieur de 25 % ; supérieur de 50% : très supérieur >50%

Les seuils sont calculés pour garder un écart significatif à $\beta = 0,05$ pour tous les —, –, ++ et +++, et pour les + et les – sur les particularités et caractéristiques de probabilité initiale > 0, 15.

Étude de l'organisation mentale des principales maladies somatiques des patients de l'ipso-hôpital de la poterne des peupliers et leurs relations et interrelations dynamiques

Parmi toutes les maladies somatiques traitées à l'IPSO, il y en a huit qui, par leur fréquence, s'imposent à l'attention de l'observateur.

Ce sont essentiellement :

Tableau 4 : LES 8 MALADIES

Catégorie	Maladie	Classification	Fréquence médicale
Cancer	Cancer du sein	142	24
Coeur Circulation sang	Hypertensions	226	14
Gastro entérologie	Crohn	272	14
	R.C.H.	276	11
Métabolisme Nutrition Endocrinologie			
	Obésité	406	17
Neurologie	Céphalées	442	24
	Migraines	445	16
	S.E.P.	454	6

Bien que nous traitons statistiquement de très petits échantillons de patients, il est à notre avis important d'établir pour chacune des maladies ci-dessus, l'état de l'organisation mentale tel qu'il ressort de l'étude des fiches de cursus. Il va sans dire qu'il s'agit des premiers pas d'une recherche qui devra être développée en prenant en considération davantage de patients pour pouvoir valider des résultats statistiques acceptables. En l'état actuel de notre recherche, nous avons procédé à l'établissement d'une fiche retraçant pour chaque maladie la configuration de l'organisation mentale tenant compte des particularités habituelles et des caractéristiques actuelles majeures.

Les principes de traitement de données sont l'utilisation de tableaux croisés et une tentative de synthèse par l'analyse discriminante. Les techniques d'analyse discriminante permettent de reconstituer à partir du tableau de la classification psychosomatique une probabilité de diagnostic de la maladie. Il n'est pas question de se servir d'échantillons aussi faibles pour estimer de façon fiable un facteur de risque vis-à-vis de telle ou telle maladie somatique en fonction des variables du fonctionnement mental – structure, particularités et caractéristiques – et du sexe et de l'âge.

Toutefois, les tentatives de modélisation du risque par ces méthodes permettent de hiérarchiser les signes essentiels du tableau psychique d'une maladie, et donnent une première indication pour de futures recherches.

La méthode retenue est l'analyse discriminante linéaire sur variables binaires, technique fondamentale en analyse discriminante, mais seule autorisée ici du fait des petites tailles d'échantillon et donc du petit nombre de paramètres estimables.

Les descriptions détaillées qui suivent sont faites à partir des résultats des tableaux croisés et de l'analyse discriminante, et prennent pour exemple les quatre maladies suivantes : cancer du sein, hypertension, Crohn et R.C.H.

Nous résumerons dans un tableau d'ensemble les résultats relatifs aux huit maladies retenues.

Nous avons fait référence dans les différents traitements statistiques cités précédemment au concept de probabilité conditionnelle, et il nous semble important d'en préciser la définition.

Nous avons utilisé le concept de probabilité conditionnelle dans les tableaux croisés reliant entre elles deux à deux les rubriques ou items de la classification. Si deux événements sont dépendants plutôt qu'indépendants, comment calculer la probabilité que l'un et l'autre de ces 2 événements se réalisent ? En d'autres termes, qu'arrive-t-il si la probabilité d'occurrence d'un événement dépend de la réalisation ou de la non-réalisation de l'autre évènement ? Dans cette situation, la probabilité que les deux événements se réalisent est la suivante :

P (A et B) = P(A) x P(B/A)

Dans cette égalité, P(B/A) est ce qu'on appelle une probabilité conditionnelle : la probabilité de B étant donné A. Par exemple, dans le tableau 2, nous avons évalué la probabilité de C804 – désorganisation progressive – lorsqu'il y a dépression essentielle (C802, etc.).

Cancer du sein – M 142

Les patients se classent plutôt dans les névroses de caractère à mentalisation incertaine (S122) et surtout mal mentalisées (S123). La prédominance dans les particularités va aux angoisses diffuses (21I), sado-masochiques (241), accompagnées d'irrégularités aiguës du fonctionnement mental (291). Signalons pour en venir aux caractéristiques que sur tous les patients de l'IPSO notés en caractéristique actuelle majeure 802 dépression essentielle et en caractéristique 804, désorganisation progressive, 25 % ont un cancer du sein. En dehors de cette rubrique, les patientes ont été notées en 805, deuil récent non élaboré et 809, psychothérapies antécédents de moins d'un an.

L'analyse discriminante permet d'établir une ébauche de pronostic sur les sujets féminins en utilisant (par ordre d'importance) :

Présence de :

C802 Dépression essentielle Facteur favorable
C804 Désorganisation progressive Facteur favorable
P21 l Angoisses diffuses Facteur favorable
P281 Inhibition des représentations Facteur défavorable
P237 Phallique narcissique Facteur défavorable
P240 Psychotique Facteur défavorable

Une configuration maximale, empirique, née de l'expérience clinique, a été établie par Pierre Marty (Cf. Pierre Marty, note miméographiée IPSO, Mai 1986), pour les maladies graves parmi lesquelles figurent les cancers du sein. Elle est la suivante : **211, 243, 271, 431, 491, 623, 628, 629, 802, 804, 807, 815**(1. Aucune patiente ne peut réunir ces données regroupant des « particularités habituelles moyennes » et des « **caractéristiques actuelles majeures » en raison de leur distribution fondamentalement** différente selon les structures 121, 122 et 123 (il est inutile, par exemple, d'utiliser 281 avec 123, alors que 281 devient significatif avec 121). Deux études doivent être envisagées : A) les croisements utiles entre les « structures » d'une part, les « particularités habituelles » et les « caractéristiques actuelles majeures » d'autre part ; B) la proportion de « particularités habituelles » et de « caractéristiques actuelles » selon leur croisement utile avec les structures et selon leur rapport avec la configuration maximale établie pour les maladies graves.

Une confirmation d'ensemble des avancées issues de l'expérience clinique se retrouve néanmoins dans la classification des patientes atteintes du cancer du sein (avec des réserves sur les traits de caractère sado-masochique 241) – dans un cas, 243 – dans l'autre et 621 – rubrique deuil qui a été développée sur plusieurs années pour finir par se préciser en 623 : deuils d'objet directement ou indirectement significatifs pendant la grossesse de la mère ou dans les deux premières années de vie.

Notre travail de recherche n'a pas permis de valider l'hypothèse de configuration du cancer du sein citée ci-dessus. Nous sommes en présence d'un petit échantillon, et comme nous l'avons souvent souligné, toutes les rubriques n'ont pas été utilisées par les consultants. Cette proposition de Pierre Marty doit encore rester à l'état d'hypothèse.

Par contre, la présence de 2 caractéristiques, à savoir C802, C804 et d'une particularité P211, peut être considérée comme un facteur favorable; cela ne signifie nullement qu'une relation de causalité a été établie. Il a été statistiquement validé que ces 3 facteurs étaient présents chez les patientes atteintes d'un cancer du sein.

- **Hypertension – M226**

Les hypertendus de l'hôpital sont plus des hommes que des femmes, classés dans les névroses à mentalisation incertaine (S122). Ils ont autant d'angoisses diffuses que d'angoisses objectales, avec comme traits de caractère prédominants : des traits phalliques-narcissiques (237), accompagnés soit d'inhibition des représentations artistiques (451) soit sociales (461). Les seules caractéristiques sont dépression subaigüe ou aiguë (803) et deuil récent non élaboré (805).

Les critères retenus pour un pronostic par l'analyse discriminante font apparaître en premier l'âge et la profession en second lieu seulement les particularités et caractéristiques citées précédemment.

- **Maladie de Crohn – M272**

Un peu plus de femmes que d'hommes parmi les patients souffrant de cette maladie; il s'agit surtout de névroses de caractère à mentalisation incertaine. Il y a prédominance d'angoisses diffuses (211), accompagnées de dépression latente (271), d'inhibition des représentations (281) et/ou d'irrégularités aiguës du fonctionnement mental (291), et pour ce qui est de l'ordre de l'anamnèse, 621 deuils anciens non élaborés. C'est la plus forte fréquence sur l'ensemble des huit maladies, le cancer du sein et les migraines venant tout de suite après. Le deuil récent non élaboré (805) étant la caractéristique majeure actuelle la plus significative.

L'analyse discriminante fait apparaître le tableau clinique suivant :

Présence de :

P211	Angoisses diffuses	Facteur favorable
P281	Inhibition des représentations	Facteur favorable
P291	Irrégularités du fonctionnement	Facteur favorable
P621	Deuil ancien non élaboré	Facteur favorable
C805	Deuil récent non élaboré	Facteur favorable

• **R.C.H. – M276**

Autant de femmes que d'hommes souffrent de cette maladie, et classés dans les névroses de caractère bien mentalisées (S 121) et mal mentalisées (S 122) pour la plupart d'entre eux. Angoisses diffuses et angoisses objectales dans l'ordre symptomatique, avec des traits de caractère hystérique (234), phobique d'ambiance (238) et phobique d'objet (279), des traits sado-masochiques (241, 242, 243), accompagnés d'inhibition des représentations (281) et surtout, d'irrégularités du fonctionnement mental (291), de sublimations artistiques, et de deuils anciens non élaborés (621). Pas de dépression essentielle, ni de désorganisation progressive, mais dépression subaiguë ou aiguë (803) et deuil récent non élaboré 1805j sont les caractéristiques actuelles majeures.

L'analyse discriminante fait apparaître le tableau clinique suivant **Présence** de :		
221	Angoisses objectales	Facteur favorable
234	Traits de caractère hystérique	Facteur favorable
241	Sado-mosochique (relations érotisées)	Facteur favorable
291	Irrégularités aiguës du fonctionnement mental	Facteur favorable
621	Deuils anciens non élaborés	Facteur favorable
805	Deuils ou pertes d'objets significatifs récents non élaborés	Facteur favorable

Tableau 5 : TABLEAU COMPARATIF DES STRUCTURES, PARTICULARITES ET CARACTERISTIQUES DES HUIT MALADIES LES PLUS FREQUENTES

	Cancer du sein	Hyper-tension	Cröhn	R.C.H.	Obésité	Céphalées	Migraines	S.E.P.
121	6 -	4 -	4 -	5 =	4 -	10 =	7 =	4 =
122	11 =	7 =	9 +	4 =	8 =	12 =	7 =	2 =
123	6 ++	2 =	1 --	1 -	2 =	2 -	2 -	0 absence
211	12* ++	3 -	10* ++	5 +	7 +	3* --	4 =	2 =
221	4 -	2 -	2 -	4 +	2 -	8 +	5 +	2 =
231	3 =	0 absence	2 =	1 =	2 =	1 --	2 =	1 =
232	1 --	1 -	1 -	0 absence	1 -	2 -	2 +	1 +
234	9 =	7 -	3 -	6 +	7 -	8 =	5 =	2 =
237	0 absence	2 -	0 absence	0 absence	2 +	3 +	1 -	1 +
238	3 -	3 =	2 -	3 +	3 =	5 =	2 -	2 +
239	3	3 =	2	3 +	3 =	5 =	2	2 +
240	0 absence	1 =	0 absence	0 absence	0 absence	3 ++	0 absence	0 absence
241	8 +	2 -	4 =	5 +	4 =	8 +	2 -	1 =
242	8 +	2 -	4 =	5 +	4 =	8 +	2 -	1 =
243	8 +	2 -	4 =	5 +	4 =	8 +	2 -	1 =
271	6 =	3 =	5 +	2 =	8* ++	6 =	2 -	1 =
281	3 --	5 +	9* ++	4 +	3 -	7 =	8* ++	3 +
291	5 +	3 +	5* ++	3 +	5 ++	4 =	2 =	1 =
451	3 =	3 +	0 absence	2 +	1 -	2 -	0 absence	0 absence
461	4 =	4 +	2 -	1 -	1 --	4 =	3 =	1 =
621	3 =	1 -	6* ++	2 +	0 absence	1 --	3 -	0 absence
802	8* +++	1 -	1 -	0 absence	3 ++	2 =	0 absence	0 absence
803	9 =	4 -	6 +	7* +	4 -	9 =	6 =	5* +
804	8* +++	1 -	0 absence	0 absence	3 ++	3 -	1 -	2 ++
805	3 +	1 =	4* ++	2 +	1 =	2 =	1 =	0 absence
809	6 +	1 --	0 absence	1 -	3 =	3 -	2 =	1 =
	24	14	14	11	17	24	16	6

52

Présence de la maladie dans la population présentant la particularité ou la caractéristique

+ ++ +++

Absence très inférieure, inférieure, égale, légèrement supérieure, supérieure, très supérieure.

Probabilité :

Nulle de 50% de 25 % de 25 % de 50 % de 100 %

x compte tenu des effectifs, les seuls écarts significatifs au seuil de 0,05 sont repérés par une *. Cf. annexe 3 : Les tests d'hypothèses sur 2 moyennes avec de petits échantillons. * indique que ce facteur est présent dans la population, mais il n'est pas de nature causale.

L'ensemble du tableau comparatif précédent est cohérent dans la mesure où il confirme l'expérience clinique. Il confirme en particulier l'expérience clinique en soulignant la mauvaise mentalisation et la désorganisation dans les cas du cancer du sein, de la maladie de Crohn, d'obésité par rapport aux hypertensions, céphalées, migraines, S.E.P. Il confirme l'importance de la position phallique-narcissique dans les hypertensions, les obésités, les céphalées (mais i1 s'agit peut-être non de 237- phallique-narcissique, mais de 241 – Moi idéal, prédominant pas toujours signalé). Il confirme la présence fréquente de traits de caractère psychotiques dans les céphalées.

Il nous apprend surtout la tendance à une bonne mentalisation des R.C.H. par rapport à la mauvaise mentalisation et à la désorganisation des maladies de Crohn.

Deux considérations doivent encore être faites :

a) l'emploi abusif des 234 – traits de caractère hystérique, rubrique non discriminatoire telle qu'elle est actuellement utilisée ;

b) l'indétermination du 809 – psychothérapies antérieures. L'hôpital de l'IPSO reçoit de nombreux patients habitués aux traitements psychothérapiques du fait de sa réputation chez de nombreux psychiatres, psychanalystes, etc. qui nous adressent des patients. La rubrique, dans ces conditions, n'est pas significative sur un plan général ; elle est limitée aux patients de l'Hôpital de la Poterne des Peupliers.

La classification Marty/IPSO condense l'expérience clinique des psychosomaticiens et révèle lors de sa mise en œuvre les problèmes à poser aux théoriciens et cliniciens.

La classification psychosomatique de par son approche statistique et synthétique est :

1 – une aide au diagnostic grâce aux différentes ASSOCIATIONS des structures, des particularités et des caractéristiques (Cf. tous les tableaux élaborés) ;

2- un métalangage facilitant le dialogue entre psychosomaticiens

3- une méthode de comparaison des dynamiques mentales selon les maladies somatiques

4- une méthode de comparaison des maladies somatiques en fonction des particularités et des caractéristiques.

La classification facilite la recherche psychosomatique, car elle apporte, à une distance d'un siècle, la méthode de quantification souhaitée par Freud.

Elle permet de poser à la clinique et la théorie les questions suivantes :

1 – Existe-t-il des organisations mentales communes à certaines maladies somatiques ? (par exemple maladies auto-immunes) ;

2 – de même, existe-t-il des mouvements de désorganisations mentales communes à certaines maladies somatiques ?

3 – des différences significatives dans les organisations mentales des peuples européens, nord-américains, asiatiques, etc. ? Une telle question nous est suggérée par l'utilisation possible de la classification en Espagne, en Amérique du Sud et en Afrique du Nord. De telles recherches révèleront-elles des vécus affectifs différents pour les mêmes maladies étudiées ?

Nous pensons ainsi que les rubriques de la classification qui peuvent être considérées comme des paramètres du modèle psychosomatique peuvent devenir des variables avec des plages de variation changeant selon la culture ;

4 – y-a-t-il des facteurs de risque de maladie somatique reliés au fonctionnement mental ? (par exemple le S 123 ?)

5 – peut-on affirmer que les personnes très mentalisées sont à l'abri de graves somatisations ? Notre recherche révèle que pour les S 121 de cancer du sein, 6 cas ont été diagnostiqués sur les 24 en traitement. La classification permet en l'occurrence de reformuler le problème.

La classification interroge les psychosomaticiens ; notre recherche signale enfin les points suivants :

1. absence de glossaire, d'où d'importantes confusions dans l'utilisation des rubriques ;

2. utilisation parcimonieuse des rubriques, alors qu'on devrait pouvoir approfondir certaines d'entre elles et créer de nouvelles ; comment expliquer que les particularités de l'ordre de l'anamnèse ne sont pas prises en considération lors des diagnostics alors que tous les psychosomaticiens sont des psychanalystes ?

3.pourquoi la rubrique 234 (hystérique, polymorphe, œdipien) se retrouve-t-elle dans les 8 maladies étudiées ? N'est-il pas important d'en revoir les différentes définitions ?

4. de même, comment expliquer l'absence de discrimination entre 238 et 239 (phobique d'ambiance et phobique d'objet) ou entre 241, 242 et 243 (les trois rubriques de traits de caractère sado-masochique, utilisées elles aussi l'une pour l'autre) ?

5. La rubrique 431 Moi idéal prédominant ne figure pas de façon significative dans nos résultats ; n'est-il pas nécessaire de le définir avec précision ? Pourquoi ne figure-t-il pas dans les fiches sur le cancer du sein, par exemple ?

Le dialogue classification-clinique-théorie a commencé ;

il est nécessaire et souhaitable de le poursuivre car la Psychosomatique Intégrative (Modèle de l'Alpha de la Psyché), Médecine et Neurosciences, qui a pris la succession de la psychosomatique d'inspiration psychanalytique de Pierre Marty, doit pouvoir se référer à une nouvelle approche méthodologique plus structurée et plus complète pour permettre l'investigation des patients (tes) et les études épidémiologiques, comme on le constatera dans le prochain chapitre.

Tests d'hypothèses sur deux moyennes avec de petits échantillons

(Sanders,D.H., Allard, F., *Les Statistiques,une approche nouvelle*,McGraw Hill, Québec, 1992.)

TESTS D'HYPOTHÈSES SUR DEUX MOYENNES AVEC DE PETITS ÉCHANTILLONS

Dans les exemples de ce chapitre, il nous était possible d'utiliser la distribution Z pour faire les tests parce que les échantillons étaient de taille suffisamment grande (supérieure à 30). Il existe des tests pour vérifier l'égalité de deux moyennes lorsque les échantillons sont de *petite taille* (inférieure ou égale à 30); le test que nous allons voir maintenant est applicable seulement si les deux

conditions sont respectées: (1) les deux échantillons proviennent de populations distribuées selon le modèle normal; (2) les écarts types inconnus des deux populations sont égaux.

Les hypothèses de ce nouveau test sont les mêmes que celles que nous avons vues dans le chapitre: ainsi, l'hypothèse nulle est.

$$H_0: \mu_1 = \mu_2$$

et l'hypothèses alternative est l'une des trois suivantes:

$$H_1: \mu_1 \neq \mu_2$$

$$H_1: \mu_1 > \mu_2$$

$$H_1: \mu_1 < \mu_2$$

Pour définir la ou les régions de rejet, nous utiliserons la distribution de Student (t) au lieu de la distribution Z. Le nombre de degrés de liberté sera alors égal à

$$d.l. = n_1 + n_2 - 2$$

Par exemple, si l'échantillon 1 est de taille 14 et l'échantillon 2 de taille 16, alors

$$d.l. = 14 + 16 - 2 = 28$$

Avec ces échantillons, la valeur t appropriée pour un *test bilatéral* au seuil de signification de 0,05 est égale à 2,048 et la règle de décision consiste à accepter H_0 si le rapport critique se situe entre -2.048 et 2,048.

Avant de calculer le rapport critique, nous devons d'abord calculer une *estimation* de l'erreur type de la différence des moyennes. Puisque l'on suppose, dans ce test, que les écarts types inconnus des deux populations sont égaux, il apparaîtra normal d'estimer l'écart type commun de ces deux populations en réunissant l'information contenue dans les deux échantillons. On obtient alors un écart type pondéré dont la formule est la suivante:

$$s_p = \sqrt{\frac{s_1^2(n_1-1) + s_2^2(n_2-1)}{n_1+n_2-2}}$$

et la formule de l'erreur type estimée est:

$$\hat{\sigma}_{\bar{x}_1-\bar{x}_2} = s_p\sqrt{\frac{1}{n_1}+\frac{1}{n_2}}$$

Maintenant, on peut calculer le rapport critique de la façon suivante:

$$RC = \frac{\bar{x}_1 - \bar{x}_2}{\hat{\sigma}_{\bar{x}_1 - \bar{x}_2}}$$

En résumé, la démarche pour effectuer un test d'égalité de deux moyennes avec de petits échantillons est semblable à celle que nous avons développée dans ce chapitre; les deux seules différences résident (1) dans l'utilisation de la distribution t au lieu de la distribution Z et (2) dans la façon de calculer l'erreur type estimée. Voyons maintenant un exemple.

EXEMPLE AVEC DE PETITS ÉCHANTILLONS

On veut tester deux diètes expérimentales conçues pour faire gagner de la masse aux enfants sous-alimentés du tiers monde. On suppose que les gains de masse résultant de chacune des diètes sont distribués normalement et que les écarts types des populations sont égaux. On soumet 8 enfants à la diète A, tandis que 9 enfants suivront la diète B. Les gains de masse (en kilogramme) observés après six semaines sont les suivants:

Diète A:	1,86	1,95	2,74	2,56	3,86	3,60	2,32	2,23	
Diète B:	3,32	3,05	3,75	3,18	3,00	3,09	4,18	3,45	2,68

Au seuil de 0,05, y a-t-il une différence significative dans le gain de masse entre les deux groupes?

Les *hypothèses* sont les suivantes:
H_0: $\mu_1 = \mu_2$
H_1: $\mu_1 \neq \mu_2$

Puisqu'on cherche uniquement à savoir s'il existe une différence significative dans le gain de masse, le test est bilatéral. On doit utiliser la distribution t avec un nombre de degrés de liberté égal à $9 + 8 - 2 = 15$. Avec $\alpha = 0,05$, la valeur t appropriée est de 2,131.

La *règle de décision* est la suivante:
Accepter H_0 si RC se situe entre -2,131 et 2,131
ou
rejeter H_0 et accepter H_1 si $RC < -2,131$ ou $RC > 2,131$.

Les valeurs des statistiques échantillonnales apparaissent au tableau ci-dessous:

Échantillon A			Échantillon B		
x	$(x - \bar{x})$	$(x - \bar{x})^2$	x	$(x - \bar{x})$	$(x - \bar{x})^2$
1,86	- 0,78	0,6084	3,32	0,02	0,0004
1,95	- 0,69	0,4761	3,05	- 0,25	0,0625
2,74	0,10	0,0100	3,75	0,45	0,2025
2,56	- 0,08	0,0064	3,18	- 0,12	0,0144
3,86	1,22	1,4884	3,00	- 0,30	0,0900
3,60	0,96	0,9216	3,09	- 0,21	0,0441
2,32	- 0,32	0,1024	4,18	0,88	0,7744
2,23	- 0,41	0,1681	3,45	0,15	0,0225
			2,68	- 0,62	0,3844
21,12		3,7814	29,70		1,5952
$\bar{x}_A = 2,64$		$s_A^2 = \frac{3,7814}{8-1} = 0,5402$	$\bar{x}_B = 3,30$		$s_B^2 = \frac{1,5952}{9-1} = 0,1994$

L'écart type estimé de la population est:

$$s_p = \sqrt{\frac{s_A^2(n_A - 1) + s_B^2(n_B - 1)}{n_A + n_B - 2}}$$

$$= \sqrt{\frac{0,5402 \cdot 7 + 0,1994 \cdot 8}{15}}$$

$$= \sqrt{\frac{3,7814 + 1,5952}{15}}$$

$$\cong 0,60$$

Calculons maintenant l'erreur type estimée de la différence des moyennes et le rapport critique:

$$\hat{\sigma}_{\bar{x}_A - \bar{x}_B} = s_p \sqrt{\frac{1}{n_A} + \frac{1}{n_B}}$$

$$= 0,60 \sqrt{\frac{1}{8} + \frac{1}{9}}$$

$$\cong 0,2915$$

et

$$RC = \frac{\bar{x}_A - \bar{x}_B}{\hat{\sigma}_{\bar{x}_A - \bar{x}_B}}$$

$$= \frac{2,64 - 3,30}{0,2915}$$

$$\cong -2,26$$

Conclusion: on doit rejeter H_0, car $RC < -2,131$. Le gain de masse moyen avec la diète A n'est pas égal au gain de masse moyen avec la diète B, au seuil de 0,05.

Bibliographie

AISENSTEIN, M.,(1987), *Solution psychosomatique – issue psychosomatique?* Notes cliniques :! L'homme de Birmanie, Les Cahiers du Centre de Recherche et de Psychothérapie, n° 14, pp.73-92.
ALLEN, R.G.D. (1960), *Mathematical Economics*, MacMillan and Co Ltd, London, New York, St Martin's Press
ASSOUN, P-L., (1981~*Introduction à l'épistémologie freudienne*, Puis , Paris, Payot.
BION, W.F R., (1976), *L'attention et l'interprétation*, Paris, Payot.
BRAUNSCHWEIG, D.,(1975) *La nuit, le jour, essai psychanalytique sur le fonctionnement mental*, Paris, PUF.
P. CHANGEUR J-P., (1983) *L'homme neuronal*, Paris, Librairie Arthème Fayard.
COVELLO, L.,(1970) *La maladie épileptique et son « sujet »*, Interprétation, voL4, n°4, pp.3-11 DEBRAY, R.,(1983) *L'équilibre psychosomatique, organisation mentale des diabétiques*, Paris, Dunod.
DEJOURS, C.,(1986) *Le corps entre biologie et psychanalyse*, Paris, Payot.
DINGLI, A.,(1987) *Les aléas du travail de deuil en psychosomatique*, Vème Journée d'Etudes, Paris, Hôpital de Poterne des Peupliers, 21 Juin 1987,36 pages.
FAIN, M., DEJOURS, C., (1984) *Corps malade et corps érotique*, Paris, Masson.
FAIN, M, «Du corps érotique au corps malade : complexité de ce passage", p.123-135, in FAIN, M_, DEJOURS,C., (1994X *Corps malade et corps érotique*, Paris, Masson.
FAIN, M., (1991) *Préambule à une étude métapsychologique de la vie opératoire*, Revue Française de Psychosomatique, n°1, 59-79.
FAIN, K. (1992). *La vie opératoire et les potentialités de névrose traumatique*, Revue Française de Psychosomatique, n°2, 5-24.
FINE, A.,(1989~ *La pulsion de mort au regard de la maladie somatique*, Revue Française de Psychanalyse, n'2,pp.721-735.
FREUD, S., (1968 *Essais de psychanalyse*, Paris, Petite Bibliothèque Payot
FREUD, S., (1971), *Nouvelles conférences sur la psychanalyse*, Paris, Idées NRF Gallimard.
FREUD, S., (1979 *La naissance de la psychanalyse*, Paris, Presses Universitaires de France. (Esquisse d'une psychologie scientifique, p.309 à 396).

FREUD, S. (1967) *L'interprétation des rêves*, Paris, P.U.F.

GRANGER, G-G,(1960), *Pensée formelle et sciences de l'homme*, Aubier, Editions Montaigne, Paris. GRINBERG, L, SOR, D., TABAK de BIANCHEDI, E.(1972). Introduction aux idées psychanalytiques Bion,ParL%Dunod, 1976..

HEMPEL, G.G, (1972), *Éléments d'épistémologie*, Paris, Armand Colin.

JACKSON, J. H,(1932) Selected Writings edited by James Taylor, voL2. Hodder and Stoughton limited London ,(ouvrage prêté par la bibliothèque de la Faculté de Médecine Puis 1992)

JASMIN, CL, LÉ, M.G., MARTY, P, HERZBERG, R, et le groupe de recherche psycho-ontologique, (1990 Evidence for a link between certain psychological factors and the risk of breast cancer m a case-control study, Annals of Oncology, I : 22-29, 1990.

JONES, E., (1961X *La vie et l'œuvre de Sigmund Freud*, tomes 1,2 et 3, Paris, P.U.F.

KLEIN, M.,(1985X *Hommages à Mélanie Klein contributions de James Gammil*, Didier Anzieu, Florence Begoin Guignard, Jean-Louis Lang, Victor Smirnoff, André Green, Jean Bégoin, et Jean Gillibert, Lyon, Césure Lyon Ed.

Klein, M., HEIMANN, P., ISAACS,S., RIVIERE, J., *Développements de la Psychanalyse*, Paris, Presses Universitaires de France.

KOHUT, H., (1974) *Le Soi*, Paris, Presses Universitaires de France.

KREISLER, L.,(1997), *Le nouvel enfant du désordre psychosomatique*,TOULOUSE-Privat.

LEBEUF, D.,(1979~ *Réactivation de la névrose infantile parentale : un cas d'encoprésie chez un jeune enfant suivi de discussion de J.Loriod.* Congrès 1979.

LEBEUF, J., (1988)1 *Le projet de psychologie scientifique de S. Freud* (1895) : un premier essai de théorie sexuelle infantile ? Communication à la S-P-P, 22 octobre 1988.

LEBOVICI, S., (1988) *Note à propos de la classification des troubles mentaux en psychopathologie de l'enfant*, Psychiatrie de l'enfant, XXI, fasc. 1, 135-149.

LORIOD, J., MARTY, P., (1986) Fonctionnement mental et fonctionnement psychosomatique, in *Corps et Histoire*, IVème Rencontres psychanalytiques d'Aix-en-Provence. Paris, Les Belles Lettres, pp.143-204.

MARTY, P.(1976), *Les mouvements individuels de vie et de mort*, Essai d'économie psychosomatique, Tome 1, Paris, Payot. L

MARTY, P., (1980), *L'ordre psychosomatique*, tome 2, Paris, Payot.

MARTY, P., DEBRAY, R, (1989X "Current concepts of character

disturbance", in *Psychosomatic Medicine, Theory, Physiology and practice,* edited by Stanley CHEREN, Madison (Connecticut) International Universities Press, Inc.
MARTY, P., HERZBERG, R-, STORA, J.B.,(1987). *Organisation psychosomatique et risque de cancer,* recherche de décembre 1987, manuscrit original non publié.
MARTY, P., STORA, J.B.,(1988X *La Classification psychosomatique* Marty/Ipso, méthode d'aide au diagnostic des organisations psychosomatiques et des maladies somatiques. Médecine et Hygiène.
MARTY, P., STORA, J.B.,(1989~ *La clasificacion psicosomatica* MARTY/IPSO : metodo diagnostico de las organizaciones psicosomaticas y enfermedades somatisas, Psicoterapia Analitica, VoL 1, n° l,pp.19-31.
MARTY P., STORA J.B. (1987), La Classification Marty/IPSO, méthode d'aide au diagnostic des organisations psychosomatiques et des maladies somatiques ; application de la méthode aux patients de l'Hôpital de la Poterne des Peupliers de Janvier 1978 à Décembre 1985. (Inédit en français) Document de travail.
Parution en espagnol, in *Psicoterapia Analitica,* vol 1, Nø1, 1989 p.19-32 et en arabe in Psychosomatiques, 1989 Tripoli, Liban.
Cet article a été écrit après avoir élaboré la première base de données informatisées de l'IPSO. Cette base de données est à l'heure actuelle résidente dans le système IBM du Groupe HEC qui a eu l'amabilité de l'accueillir en attendant l'informatisation de l'IPSO.
Toutes les sécurités ont été mises en œuvre pour protéger les données.
MARTY P., STORA J.B., GAUTIER J.M. (1989) Sémiologie Psychosomatique in *Cahiers de Recherche HEC,* CR 331/1989. Il s'agit d'une étude de l'organisation mentale des principales maladies des patients de l'Hôpital de la Poterne des Peupliers : Cancers du sein, Hypertension, Crohn, R.C.H., Céphalées, Migraines, S.E.P.
MARTY, P.,(1990) *La psychosomatique de l'adulte,* Paris, P.U.F. , (Que sais-je 7 n' 1850). McDougall, J., *Corps et langage. Du langage du soma aux paroles de l'esprit,* Revue Française de Psychosomatique, n°2, 69-96.
MELTZER, Dr., HARRIS, M., (1980), *Les deux modèles de fonctionnement psychique selon Mélanie Klein et selon W.F,* Bron, Revue Française de Psychanalyse, n°2, 355-367.
MII LER, G.A.,(1978) *Psychology,* London, Penguin Books.
MISES, R, FORTINEAU, J, JEAMMET, Ph., LANG, J-L., MAZET, PH., PLANTADE, A., QUEMADA, N, (1988), *Classification française des troubles mentaux de l'adolescent,* Psychiatrie de l'enfant, XXXI, fisc. 1, 67-133

NEYRAUT- SUTTERMAN, M. Th.,(1991), *Un rêve de F. Dostoïevski*, Revue Française de Psychosomatique, n°1, pp. 137-147.
OBADIA, J-P., (1 9841 Le problème économique des régressions (à propos de deux observations de malades rhumatoïdes) in Corps malade et corps érotique, éd. par Fain Micbd et Dejours Christophe, Paris, Masson, pp.4l.
PARAT, C., (1987), A propos de la coexcitation libidinale, Revue Française de Psychanalyse, n°3, pp-925-935.
PIAGET, J., (1970), *Psychologie et Epistémologie*, Paris, éditions Denoël.
SANDLER, J., (l964), L'index de Hempstead outil de la recherche psychanalytique, Revue Française de Psychanalyse, n°1, 37-45.
SANDLER, J., et alia, (1962), The classification of superego material in thc Hcmpstcad indcx, Thc ppsychoanalytic study of thc child, vol. 17, 107-128.
SCAPA, V., (1984) Essai d'analyse du fonctionnement de l'Hôpital de la Poterne des Peupliers. Les critères d'admission (adultes), Paris bibliothèque de l'IPS0, 7p.
SMADJA, CL, MARTY, P, (1991), Les traits de caractère allergique, Séminaire de 1'Institut de Psychosomatique, B l285.
SMADJA, Cl.,(l 991) Le concept de pulsion : essai d'étude comparative chez Freud et P. Marty, Revue Française de Psychosomatique, n°1, pp. 149-168.
SZWEC, G, SMADJA, CI., (l992), Arguments- états somatiques, Revue Française de Psychosomatiques, no 2, pp.34.

CHAPITRE 8
Études psychosomatiques méthode épidémiologique développée par Jean Benjamin Stora depuis 1993

Première étude : les transplantations d'organe et les transplantations cardiaques

Jean Benjamin stora [1]

Extrait de l'ouvrage paru chez Odile Jacob en 2006 : « vivre avec une greffe, accueillir l'autre ». 200 patients greffes ont été INVESTIGUES PENDANT 5 ans permettant la rédaction de cet ouvrage.

Le but de notre étude est d'évaluer les différents états émotionnels et psychiques de patients transplantés et de les comparer entre eux en vue de définir les différents profils de risque décelés par les paramètres psychologiques; cette étude a aussi comme résultats d'établir la capacité d'adaptation à la nouvelle situation créée par la greffe et donc la qualité de vie des patients transplantés. La méthode psychosomatique [2] permet de comparer facilement les malades entre eux, de communiquer rapidement avec les spécialistes de la discipline et d'évaluer avec rigueur l'évolution des patients au cours des thérapeutiques. Nous avons à la suite de nombreuses recherches effectuées dans les dernières années [3] complété cette classification pour aboutir à une « Grille Psychosomatique » de 123 items décrivant non

---

1. Service de Chirurgie cardio-vasculaire et Service d'Endocrinologie Groupe hospitalier Pitié-Salpêtrière 47-83, boulevard de l'Hôpital 75013 Paris
2. Stora, J.B. Sémiologie psychosomatique. *Annales de Psychiatrie, 1994*, 9, n° 2, 117-124.
3. Stora, J.B. Organisations mentales et maladies somatiques. *Annales de Psychiatrie, 1995*,10, n°1, 5-11.

seulement les différents paramètres du fonctionnement mental d'un individu mais aussi l'inscription du sujet dans ses dimensions sociales et somatiques; nous avons ainsi adopté l'approche bio-psychosociale du Pr. Engel[4] car les seuls paramètres somatiques ne nous permettaient pas d'appréhender le fonctionnement dynamique d'un sujet et ses capacités de récupération post-opératoires. (Méthode en annexe de ce chapitre)

Approche méthodologique : La « Grille Psychosomatique »

L'investigation psychosomatique permet de déterminer soit au cours d'un entretien d'une durée maximale de 90 minutes ou de deux entretiens la structure psychique du sujet, c'est-à-dire une organisation mentale résultant des processus de maturation psychosexuelle et prenant en considération les comportements, les émotions et les pensées dans leurs interrelations spécifiques. L'investigateur apprécie la psychodynamique conflictuelle du patient et son économie mentale, à savoir insuffisance mentale de l'appareil psychique avec facilité des désorganisations, irrégularités de fonctionnement mental –débordement momentané des possibilités d'élaboration par excès d'excitations ou répression de représentations mentales (suite par exemple à la transplantation ou à la réanimation), régressions, désorganisations au cours de dépressions essentielles. L'investigateur se pose les questions suivantes : » Comment le patient est-il organisé et d'abord mentalement (notion de structure)? Comment a-t-il fonctionné et fonctionne-t-il ordinairement et moins ordinairement dans sa vie intime et relationnelle (notion de particularités habituelles majeures)? Comment est-il devenu somatiquement malade, quels changements sont intervenus en même temps ou précédemment dans sa vie intime et relationnelle (notions de caractéristiques actuelles majeures)? A quelles références de sa vie antérieure (de sa petite enfance et de son enfance surtout) les évolutions des pathologies somatiques passées, récentes ou actuelles, peuvent-elles renvoyer ? »[5]. Une fois l'investigation achevée il est possible de coder les items de la grille psychosomatique; il va sans dire que seul un investigateur ayant une expérience clinique psychanalytique et psychosomatique, qu'il soit médecin ou psychologue, peut à l'heure actuelle remplir cette grille.

4. Engel G.L. The need for a new medical model : a challenge for biomedicine, *Science*, 1977, 196, 4286, 129-136.

5. Marty, P., *La classification psychosomatique*, 1987, document de travail ronéotypé.

De nombreux efforts méthodologiques sont encore nécessaires pour établir un glossaire des termes scientifiques de la grille en vue d'une utilisation élargie, et d'une validation statistique. Les items de la Grille Psychosomatique (Marty/Stora)[6] sont répartis en huit catégories : 1. particularités habituelles majeures regroupant des données symptomatiques ; 2. données comportementales et modes de pensée spécifiques ; 3. modes privilégiés d'expression des affects ; 4. données anamnestiques ; 5. caractéristiques actuelles majeures concernant le fonctionnement mental et le mode de vie actuel ; 6. données de l'environnement familial et socioprofessionnel ; 7. fixations psychosomatiques ; 8. données du comportement post-opératoire : confirmation de l'état pré-opératoire, disparition de symptômes ou apparition de nouveaux symptômes. Une fois la grille remplie, il est possible de remplir la dernière partie qui est la détermination de la structure mentale, en d'autres termes le diagnostic. Dans le cadre de ce travail de recherche et, sur les conseils du Dr. Richard Dorent, nous avons retenu quatre paramètres somatiques : le poids du patient, le nombre de rejets de la greffe, l'existence d'un cancer, la présence de maladies coronaires. Le modèle de fonctionnement psychique est le modèle de l'appareil psychique de S. Freud combiné avec le modèle développé par les fondateurs de l'Ecole Psychosomatique de Paris ; les items se réfèrent donc à des concepts psychanalytiques mentionnés dans le cadre de l'investigation. Il s'agit de la première étude épidémiologique[7], à notre connaissance, utilisant des notions psychanalytiques. Nous sommes

conscients des critiques que pourraient développer les psychanalystes à notre encontre, surpris de constater qu'il est possible d'étudier les fonctionnements psychiques de plusieurs patients et de les comparer entre eux ; nous avons dans un passé récent et avant le décès de Pierre Marty lancé une étude pionnière avec lui sur près de 321 patients (cf. chapitre 7). Nous reprendrons les arguments de celui-ci vis-à-vis de ceux qui seraient opposés par une telle démarche : cette classification engage la Psychosomatique d'inspiration analytique dans une voie scientifique puisqu'elle révèle les incertitudes d'appréciation du fonctionnement psychique (au niveau symptomatique immédiat et au niveau conceptuel) en forçant les psychosomaticiens à les reconnaître ; de plus la numérotation

6. Marty, P. *Grille MARTY-IPSO*, 1987. grille revue par Stora J.B, de 1994 à 2000 en vue de développer une méthodologie de recherches épidémiologiques d'inspiration psychanalytique et psychosomatique.

7. Une première étude a été réalisée en 1990 : Jasmin C, Lê MG, Marty P, Herzberg R. & Psycho-Oncologie Group (1990), Evidence for a link between certain psychological factors and the risk of breast cancer in a case-control study, *Ann. Oncol.*, 1, p.22-29.

des items et leur traitement statistique inciteraient à penser dans un premier temps à une « déshumanisation de ses propres malades » alors que ceux qui utilisent la classification savent que ces chiffres combinés en formules multiples permettent de donner un sens aux psychothérapies ainsi qu'au mesures préventives. La formule suivante « 122-211-271-291-623-624-802-805 » révèle des irrégularités de fonctionnement mental et le pronostic beaucoup plus sombre d'une maladie évolutive.

Les études actuelles sur la qualité de vie des transplantés cardiaques ne retiennent que peu de variables psychologiques et s'attachent soit à la dimension émotionnelle [8] sans définir la nature de l'émotion, ni le rôle joué par l'expression de l'émotion dans l'équilibre psychologique individuel; soit aux risques liés à la non-observance accroissant les risques de rejet aigu dus à une dépression persistante (Odds Ratio, OR=4.67), à la manifestation de l'hostilité (OR=8.00), à la non-observance (OR=6.91) et à l'obésité (OR=9.92); le risque de mortalité étant accru si les transplantés satisfaisaient aux critères de l'échelle de désordre du stress post-traumatique (OR=13.74) [9] . Les concepts de dépression, d'hostilité sont trop généraux et vastes pour être significatifs; nous ne savons pas de quel type de dépression il s'agit (dépression aiguë de type objectal, dépression essentielle, dépression narcissique, etc.) ni à la suite de quels évènements : transplantation, évènements familiaux, socioprofessionnels, etc. Quel est le rôle joué par la dépression dans le retour à l'équilibre mental? Il en est de même pour les manifestations agressives ou la non-observance. Une phase dépressive post-opératoire est une étape nécessaire pour le passage à un autre état de fonctionnement; cette dépression peut s'aggraver s'il y a réactivation d'un deuil pathologique par exemple ou n'être qu'une transition qui prendra fin dès que les mécanismes d'adaptation mentale se seront mis en place. Nous pensons qu'il existe trop d'imprécisions sur les concepts pour aboutir à des résultats pertinents. La classification psychosomatique précise avec soin la nature de la dépression, son rôle dans l'économie mentale ainsi que les différentes formes de manifestation des pulsions agressives et leurs conséquences (décharges dans les comportements, manifestation du masochisme mortifère ou du masochisme gardien de vie).

---

8. Bunzel B, Laederech-Hoffmann K. Long-term effects of heart transplantation : the gap between physical performance and emotional well-being. *Scandinavian Journal of Rehabilitation Medicine, 1999 Dec;* 31 (4):214-22.

9. Dew MA, Kormos RL, Roth LH, Murali S, Di Martini A, Griffith B.P. Early post-transplant medical compliance and mental health predict physical morbidity and mortality one to three years after heart transplantation. *Journal of Heart and Lung Tranplantation, 1999 Jun; 18(6):549-62.*

Caractéristiques de l'ÉCHANTILLON ET MÉTHODE P.L.S

Nous avons observé dix patients transplantés dans le cadre de l'hôpital de jour du service de chirurgie cardio-vasculaire sur une période de sept mois. Il s'agit de huit hommes et deux femmes greffés entre 1987 et 1999, soit respectivement : 13 ans (1), 8 ans (1), 7 ans (2), 5 ans (1), 4 ans (2), et un an (3). L'âge des patients variait de 32 à 69 ans; pour chaque patient nous avons établi en dehors des variables somatiques 75 notations bio-psycho-sociales en notant la présence (1) ou l'absence (0) de l'item observé. La difficulté principale de l'utilisation de la grille psychosomatique réside dans le savoir-faire clinique et sa transcription en notations.

Patient	Poids	Rejet	Cancer	Coron.	Str.122	Str. 123	Str. 131
1	5,0	2	0	0	0	1	0
2	7,5	1	1	0	0	1	0
3	3,0	1	0	1	0	0	1
4	,0	2	0	0	0	0	1
5	7,0	2	0	0	0	1	0
6	16,0	1	0	0	1	0	0
7	6,0	1	0	0	0	1	0
8	,0	1	1	0	1	0	0
9	10,0	1	1	1	0	1	0
10	5,0	3	0	0	0	1	0

Tableau I : variables somatiques et structures psychiques des dix patients.
79 données par patient observé.

Pour traiter les variables qualitatives nous avions le choix entre la régression sur composantes principales et la régression PLS (Partial Least Squares regression); nous avons préféré la régression PLS car cette méthode conserve dans le modèle toutes les variables importantes. En effet lorsque, en régression multiple il y a multi colinéarité et/ou un nombre important de variables explicatives par rapport au nombre d'observations, la solution la plus courante consiste à exclure des variables explicatives par des méthodes de pas-à-pas. La régression PLS permet dans ces situations de conserver toutes les variables explicatives en obtenant une équation de régression cohérente. On peut aussi essayer l'analyse canonique lorsqu'il s'agit de relier un ensemble de Yk à un ensemble de Xj . L'intérêt de cette méthode est souvent faible car elle ne fait le plus souvent qu'isoler des couples à forte corrélation. Ainsi les variables canoniques expliquent une part qui peut être faible des variances des groupes de variables X et Y. Nous avons fait appel à notre collègue Michel Tenenhaus [10] qui a développé la méthode PLS pour les données qualitatives pour analyser notre échantillon. La régression PLS permet de relier un ensemble de variables dépendantes Y= { Y1 ,......, Yp} à un ensemble de variables indépendantes X= {X1 ,...,Xm} lorsque le nombre de variables indépendantes et/ou dépendantes est élevé. La régression PLS consiste à effectuer une analyse en composantes principales de l'ensemble des variables X sous la contrainte que les (pseudo-) composantes principales de Xj soient aussi explicatives que possible de l'ensemble des variables Y. Il est alors possible de prédire les Yk à partir des Xj en séparant mieux le signal – ce qui est synthétique, structuré, commun aux données – du bruit – ce qui est plus spécifique de l'échantillon de données étudiées [11]. Notre travail s'appuie sur les recherches de Geladi et Kowalski (1986) [12], Glen, Dunn et Scott (1989) [13], et Wold (1989) [14].

10. Tenenhaus, M. La régression PLS généralisée, *Cahier de Recherche n° 472*, Groupe HEC, 1993, Jouy-en-Josas. Je tiens remercier très chaleureusement mon collègue Michel Tenenhaus

11. Tenenhaus, M, Gauchi J-P, Ménardo C. Régression PLS et Applications. *1995, Rev. Statistique Appliquée*, XLIII (1), 7-63.

12. Geladi P, Kowalski B.R. Partial Least-Squares Regression : A Tutorial. *Anal. Chim. Acta*, 1986; 1, 185, 19-32.

13. Glenn W.G, Dunn III W.J, Scott D.R; Principal Components Analysis and Partial Least Squares Regression, *Tetrahedron Computer Methodology, 1989*, 2, 6, 349-376.

14. Wold S. Multivariate Data Analysis : converting Chemical data Tables to Plots, in *Computer Applications in Chemical Research and Education*, 1989, Dr. Alfred Hüthig, Verlag, Heidelberg.

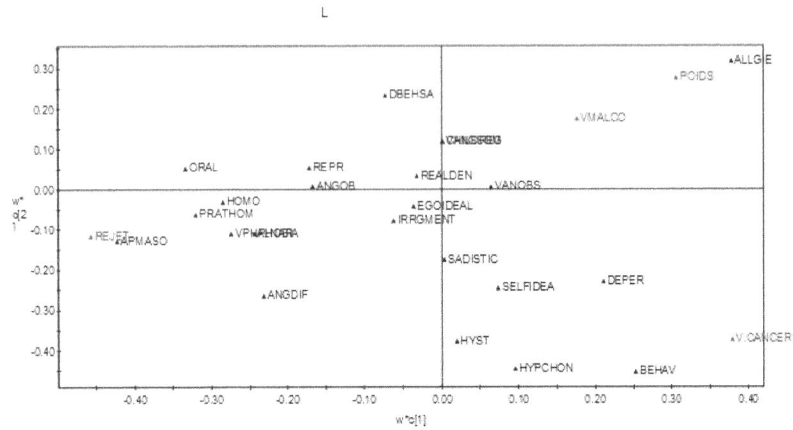

Figure 1 Relations variables somatiques et descripteurs psychologiques

Dans le quadrant I de la Figure 1 la variable somatique « rejet » est à rapprocher des descripteurs psychologiques angoisses diffuses qui est révélateur de détresse analogue à la détresse des nourrissons sur le plan psychoaffectif impliquant désarroi, désespoir et surtout abaissement des défenses mentales ; à ce descripteur s'ajoutent celui de l'apparence masochique qui est un état de souffrance sans objet significatif d'un état de dépression essentielle, dépression décrite par les psychosomaticiens comme annonçant un état de vie opératoire précédant dans le temps un état de désorganisation somatique pouvant entraîner la mort. Ces deux descripteurs et d'autres du quadrant I se conjuguent pour attirer notre attention sur la fragilité des patients situés dans ce quadrant ; notre prochaine figure répartira dans l'espace les dix patients étudiés et les classera en fonction de leurs profils de risque.

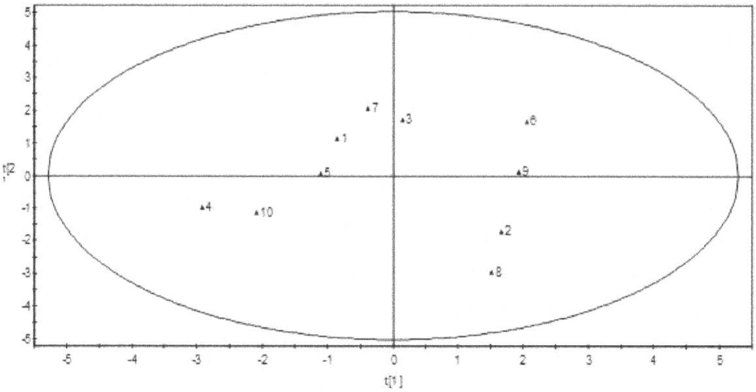

Figure 2 Répartition des patients

L'analyse PLS regroupant variables somatiques, descripteurs psychologiques et patients nous permet de regrouper les patients dans la figure 2. Quatre profils de patients peuvent être établis lorsque nous rapprochons variables somatiques et descripteurs psychologiques : 1. les patients à haut risque (patients 4 et 10); 2. les patients à risque moyen (patients 5 et 1); 3. les patients à risque faible (patients 7, 3, 8 et 2);4. les patients stables (patients 9 et 6).

Commentaires : les patients à haut risque (de type 1) ont à la suite de l'opération de transplantation présenté les particularités de fonctionnement mental suivantes : réactivation de deuils anciens non élaborés sous-jacents à la dépression actuelle faisant suite à la transplantation; milieu familial instable, facteur de déstabilisation psychologique; pas d'élaboration mentale ayant pour conséquence la décharge des tensions et excitations dans les comportements; dépréciation narcissique (faible estime de soi); présence de la pulsion de mort due à la désintrication pulsionnelle conduisant à une désorganisation progressive mettant en jeu le pronostic vital; enfin refus inconscient de la greffe relié à l'incapacité de faire le deuil de l'état antérieur.

Les patients à risque moyen (de type 2) ont eux aussi une réactivation de deuils anciens (nous communiquant leur façon de vivre la période post-opératoire) mais la présence d'une alliance psychique avec le cœur greffé (sous différentes formes : donner un nom, remerciement posthume au donneur, pensée quotidienne envers la famille du donneur, etc.) est un facteur favorable ; décharge des tensions dans les comportements renforçant l'image globale d'êtres qui sont repris après le succès de la greffe par leur passion du travail comme seul facteur d'équilibre psychologique ; ces addicts du travail ont aussi des satisfactions narcissiques (de valorisation de l'estime de soi) renforçant les pulsions d'autoconservation diminuant ainsi les risques de rejet ou les écartant tout au moins sur le plan psychologique. Les patients à risque faible (de type 3) au nombre de quatre font partie d'une catégorie de pleine et entière acceptation de la greffe ; le courant narcissique vital est fortement dominant renforçant le sentiment de toute-puissance de ces sujets mettant pour certains leur équilibre somatique en jeu. Il en est ainsi du patient 7 qui décharge ses tensions dans des conduites d'épuisement libidinal ; le patient 3 a un comportement voisin, mais la conscience de l'existence corporelle le met à l'abri des excès, par contre ce patient est de type alexithymique, c'est-à-dire absence d'expression des émotions. Les patients 8 et 2 sont tous deux addicts du travail (workaholic) ; ils ont des particularités narcissiques différentes avec prédominance d'un idéal du moi qui est le support psychique des systèmes de valeurs de l'autorité parentale dont il faut suivre les recommandations pour être aimé ; 8 et 2 contrôlent fortement leurs pulsions agressives et répriment leurs manifestations émotionnelles négatives ; chez tous deux présence d'un noyau hystérique renforçant les pulsions de vie – relations de séduction. Les patients stables (de type 4) sont eux aussi caractérisés par une prédominance du narcissisme – estime de soi renforcée ; ce renforcement peut être expliquée par le retrait des investissements objectaux suite à la greffe et la nécessité de s'occuper plus de soi (hyp.). Ils ont un noyau hystérique qui se traduit dans la relation à autrui par leur capacité de convaincre – accroissement de l'insight ; meilleure mentalisation et intrication pulsionnelle qui sont des facteurs favorables à une stabilisation de l'état psychosomatique ; enfin présence de masochisme de vie et non pas de mort à l'opposé des patients 4 et 10 – ce type de masochisme permet de mieux vivre sa souffrance, de la dépasser en renforçant les résistances mentales.

Conclusion

« C'est le plus beau cadeau de ma vie » nous a dit l'un de nos patients ou « on a un lien magique avec le donneur », nous a fait part un autre ; ces paroles, les pensées et sentiments les accompagnant donnent une dimension différente à notre étude par l'apport du vécu affectif, cette épaisseur du psychisme dont parle les psychanalystes psychosomaticiens, mais nous avons préféré dans le cadre de cette recherche nous attacher à l'utilisation de notre méthodologie en vue de la prévention et de l'amélioration des conditions de vie de nos patients. Cette méthode d'investigation permet d'identifier les patients vivant un état opératoire et traversant une phase de dépression essentielle après la transplantation ; ces états sont des indications de fragilité psychique et de danger de désorganisation somatique (patients 4 et 10). Nous proposons de recommander dans ces cas une aide psychothérapique immédiate en vue de soutenir les instincts de vie de façon complémentaire au traitement médical. Les patients bénéficiant d'une greffe cardiaque font face à des traumatismes importants qui pèsent fortement sur leur fonctionnement psychique dans la phase post-opératoire, mais il y a une inégalité entre les sujets. Les patients fragiles psychiquement du fait de leur fonctionnement antérieur vont passer par des phases dépressives nécessitant une aide psychologique ; d'autres, où les composantes d'estime de soi et de capacités relationnelles satisfaisantes (noyau hystérique) sont présentes, peuvent récupérer plus rapidement dans la phase post-opératoire et reprendre leur vie en s'adaptant psychiquement au nouvel état somatique. Ils pourront traverser une phase dépressive nécessaire à la mise en place du mécanisme d'adaptation mentale sans mettre en danger leur homéostasie. Il est fondamental à notre avis que les patients à haut risque soient identifiés précocement.

« On se trouve un jour devant un mur ; ce mur, c'est la mort, et après chacun trouve par la suite le chemin qu'il doit suivre [...] ». Un Patient.

Deuxième étude : Risque Psychosomatique et Syndrome Métabolique

Étude sur le risque psychosomatique de 151 patients de la Pitié Salpêtrière (57 femmes, 94 hommes) patients dans l'unité de syndrome métabolique

Jean Benjamin Stora et Benoît Depreux

Les études statistiques ont été effectuées par Benoît Depreux que je remercie très chaleureusement. Recherche présentée au Symposium de septembre 2010 « Médecine et Psychosomatique » de la Société de Psychosomatique Intégrative.

Avertissement : Les évaluations du risque psychosomatique ont été réalisées suivant la grille d'évaluation mise au point par le Professeur Jean-Benjamin Stora (cf. commentaires de J.B.Stora ci-dessous, présentant l'étude). Les 151 évaluations ont été faites par la même personne, en l'occurrence le professeur Jean-Benjamin Stora. Ceci garantit un bon calibrage des évaluations.

L'échantillon est suffisant pour mener des interprétations sur un critère. En revanche, sur plus d'un critère, le nombre d'occurrences est trop faible pour en tirer des conclusions sûres. Tout au plus cette première étude qui a déjà le mérite d'exister, permet de poser des hypothèses à vérifier et de cadrer de nouvelles études pour aller de l'avant.

Abréviations : SD Met = Syndrome métabolique, fact = Facteur du syndrome métabolique, PS = Pitié Salpêtrière, F = Femme, H = homme, HTA>=140 = Hypertension artérielle, CT>2,5 = Hypercholestérol, BMI>=30 = Obésité, Gaj>=1,26 = Diabète.

La définition du syndrome métabolique utilisée dans ce document est celle du NCEP III.

Comment se situe l'échantillon de l'étude épidémiologique du Pr. J. B. Stora par rapport à la prévalence dans la population française du syndrome métabolique ?

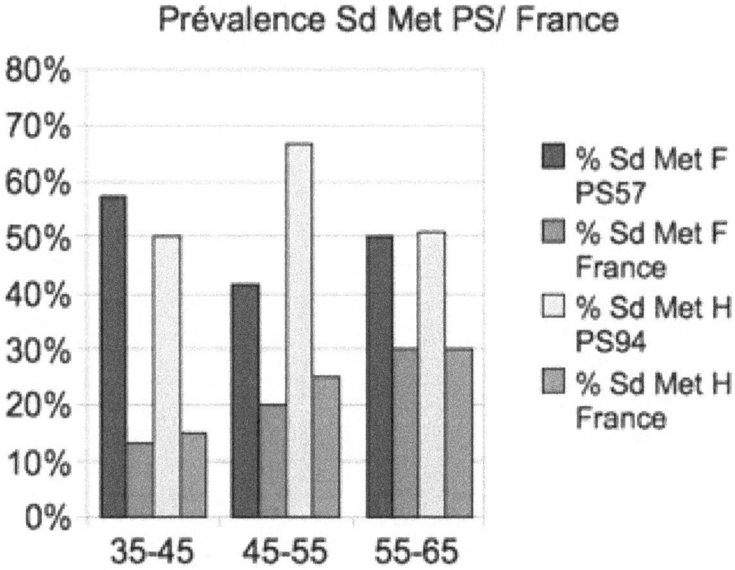

Illustration 1 : Sources : Jean Dallongeville – Institut Pasteur de Lille INSEM U744 – Étude 2007

Les données en France n'existent que pour la tranche d'âge de 35 ans à 65 ans. Aussi nous ne pouvons situer l'ensemble de notre échantillon dont l'âge varie de 25 ans à 75 ans.

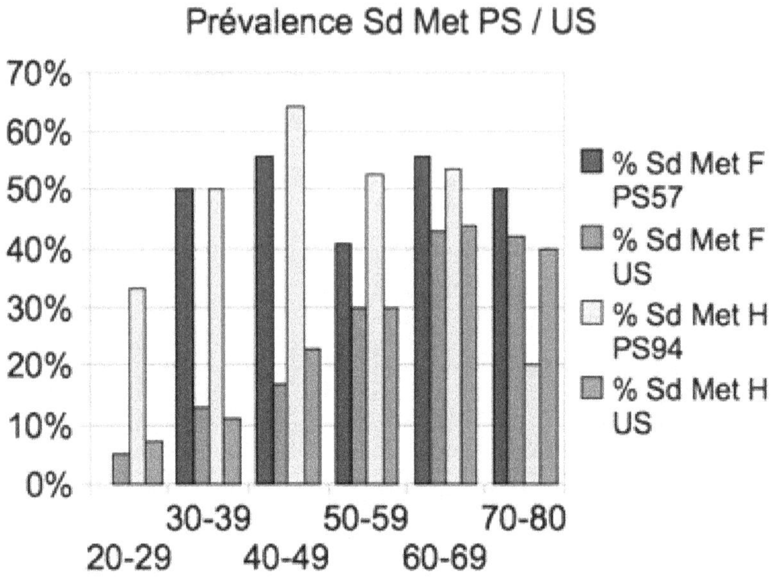

Illustration 2 : Sources : Jean Dallongeville – Institut Pasteur de Lille INSEM U744 – Etude 2007

La population qui consulte dans l'unité de syndrome métabolique est évidemment une population plus touchée par le syndrome métabolique que la population normale française. Nous constatons un différentiel de comportement entre les hommes et les femmes : par exemple, dans la tranche des 45-55 ans, l'écart entre hommes et femmes est deux fois plus fort dans l'échantillon que celui constaté entre les hommes et les femmes de la population française. La sensibilité à venir consulter en fonction de son état ou l'effet du traitement n'est manifestement pas la même entre les hommes et les femmes pour les deux tranches les plus jeunes. **Pour situer cet échantillon, pouvons-nous avoir une base de comparaison plus large en dehors de la France ?**

Les données françaises étant limitées à la tranche des 35- 65 ans. Nous avons utilisé les données concernant la prévalence du syndrome métabolique dans la population des Etats-Unis. Là, aussi peu de surprise. Remarquons qu'il n'y a pas de femmes qui aient consulté dans la tranche la plus jeune. La prévalence du syndrome métabolique chez les hommes dans la tranche la plus âgée est anormale en raison du faible nombre de cas dans l'échantillon de 94 patients hommes. Nous retrouvons un différentiel de comportement homme-femme pour toutes les tranches d'âges.

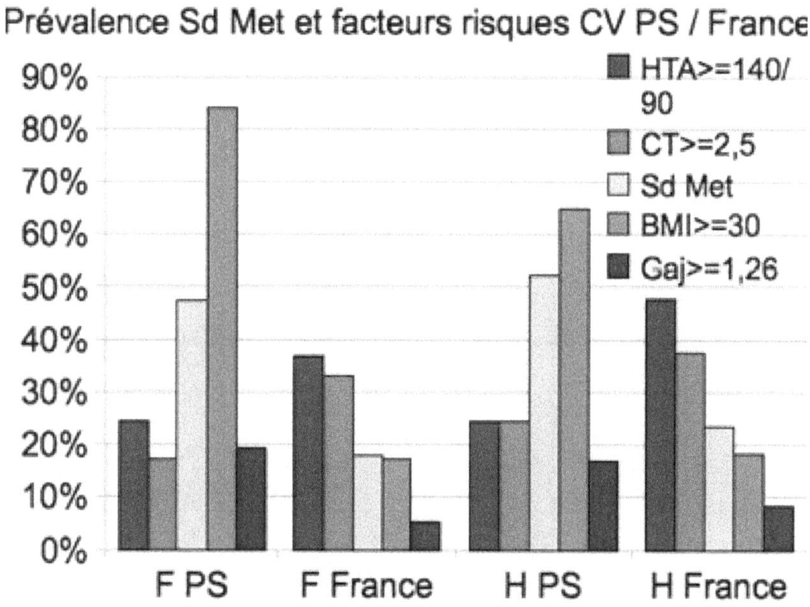

Illustration 3 : Sources : Jean Dallongeville – Institut Pasteur de Lille INSEM U744 – Etude 2007

Comment se situe cet échantillon par rapport à la prévalence des différents facteurs du syndrome métabolique dans la population française ?

En décortiquant facteur par facteur le syndrome métabolique, il apparaît sans surprise que l'échantillon qui consulte a en son sein, par rapport à la population française :

– 2 fois plus de personnes ayant dépassé le seuil du syndrome métabolique
– 3 fois plus d'obèses hommes
– 4 fois plus d'obèses femmes

– 2 fois plus de diabétiques hommes
– 4 fois plus de diabétiques femmes.
Mais en revanche :
– 2 fois moins d'hypertension chez les hommes
– 1,5 fois moins d'hypertension chez les femmes
– 1,5 fois moins d'hypercholestérol chez les hommes
– 2 fois moins d'hypercholestérol chez les femmes

L'obésité et le diabète semblent être des facteurs dominants, à l'origine de la première consultation ou du suivi dans l'unité.

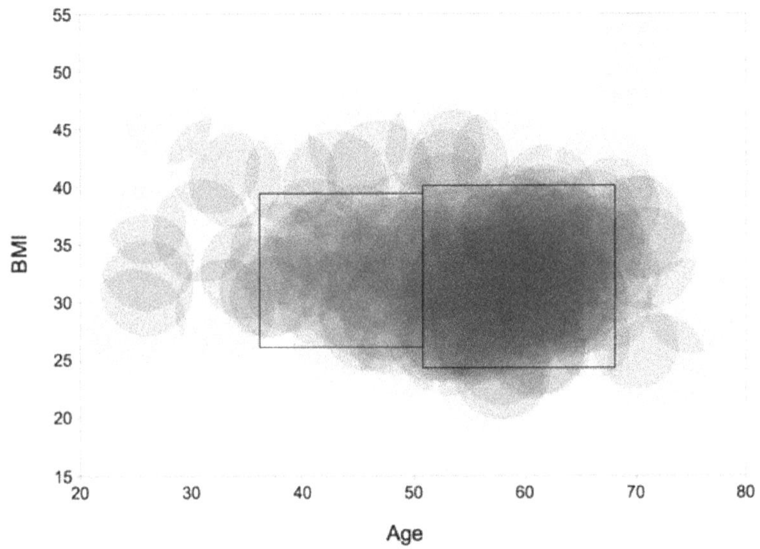

Les femmes de l'échantillon consultent moins en nombre que les hommes, 57 femmes pour 94 hommes. Pourtant, la prévalence dans la population française est légèrement supérieure pour les hommes que pour les femmes en ce qui concerne le syndrome métabolique et comparable pour l'obésité. Pour le diabète, la prévalence est 1,5 fois plus élevée pour les hommes, cependant dans l'échantillon, il y a quasiment autant d'hommes que de femmes en pourcentage qui consultent entre autres pour cette pathologie. Les femmes qui consultent sont, en nombre, beaucoup plus obèses. Qu'en est-il de la composition de l'échantillon de patients ?

80 % de la population de l'échantillon est surtout concentrée dans deux blocs allant de 36 ans à 70 ans. Pour cette majorité de consultants du service, un premier bloc homogène de 36 ans à 51 ans pour lequel le BMI va de 26 à 40 et un deuxième bloc homogène encore plus nombreux de 52 ans à 70 ans pour lequel le BMI va de 25 à 40.

Les analyses présentées par la suite peuvent avoir un sens dans ces deux blocs. En dehors, le nombre d'occurrences est trop faible pour en déduire des orientations surtout quand plus d'un critère de tri est utilisé.

Y a-t-il un lien entre le niveau de risque psychosomatique et le nombre de facteurs du syndrome métabolique des patients de notre échantillon ?

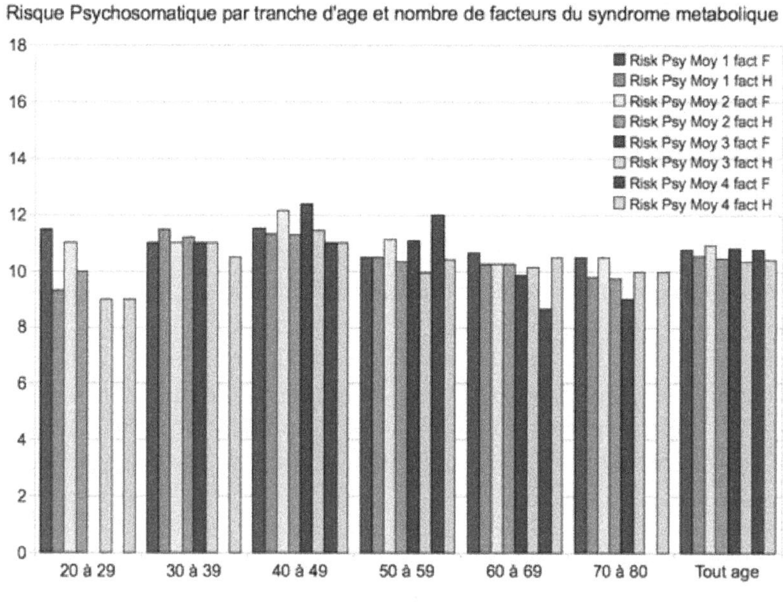

Pour rappel, le risque psychosomatique est la somme des risques relatifs au fonctionnement psychique, au comportement, aux affects et à l'environnement. Son échelle va de 1 à 18.

La moyenne tout âge confondu est de 10,64 sur une échelle qui va jusqu'à 18. De 10 à moins de 15, le risque est modéré à élevé. Les défenses psychiques sont moyennes voir faibles et l'environnement n'est pas stable voire très instable. Cette moyenne est de 10,93 pour les femmes et de 10,49 pour les hommes. Les femmes seraient-elles soumises à un environnement plus sévère que les hommes ou auraient-elle moins de défenses psychiques ? Ou alors franchissent-elles la porte de l'hôpital quand elles se sentent psychiquement plus fragiles ?

La moyenne est la plus élevée, hommes et femmes confondus, pendant la quarantaine avec 11,43 suivie de la trentaine 11,30 puis de la cinquantaine 10,50 (respectivement 11,56, 11,00, 10,50 pour les femmes et 11,36, 11,5 et 10,5 pour les hommes). Les hommes subissent un risque psychosomatique plus élevé à la trentaine, les femmes à la quarantaine.

La moyenne du risque psychosomatique voit une évolution dans la tranche de la quarantaine et de la cinquantaine pour les femmes en fonction du nombre de facteurs du syndrome métabolique. D'au moins 1 à au moins 3 facteurs, le risque psychosomatique augmente. Les femmes sont-elles dans cette période plus soumise à des risques environnementaux qui les fragilisent plus que les hommes ?

Pour les hommes, dans ces tranches d'âges de la quarantaine à la cinquantaine, la moyenne du risque psychosomatique ne dépend pas du nombre minimum de facteurs. Le niveau de défense psychique ne les prémunit pas plus contre au moins 1 ou 2 ou 3 ou 4 ou 5 facteurs du syndrome métabolique. Il est soit insuffisant ou soit indépendant.

L'échantillon des tranches extrêmes très âgées et très jeunes, surtout quand le nombre de facteurs du syndrome métabolique dépasse 4, est faible. Les résultats au-dessus de 4 facteurs sont donc difficilement interprétables pour ces tranches. Les résultats des tranches de la vingtaine et de la septantaine sont à prendre à titre indicatif.

Une étude comparative avec une population non malade est nécessaire pour juger du niveau d'insuffisance ou d'indépendance du risque psychosomatique.

Y-a-t-il un lien entre le niveau de risque environnemental et le nombre de facteurs du syndrome métabolique des patients de notre échantillon ?

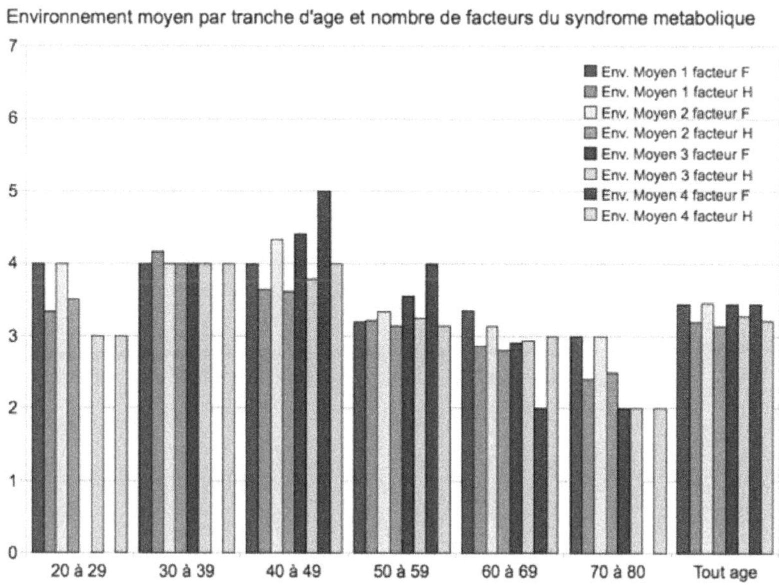

Sans être une surprise le risque environnemental est plus fort dans la période de la trentaine et de la quarantaine puis il ne cesse de diminuer. C'est la période des risques de divorce, de stress professionnel, de responsabilité parentale, de restructuration psychique comparable à l'adolescence. Les femmes sont plus sensibles à l'environnement dans la période de la quarantaine et de la cinquantaine. Subissent-elles un environnement plus agressif ? Ou, somatisent-elles plus facilement ? Ou consultent-elles plus tardivement quand elle se sentent psychiquement plus fragile ?

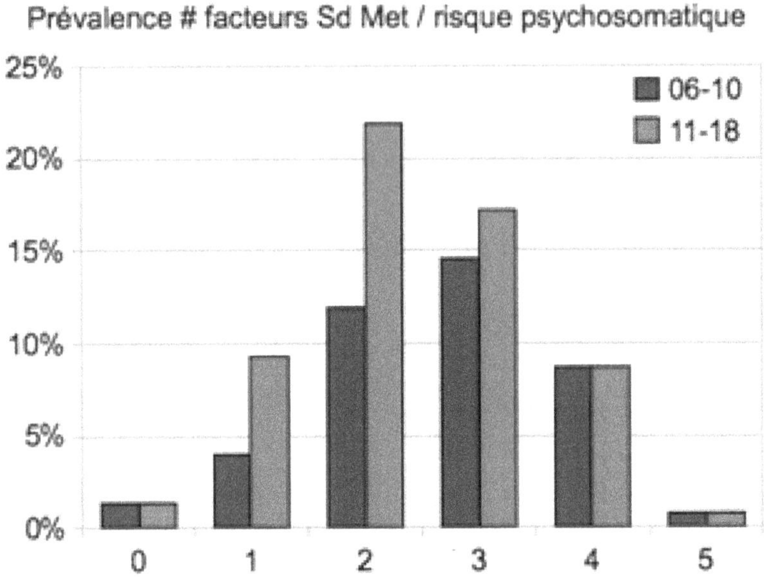

L'environnement est l'explication majeure des écarts constatés précédemment entre les hommes et les femmes pour les tranches de la quarantaine et de la cinquantaine. La dépendance entre le risque environnemental et le nombre minimum de facteurs du syndrome métabolique est ici visible aussi pour les hommes mais dans une moindre mesure car le risque environnemental est plus faible. Nous pouvons poser l'hypothèse que le niveau de défenses psychiques se comporte comme une digue. Quand elle devient insuffisante, peu importe le niveau d'eau qui dépasse. De la même manière quand il est insuffisant peu importe le niveau de pression environnementale, la maladie se développe malgré les défenses mentales. Le psychisme est débordé, il ne constitue plus momentanément un système de défense de l'individu qui doit faire appel à une aide psychothérapique pour renforcer les défenses mentales et les reconstituer.

Un risque psychosomatique faible à moyen agit-il comme une digue ?

Pour des patients totalisant 1 ou 2 facteurs du syndrome métabolique, ceux ayant un risque psychosomatique élevé à très élevé (note allant de 11 à 18, sont 2 fois plus nombreux que ceux ayant un risque faible à moyen. En revanche pour les patients totalisant

3 facteurs, cet effet diminue et passe de 2x à 1,15x. Enfin pour les patients totalisant au moins 4 facteurs, le risque psychosomatique n'est plus discriminant. Quand la maladie prend de l'ampleur, cela se passe quel que soit le niveau du risque psychosomatique. La détérioration affaiblit encore plus le psychisme mais le risque psychosomatique l'intègre-t-il ?

Y-a-t-il une différence de ce point de vue entre les femmes et les hommes ?

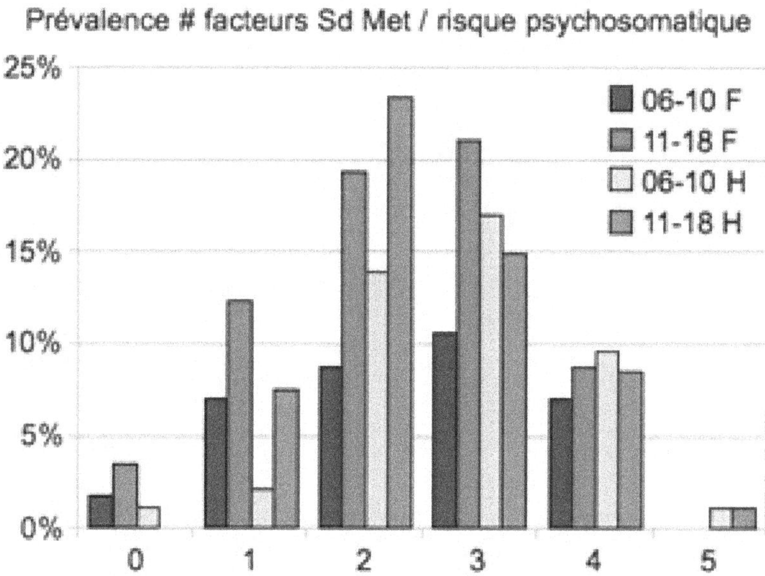

Le même phénomène est observé pour les deux sexes, mais pour les femmes le doublement s'observe jusqu'à 3 facteurs.

Quelles sont les structures psychiques en présence dans notre échantillon ?

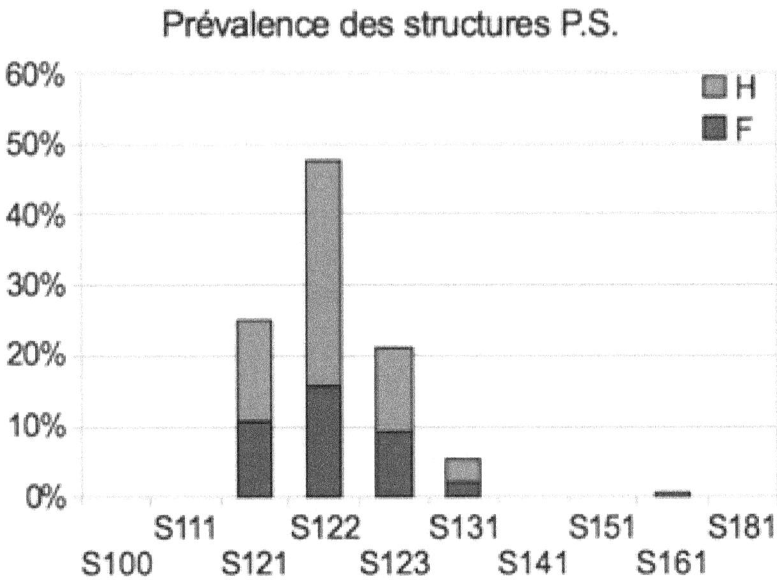

Pour mémoire, la nomenclature utilisée est l'ancienne nosographie psychosomatique élaborée par le Dr. Pierre Marty et non pas la nouvelle nosographie élaborée dans les dernières années par le Pr. J.B. Stora :

S111. Névrose mentale symptomatologiquement organisée, au fonctionnement soutenu. Névroses polymorphes sans symptomatologie mentale dominante et soutenue. Il peut s'agir d'organisations anales avec manifestations obsessionnelles passagères ou d'organisations hystériques avec phénomènes de conversion ; la systématique mentale névrotique ou psychotique a été débordée par le conflit au moins momentanément.

S121. Névrose bien mentalisée : Certitude, névrose classique au sens freudien

S122. Névrose à mentalisation incertaine : Doute

S123. Névrose mal mentalisée : Défauts avérés. La mentalisation apprécie d'un coup trois qualités fondamentales du préconscient : épaisseur de l'ensemble des formations représentatives ; fluidité des liaisons entre les représentations ; permanence habituelle du fonctionnement.

S131. Névrose de comportement : Insuffisance originelle du préconscient ; expression habituelle de l'inconscient et du ça dans les comportements.

S141. Psychose : Symptomatiquement organisée, au fonctionnement soutenu

S151. Psychose, autres formes : Polymorphe.

S161. Psychose de comportement

S181. Organisation allergique essentielle, catégorie nosographique psychosomatique (P. Marty)

S100. Autres

Nous avons donc principalement 1/4 de notre population du type « névrosé bien mentalisée », une petite moitié du type « névrosé à mentalisation incertaine », 1/5 du type « névrosé mal mentalisé », quelques cas du type « névrose de comportement » et 1 cas du type « psychose de comportement ». La représentativité homme / femme est équivalente dans les structures présentes. (*Attention* sur la figure la proportion homme – femme est celle de l'échantillon. Il faut comparer les barres bleues entre elles pour visualiser les proportions des structures de notre population de femmes)

Où se situe le niveau de risque psychosomatique dans chacune des structures présentes dans cet échantillon ?

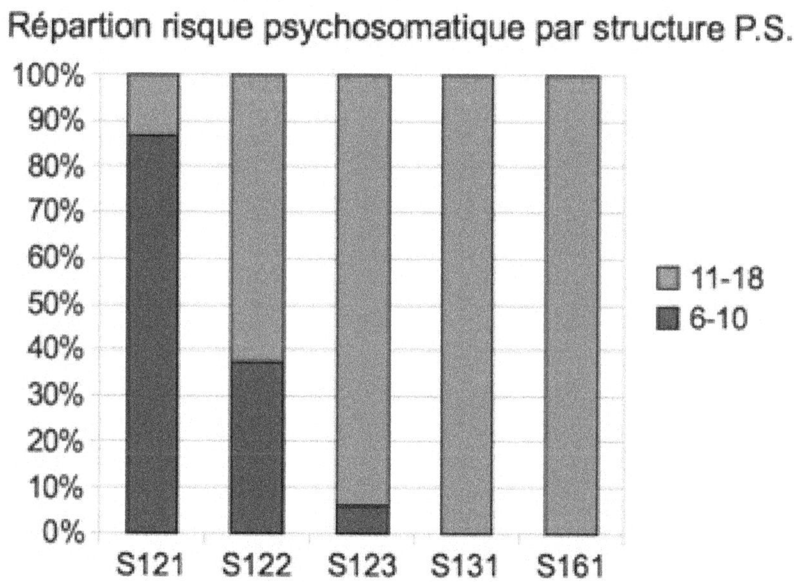

Sans surprise le niveau de risque est majoritairement faible à modéré pour les structures du type « névrosé bien mentalisé » à plus de 85%. Pour les structures du type « névrosé à mentalisation incertaine », le risque est élevé dans plus 60% des cas. Enfin pour les structures du type « névrosé mal mentalisé » le risque est élevé dans plus de 90% des cas.

Y a-t-il un lien entre le BMI et le niveau de risque psychosomatique ?

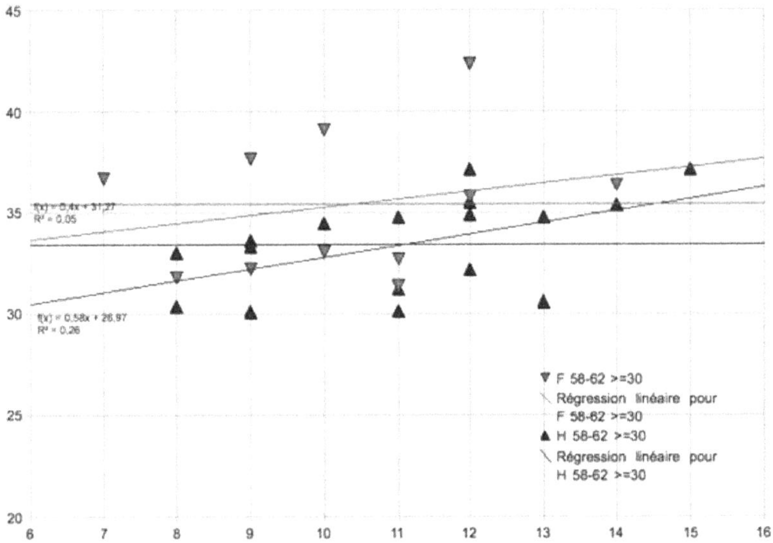

Notre population a beaucoup d'hétérogénéités : sociale, culturelle, d'historiques de la pathologie, d'âges, etc. En moyenne, un jeune ne se nourrit pas de la même façon qu'une personne plus âgée. Un patient peut se soigner depuis plus ou moins longtemps en observant plus ou moins les prescriptions. Nous ne pouvons pas éliminer les bruits de notre échantillon, mais nous pouvons au moins pour les limiter choisir une tranche d'âge étroite où nous avons le plus de patients possibles.

En fonction de ces critères, nous avons retenu la tranche de 58-62 ans. Sur 24 cas, nous observons une tendance d'augmentation du BMI en fonction du niveau de risque psychosomatique à la fois pour les hommes et les femmes de l'ordre de 1 point de BMI tous les 2 points de niveau de risque. Pour confirmer cette tendance avec un bon coefficient de régression, il faudrait élargir la base de notre échantillon.

Conclusion

Cette étude épidémiologique est limitée, mais a le mérite de poser des jalons pour engager de nouvelles études. Nous observons plusieurs enseignements :

La nécessité de prendre en considération dans toute étude médicale épidémiologique l'évaluation du fonctionnement et des dysfonctionnements de l'appareil psychique face à la maladie.

Il s'agit de la première étude jamais effectuée à ce jour en médecine prenant en considération la dimension psychique des patients utilisant une méthode développée par le Pr. J. B. Stora au cours des 20 dernières années.

Un long chemin est encore à parcourir pour que les épidémiologistes prennent enfin en compte de l'existence d'un appareil mental chez les êtres humains. Les études publiées jusqu'à nos jours sont-elles pertinentes ?

Troisième étude : De l'importance des facteurs psychiques et neuronaux dans l'évaluation du risque somatique des patientes cancer du sein

Jean Benjamin Stora [15]

Voici un peu plus de cinq ans, le Dr. Pascale Surugue m'a proposé d'entreprendre une recherche sur le cancer du sein sur un échantillon de 30 patientes qui j'ai réduit à 24 ; j'ai investigué ces patientes dans les domaines psychiques, d'environnement familial socioprofessionnel et spirituel, la première année, la deuxième année et la cinquième année. J'ai utilisé la méthode d'évaluation du risque psychosomatique et établi une fiche pour chaque patiente. Les données psycho-environnementales et biologiques communiquées par les médecins oncologues et le Dr. P. Surugue ont été rassemblées dans un tableau Excel qui a fait l'objet de traitements statistiques par le Professeur Pierre Brandéis mon collègue de l'Ecole HEC. Les résultats et commentaires scientifiques figurent dans mon article original présent dans ce numéro spécial. Il s'agit d'une recherche épidémiologique qui, pour la première fois dans la pathologie du cancer du sein, prend en considération tous les dimensions psychiques dans leurs relations avec les dimensions somatiques.

Nous présentons les résultats d'un travail de recherche sur le cancer du sein commencé en janvier 2011 et achevé dans le courant de l'année 2016. Il s'agit d'un petit échantillon de 24 patientes référées par un groupe de médecins oncologues, collègues du docteur Pascale

15. Professeur émérite, Psychosomaticien, Psychanalyste, Neuropsychanalyste (NPSA member). Ancien co-Directeur DU de Psychosomatique Intégrative, Faculté de Médecine de la Pitié-Salpêtrière, UPMC Paris 6; actuel Directeur des enseignements de Psychosomatique intégrative de l'Institut de Psychosomatique Intégrative de la Société de Psychosomatique Intégrative. Remerciements aux Docteurs Alain Braconnier, Lionel Naccache et André Aboulkheir qui ont relu avec attention mon article. Résumé : cet article présente les résultats d'un travail de recherche sur le cancer du sein; la méthode utilisée en psychosomatique intégrative afin de permettre de mettre en relation des variables psychiques et des variables somatiques est « la méthode d'évaluation du risque psychosomatique » (JBS, 1993-2017). Sur le plan statistique, nous avons établi des tableaux croisant le risque somatique, la dimension de la tumeur et la localisation avec les quatre variables de la dimension psychique : processus, comportements, affects, et facteurs de l'environnement. Cette étude propose de démontrer sur un très petit échantillon (24 patientes) l'importance des événements de vie dans leurs retentissements neuropsychiques affaiblissant les défenses mentales des êtres humains, ouvrant la voie aux somatisations. Nous avons insisté sur l'identité psychique féminine qui est un facteur important à prendre en considération pour une telle étude.

Surugue[16], gynécologue, qui me mettait en relation avec les patientes que j'ai reçues à l'année N, N plus 1, et N plus 5. Ce travail s'est appuyé sur des entretiens anamnestiques tels qu'ils se déroulent en psychosomatique intégrative ayant pour but d'établir un tableau des relations entre les événements de vie des patientes (passé le plus lointain et présent) avec les troubles somatiques actuels et passés. A partir de ces entretiens et avec le dossier médical, nous avons pu proposer d'établir les relations entre fonctionnement psychique et troubles somatiques.

Pour ce faire, nous avons recouru à la méthode que nous avons développée au cours des 20 dernières années intitulée : « **Méthode d'évaluation de la santé psychosomatique** ». Cette méthode[17] permet de comparer facilement les malades entre eux, de communiquer rapidement avec les spécialistes de la discipline et d'évaluer avec rigueur l'évolution des patients au cours des thérapeutiques. Nous avons à la suite de nombreuses recherches effectuées dans les dernières années complété cette méthode pour aboutir à une « **Grille Psychosomatique » de 123 items décrivant non seulement les différents paramètres du fonctionnement mental d'un individu mais aussi l'inscription du sujet dans ses dimensions familiales, sociales et somatiques ;** nous avons ainsi adopté une approche voisine de l'approche bio-psychosociale du Pr. Engel[18] ; en effet les seuls paramètres somatiques ne nous permettaient pas d'appréhender le fonctionnement psychodynamique d'un sujet et ses capacités de vivre et de faire face à la maladie.

16. Je tiens à remercier très chaleureusement le Dr. Pascale Surugue qui a permis le déroulement de cette recherche en me référant des patientes et en me mettant en contact avec les médecins oncologues. Nous avons pendant de nombreuses années correspondu et échangé des informations à propos des patientes. Cette recherche n'a jamais reçu d'aide financière d'aucun organisme, et je suis seul responsable des conclusions de ce long travail.

17. **les processus et mécanismes psychiques : Axe 1A** : relation d'objet (-présence de l'objet); -évaluation de la dimension narcissique (présence Soi grandiose, Idéal du Moi); dimension masochique; évaluation de l'imaginaire (l'épaisseur du préconscient; capacité associative et de remémoration, existence d'une capacité de rêver). **Axe 1B :** états psychiques et événements de vie personnelle : Angoisses deuils dépressions; vécus traumatiques; influence de la culture sur les processus; **Axe 1C** : fixations somatiques, et fixations psychiques; **Axe 1D** : mécanismes de défense mentaux; **Axe 1E** : présence de traits de caractère : phobique hystérique pervers; à dominante orale, à dominante anale, phallique-narcissique, relation sado-masochique; **Axe 1F** : capacité de mobiliser son énergie vitale pour investir des activités telles que pratique d'une activité sportive, activités intellectuelles et artistiques, sociales, etc. à dominante orale, à dominante anale, phallique-narcissique, relation sado-masochique; **Axe 1F** : capacité de mobiliser son énergie vitale pour investir des activités telles que pratique d'une activité sportive, activités intellectuelles et artistiques, sociales, etc.

18. cf. bibliographie

Approche méthodologique : La « Grille Psychosomatique »

L'investigation psychosomatique permet de déterminer, soit au cours d'un entretien d'une durée maximale de 90 minutes ou de deux entretiens, la structure psychosomatique du sujet, c'est-à-dire une organisation mentale résultant des processus de maturation psychosexuelle et neuronale dans le cadre d'un environnement familial, social et professionnel.

Cette investigation prend en considération les variables qualitatives suivantes : les comportements, les affects (émotions et sentiments) et les processus et mécanismes psychiques[19] dans leurs interrelations spécifiques.

L'investigateur apprécie la psychodynamique conflictuelle du patient et son économie psychosomatique, à savoir insuffisance mentale de l'appareil psychique avec facilité de désorganisations, irrégularités de fonctionnement mental-débordement momentané des possibilités d'élaboration par excès d'excitations ou répression de représentations mentales (suite par exemple à l'annonce du cancer du sein, des possibles interventions chirurgicales, des chimio-et-radiothérapies), régressions, désorganisations au cours de dépressions essentielles.

L'évaluation est faite de la façon suivante :

Processus et Mécanismes psychiques

Note 1. Capacité de remémoration du passé, Capacité d'aller-retour présent-passé, Capacité d'élaboration

Note 2. Irrégularités du fonctionnement mental-débordements momentanés des possibilités d'élaboration mentale par excès d'excitations ou répression des représentations

Note 3. Insuffisance, vie et pensée opératoire

Note 4. Désorganisations au cours de dépression essentielle

Prévalence des Comportements

Note 1. Comportement contrôlé et intégré. Note 2. Faible prévalence. Note 3, prévalence moyenne. Note 4. Forte prévalence

Capacité d'expression des affects

1.représentations et affects bien intégrés ; 2. répression avec trois destins possibles (déplacement, ex phobie, obsessions ; délié de la représentation : ex : hystérie ; transformation : ex Névrose d'angoisse) ;

19. Cf. ci-dessus note bas de page.

3. prédominance des affects de vitalité dans la relation (au sens donné par Daniel Stern) ; 4. affects représentant la mémoire d'un vécu irreprésentable traumatique ; 5. alexithymie (concept développé par Pr. Sifnéos de Boston).

Risques liés à l'environnement familial, social et professionnel : **L'examen évalue les capacités d'adaptation mises en œuvre et/ou les nuisances possibles à la santé psychosomatique (traumatismes).**

1. Niveau très satisfaisant, 2. Satisfaisant, 3. Légère altération temporaire, 4. Difficultés d'intensité moyenne, 5. Altération importante, 6. Altération majeure conduisant à une incapacité de fonctionnement temporaire, 7. incapacité durable de fonctionnement autonome.

En dernier lieu, il est important d'évaluer **les ressources** dont disposent le patient habituellement lorsqu'il ou elle fait face aux difficultés de la vie : Ressources spirituelles, Ressources oniriques, Activités d'écriture, Activités artistiques, Activités sportives, etc.

Ce point permet de mieux évaluer les possibilités d'investir son énergie dans des activités multiples en dehors de l'énergie mobilisée par la maladie.

Une fois l'investigation achevée il est possible de coder les items de la grille psychosomatique ; il va sans dire que seul un investigateur ayant une expérience clinique psychanalytique et psychosomatique, qu'il soit médecin ou psychologue, peut à l'heure actuelle remplir cette grille. Le psychosomaticien (ne) peut à présent utiliser le glossaire de termes scientifiques de la grille en vue d'une utilisation élargie, et d'une validation statistique. Une fois la grille remplie pour les données du système psychique, elle est complétée par les données médicales communiquées par les médecins oncologues[20] qui suivent les patientes, il est enfin possible de remplir la dernière partie qui est l'établissement du diagnostic psychosomatique.

Dans le cadre de ce travail de recherche, nous avons retenu, à partir des fiches médicales les paramètres somatiques suivants (K du Sein facteurs pronostics médicaux) :

- L'âge
- La taille tumorale
- Le statut ganglionnaire

20. Je tiens à remercier les médecins que je n'ai rencontrés qu'une fois et qui ont examiné et référé les patientes : Dr. Krishna Clough, Claude Nos, Rémy Salmon, Jacques-Rober Vilcoq, Bernard Asselain, Eric Levy, Thierry Dorval, Laurence Vitu-Loas.

- Le grade
- La présence ou non d'emboles vasculaires péritumoraux
- Les marges d'exérèse
- Le type histologique
- L'état des récepteurs
- HER 2 Expression ou non
- L'index de prolifération Ki-67 si possible, car facteur indépendant de mauvais pronostic

À partir de ces éléments, on établit empiriquement un score de 1 à 4 du risque somatique [21] :

1, risque faible ; 2, risque moyen ; 3 risque élevé ; 4, risque très élevé.

Tous ces paramètres biologiques figurent dans un premier tableau regroupant aussi le stade clinique, la rémission et l'évolution. À partir de ce premier tableau, le professeur Pierre Brandeis [22] a regroupé les variables les plus pertinentes dans le tableau ci-dessous en utilisant la méthode des tableaux croisés dynamiques.

Traitement statistique des données

Pour traiter les variables qualitatives, nous avions le choix entre la régression sur composantes principales, les tableaux croisés dynamiques et la régression PLS (partial least squares regression). La régression PLS conserve dans le modèle toutes les variables importantes, mais la faiblesse du nombre de patientes ne nous a pas permis d'établir des corrélations, par conséquent nous avons préféré les tableaux croisés dynamiques nous permettant d'associer des variables quantitatives et des variables qualitatives. Lors d'une précédente recherche sur les patients greffés d'organe, nous avions fait appel à notre collègue Michel Tenenhaus [23] qui a développé la méthode PLS pour les données qualitatives pour analyser notre échantillon. En effet la régression PLS permet de relier un ensemble de variables dépendantes Y= { Y1 ,......, Yp} à un ensemble de variables indépendantes X= {X1 ,...,Xm} lorsque le nombre de variables

21. Tous mes remerciements au Dr. Ruth Aboulkheir, gynécologue, pour avoir évalué le risque somatique des patientes de l'échantillon.

22. Je tiens à remercier mon collègue de HEC le Professeur Pierre Brandeis pour le traitement statistique des données de la recherche.

23. J'ai moi-même enseigné les statistiques et mathématique pendant plusieurs années à la Faculté de Droit et des Sciences Economiques de Clermont-Ferrand, puis de Paris. Lorsque j'effectue une recherche, je préfère toujours faire appel à des collègues très compétents. J'ai repris ici le paragraphe de l'étude sur les greffés cardiaques ; Tenenhaus, M. La régression PLS généralisée, *Cahier de Recherche n° 472*, Groupe HEC, 1993, Jouy-en-Josas.

indépendantes et/ou dépendantes est élevé. La régression P.L.S. consiste à effectuer une analyse en composantes principales de l'ensemble des variables X sous la contrainte que les (pseudo-) composantes principales de Xj soient aussi explicatives que possible de l'ensemble des variables Y. Il est alors possible de prédire les Yk à partir des Xj en séparant mieux le signal – ce qui est synthétique, structuré, commun aux données – du bruit – ce qui est plus spécifique de l'échantillon de données étudiées [24]. Notre travail s'appuie sur les recherches de Geladi et Kowalski (1986) [25], Glen, Dunn et Scott (1989) [26], et Wold (1989) [27].

Nous allons analyser successivement les tableaux croisés dynamiques suivants regroupant les variables psychiques et les variables médicales de 24 patientes. D'abord le tableau regroupant l'ensemble des variables psychiques ainsi que la localisation, la dimension de la tumeur, le grade SBR, en terminant par le calcul global du risque psychique, du risque somatique et du risque psychosomatique.

Devenir des patientes en cours de recherche

À ce tableau général, nous allons ajouter les tableaux suivants croisant le risque somatique, la dimension de la tumeur et enfin la localisation avec les quatre variables de la dimension psychique : processus, comportements, affects, et facteurs de l'environnement.

Sur les 24 patientes, une patiente, la numéro (19) Alice a demandé de ne plus faire partie de l'échantillon et de la recherche. La patiente numéro deux est décédée ; pour toutes les autres patientes au terme de cinq ans, nous avons 16 patientes sans récidive dont une rémission, une patiente avec métastases cutanées axillaires, une patiente avec envahissement ganglionnaire (N+), et enfin 4 récidives (dont une récidive locorégionale depuis 2014). Toutes les patientes sont âgées de plus de 35 ans.

Sur les 23 patientes, si nous considérons le risque psycho-neuronal, nous avons 9 patientes avec un risque psychique élevé et 4 patientes

24. Tenenhaus M, Gauchi J-P, Ménardo C. Régression PLS et Applications. *1995, Rev. Statistique Appliquée*, XLIII (1), 7-63.

25. Geladi P, Kowalski B.R. Partial Least-Squares Regression : A Tutorial. *Anal. Chim. Acta*, 1986 ; 1, 185, 19-32.

26. Glenn W.G., Dunn III W.J., Scott D.R.,; Principal Components Analysis and Partial Least Squares Regression, *Tetrahedron Computer Methodology, 1989*, 2, 6, 349-376.

27. Wold S. Multivariate Data Analysis : converting Chemical data Tables to Plots, in *Computer Applications in Chemical Research and Education*, 1989, Dr. Alfred Hüthig, Verlag, Heidelberg.

avec un risque psychique moyen ; si nous ajoutons le risque somatique au risque psychique, nous avons 13 patientes avec un risque psychosomatique élevé et 10 patientes avec un risque psychosomatique global faible à moyen.

Analyse des résultats

Dimensions psychique et somatique du risque : étude des 6 patientes de risque moyen à très élevé (Tableau 1)

Sur les 9 patientes ayant un risque psychosomatique global de 15 à 19, nous trouvons les 4 patientes souffrant de récidive ou décédée. Sur les 4 patientes ayant un risque global de 14, nous trouvons 2 patientes avec récidive et/ou métastases. Il est important de comprendre un peu plus les facteurs favorables à une récidive dans le domaine psychique et environnemental. Six patientes présentent des fragilités que nous devons expliquer : les patientes (10) Annie, (20) Isabelle, (02) Emma, (14) Véronique, (01) Jacqueline, et (03) Aline.

La patiente (10) Annie souffre d'un sentiment de rejet depuis l'âge de six ans, époque à laquelle naquit un autre enfant dans sa famille. Cette rivalité non surmontée a créé une fixation dans le processus de maturation accompagnée d'une série de troubles somatiques. Il en a été de même après son divorce, et, après le décès de son compagnon, six ans plus tard apparut le premier cancer. Puis le deuxième cancer à un autre sein, comme si le deuil pathologique n'avait pas été résolu plongeant la patiente dans l'isolement. Il s'agit dans les deux derniers cas de dépression essentielle faisant suite à des irrégularités de fonctionnement mental. Le psychisme désorganisé transmet ses excitations au corps en le déréglant. Le système immunitaire ne résiste pas et se déprime.

La patiente (20) Isabelle m'a déclaré lors de notre dernière rencontre : « il y a longtemps que je pense à la mort ». Cette patiente est profondément déprimée, et bien qu'elle ait une position administrative intéressante, elle vit profondément isolée, et, ce, depuis sa plus tendre enfance (problème de rivalité avec la fratrie). Elle vit sous stress depuis des années, et n'a pas fait le deuil de son père. La vie stressante actuelle, c'est mon hypothèse, a favorisé la récidive du cancer du sein.

La patiente (02) Emma se présentait avec une apparence de bon fonctionnement psychique qu'on pouvait dans un premier temps lui prêter. Et puis, un examen plus approfondi révélait des signes inquiétants pouvant conduire à une désorganisation progressive : conflits entre une rupture de son mariage et une relation affective avec un homme qui ne se décidait pas à quitter sa femme. Ce conflit a envahi totalement sa vie avec d'importantes excitations de stress qui ont fini par la conduire à une désorganisation progressive, une prolifération métastatique du cancer et la mort. (Stade clinique : 4 cm, N+, grade 3).

La patiente (14) Véronique est une femme d'action qui semble avoir des ressources et des capacités d'investir son énergie dans de nombreuses activités ce qui est un signe favorable. Elle est sous stress de façon permanente, et j'ai pu conclure l'examen en déclarant : Patiente à risque élevé, en phase actuelle de désorganisation progressive (vie opératoire). Fuite dans l'action. A recours à un psychothérapeute qui semble l'aider et qui pourrait renverser le processus mortifère à l'œuvre. Au contraire des autres patientes, elle est dans la vie et elle semble aimer la vie ; c'est la raison pour laquelle j'ai pensé qu'un soutien thérapeutique la garderait en vie. L'épisode viral actuel n'est qu'un épisode qui ne menace pas le futur. On doit cependant se méfier d'être optimiste, car ses moyens de défense sont surtout dominés par le comportement qui l'aide cependant à décharger les excitations.

La patiente (01) Jacqueline est fixée dans une position archaïque de son développement avec une prédominance narcissique lui donnant un sentiment de toute-puissance et d'invulnérabilité. Elle a comme mode de défense, ce que l'on appelle l'intellectualisation défensive. Cette défense peut céder rapidement face à des évènements traumatiques liés aux modifications de son environnement. Il ne s'agit pas d'une défense solide, car elle est assise sur la cognition et la raison. Du fait de l'immaturité des défenses mentales, la patiente est privée de capacités d'adaptation quelle que soit la nature de l'environnement. **Tant que l'environnement est plus ou moins stable, elle résistera**. L'inquiétude concerne l'environnement futur et la rigidité de la structure mentale accroissant la vulnérabilité, accompagnée de décompensations. Pronostic futur réservé.

La patiente (03) Aline a un risque psychique moyen (11 et un risque somatique élevé (3) ; comme la patiente précédente, elle a une importante fixation narcissique, mais au contraire de la patiente précédente elle a une relation affective (une sorte de substitut maternel) qui la soutient et lui permet d'accroître sa résistance mentale. En avril 2016 se sont développées des métastases cutanées axillaires. Il s'agit d'une névrose d'angoisse avec troubles narcissiques de la personnalité accompagnée d'un important dysfonctionnement du système émotionnel. Le narcissisme de la patiente est ce qu'on appelle un narcissisme de vie ce qui m'avait conduit à émettre un pronostic favorable concernant cette patiente ; mais j'avais ajouté : qu'en sera-t-il si le cancer évolue ? Nous nous trouvons au niveau du premier noyau psycho-neuronal, à savoir le SOI (noyau psycho-neuro-immunitaire) ; le noyau masochique érogène primaire qui est plus structuré et plus défensif est à peine constitué. Danger en cas de modification de son environnement : je fais l'hypothèse de relier l'apparition de métastases à des deuils importants récents qui affectent sa vie. Elle est débordée et ne peut faire face. Cependant elle m'a déclaré : « Le cancer a changé sa vie, et comme elle le dit si bien, « ma maladie a modifié la notion de temps, je vis dans l'éphémère maintenant ».

Tableau 1

Patient	Processus	Comportement	Affect	Environnement	Risque_Psy	Risque_Soma	R_Psychosoma	Localisation	Dimension	SBR
P05	4	4	3	5	16	3	19	128	40	3
P10	4	4	4	5	17	2	19	8	25	3
P16	4	4	4	4	16	2	18	24	14	1
P20	3	4	4	5	16	2	18	2	10	1
P02	3	3	2	4	12	4	16	8	40	3
P04	4	4	2	5	15	1	16	8	6	2
P14	3	4	2	4	13	3	16	24	24	3
P13	2	3	5	4	14	1	15	128	0	2
P17	3	3	4	4	14	1	15	8	12	2
P01	3	4	2	4	13	1	14	8	16	1
P03	4	3	2	2	11	3	14	8	7	1
P09	3	3	2	5	13	1	14	8	0	1
P24	3	3	4	2	12	2	14	24	0	3
P06	3	2	2	4	11	2	13	8	0	1
P07	3	2	2	4	11	2	13	8	0	3
P15	2	3	3	4	12	1	13	128	150	2
P22	2	3	2	3	12	1	13	24	14	1
P11	2	3	1	2	11	1	12	24	0	NC
P21	3	4	2	2	11	1	12	8	0	1
P18	2	2	2	4	10	1	11	24	11	2
P08	2	2	2	2	8	2	10	128	13	2
P12	2	2	2	2	8	1	9	10	NC	2
P23	1	2	2	2	7	1	8	24	0	2

Relations facteur de risque somatique et variables de fonctionnement psychique : processus, comportement, affect et environnement

Facteurs de risque somatique et processus psychiques Tableau 2

Risque_Soma	Processus	Nb. Patients concernés						
1	1	1	P23					
1	2	6	P12	P18	P11	P22	P15	P13
1	3	4	P21	P09	P01	P17		
1	4	1	P04					
2	2	1	P08					
2	3	4	P07	P06	P24	P20		
2	4	2	P16	P10				
3	3	1	P14					
3	4	2	P03	P05				
4	3	1	P02					

Nous retrouvons dans le tableau 2 croisant le risque somatique et les processus psychiques, les 6 patientes que nous avons analysées ci-dessus.

Mais avec la note 4 qui est très élevée et un risque somatique très faible de 1, nous avons la patiente (04) Béatrice. Comment peut-on interpréter un chiffre très élevé de fonctionnement psychique donc à risque et un risque somatique très faible : cette patiente a été soumise à d'importants stress professionnels et familiaux sur plusieurs années conduisant à la maladie somatique actuelle. Dans notre note d'évaluation de la santé psychosomatique, nous avons conclu à une désorganisation momentanée suite à d'importants stress permanents. Cette patiente peut se restructurer dans le cadre de son activité professionnelle et sociale. Absence de ressources spirituelles et défaut de mentalisation. Prédominance de relations de type masochique assurant d'une certaine façon la continuité de la vie. Il s'agit d'un masochisme de vie. Pronostic favorable s'il y a reprise de son activité professionnelle.

Nous insistons sur l'importance de l'environnement comme facteur de risque en cas de déficience du système neuropsychique ou comme système de défense individuelle contribuant à l'homéostasie.

Le croisement du risque somatique et de l'environnement donne le résultat suivant :

Tableau 3

Risque_Soma	Environnement	Nb. Patients concernés					
1	2	4	P23	P12	P21	P11	
1	3	1	P22				
1	4	5	P18	P15	P01	P17	P13
1	5	2	P09	P04			
2	2	2	P08	P24			
2	4	3	P07	P06	P16		
2	5	2	P20	P10			
3	2	1	P03				
3	4	1	P14				
3	5	1	P05				
4	4	1	P02				

En croisant le risque somatique et le risque lié à l'environnement nous avons plusieurs configurations à étudier : premièrement la configuration de risque somatique 3 ou 4 retrouve les patientes dont nous avons examiné la problématique : patientes (14) Véronique, (05) Aimée et (02) Emma.

Avec un risque moyen à élevé de 3 combiné avec un environnement de 2 nous avons la patiente (03) Aline (métastases cutanées axillaires).

Nous avons de nouvelles patientes à examiner dont le risque environnemental est élevé mais le risque somatique faible, à savoir les patientes (18) Sandrine, (15) Alexandra, (01) Jacqueline, (17) Valérie, (13) Diane, (09) Audrey, (04) Béatrice, (07) Lydie, (06) Claire et les patientes que nous connaissons (16) Edwige, (20) Isabelle, et (10) Annie. Donc au total 7 nouvelles patientes :

Avec la patiente (18) Sandrine qui vivait dans un environnement profondément altéré, nous sommes passés à un environnement où les difficultés sont d'intensités moyennes. Nous avions lors d'un premier entretien noté 15 soit un risque élevé avec un pronostic réservé. Tant que cette patiente maintiendra une relation affective et continue avec l'Objet de substitution qu'elle a rencontré, elle pourra poursuivre sa vie. La patiente, à la suite de l'entretien, a souhaité un suivi psychothérapique. Elle a soudain pris conscience du déroulement affectif de sa vie que nous avons tenté de reconstruire avec son aide. Elle a ainsi entrevu les failles de sa personnalité. Cinq ans plus tard lors du dernier entretien, le risque est à présent modéré comme si la patiente s'était reprise sur le plan professionnel et émotionnel. Elle semble plus stable et plus contrôlée dans son comportement. La relation avec l'Objet de substitution maternel lui permet de poursuivre sa vie. Elle s'est réfugiée dans une relation stable et en même temps inquiétante puisqu'en dehors de ses relations professionnelles elle n'a ni relations sociales ni familiales. On peut noter dans ce cas que son corps l'aide énormément grâce à ses mécanismes de défense (patrimoine génétique) et qu'elle a trouvé un facteur d'amortissement de son stress quotidien avec un objet maternel qui lui sert de pare-excitations.

La patiente (15) Alexandra a un environnement familial stable et favorable à l'heure actuelle; c'est une patiente avec des côtés bien structurés qui la font apparaître comme une névrosée classique bien mentalisée, mais aussi avec des côtés prêtant à des débordements passagers faisant apparaître **ses problèmes d'identité psychique féminine**. Elle a traversé une période qui a abouti à la mettre en difficulté : un conflit larvé qui s'éternise (il dure depuis 11 ans). Ses activités la mettent à l'abri d'importantes fluctuations émotionnelles qui pourraient être néfastes. Lors de l'année n+5, le fonctionnement mental s'est nettement amélioré; il est aujourd'hui identique à celui d'une bonne mentalisation. Le risque psychosomatique est quasi-inexistant.

Les patientes (09) Audrey et (04) Béatrice ont traversé des périodes difficiles, mais leur environnement s'est amélioré : par exemple la patiente (09) Audrey est soutenue par sa famille maternelle, la sœur de sa mère qui a pris fait et cause pour elle dans toute la période qu'elle a traversée. Un cousin du côté de son père, et de très nombreuses amies l'entourent. Elle fait de l'aquagym, et elle marche en forêt. Quant aux patientes (06) Claire et (07) Lydie, bien qu'elles aient traversé des périodes très difficiles de nature dépressive, elles peuvent faire face et rétablir un équilibre psychique satisfaisant dans le cadre de leurs familles.

Dès que les défenses mentales sont solides, cela permet d'alléger les défenses somatiques et donc d'avancer un pronostic favorable concernant le cancer du sein.

Abordons à présent le grade SBR et la taille de la tumeur croisés avec les facteurs psychiques[28].

28. Auteurs : F. Baillet, C. Genestie, G. Auclerc, J. Blondon, A. Votadoro, chapitre 11 du Polycopié de la faculté de Médecine, UPMC, Paris 6.

Le grade histopronostique de Scarff, Bloom et Richardson (SBR) comprend trois grades I II III, obtenu par l'addition de trois critères : architecture, atypies cytonucléaires et nombre de mitoses. Les trois critères sont cotés en 1, 2 et 3 : architecture : 1.la tumeur ne comprend que des tubes ; 2. partiellement tubulaires ; 3.la tumeur ne comprend aucun tube ; atypies cytonucléaires : 1. noyaux réguliers monomorphes, 2. atypies modérées, 3. noyaux pléomorphes avec atypies marquées. Nombre de mitoses : le nombre de mitoses est recherché sur 20 champs au fort grossissement en périphérie de la tumeur. Le nombre de mitoses le plus important par grand champ est retenu. Si le nombre est de 1 ou 0 : le critère est coté en 1 ; si le nombre est de 2 : le critère est coté en 2 ; si le nombre est de 3 ou plus : le critère est coté en 3. L'addition des trois critères permet de réaliser le grade : Grade I : 3,4,5, Grade II : 6,7, Grade III : 8,9. **Les facteurs pronostiques liés à la tumeur sont :**

La présence et le nombre de ganglions métastatiques ; la taille de la tumeur ; le type histologique (bon pronostic : tubuleux, mucineux) ; le grade histopronostique élevé de Elston-Ellis ; l'index de prolifération élevé (évalué par Ki67) ; la négativité de RO et RP ; la surexpression de HER-2.

Tableaux dynamiques croisés :

Tableau 4 SBR et processus Psychiques

SBR	Processus	Nb. Patients concernés					
1	2	1	P22				
1	3	5	P21	P06	P09	P01	P20
1	4	2	P03	P16			
2	1	1	P23				
2	2	5	P12	P08	P18	P15	P13
2	3	1	P17				
2	4	1	P04				
3	3	4	P07	P24	P14	P02	
3	4	2	P10	P05			
NC	2	1	P11				

Tableau 5 Dimension tumeur et processus psychiques

Facteur de dimension

Dimension	Processus	Nb. Patients concernés					
0	1	1	P23				
0	2	2	P11	P13			
0	3	5	P21	P07	P06	P24	P09
6	4	1	P04				
7	4	1	P03				
10	3	1	P20				
11	2	1	P18				
12	3	1	P17				
13	2	1	P08				
14	2	1	P22				
14	4	1	P16				
16	3	1	P01				
24	3	1	P14				
25	4	1	P10				
40	3	1	P02				
40	4	1	P05				
150	2	1	P15				

Si on ne retient que les patientes du grade 3, nous avons sept patientes : (07) Lydie, (24) Hélène, (14) Véronique, (02) Emma, (10) Annie, (05) Aimée et (11) Chantal. Nous avons déjà une convergence de commentaires pour les patientes (02) Emma, (10) Annie, (05) Aimée, (24) Hélène et (14) Véronique. Nous devons comprendre ce qu'il en est pour les patientes : (07) Lydie et (11) Chantal. Le grade SBR n'ayant pas été communiqué pour Chantal (11), nous ne pouvons pas commenter ce cas. Il ne reste plus que Lydie (07) :

Lydie révèle de façon surprenante comment les capacités neuropsychiques peuvent contribuer à résister à la maladie et à renforcer ses défenses en vue de rétablir l'homéostasie de l'organisme. Elle a souffert d'une grave dépression de 2011 à 2016 et elle est suivie par un psychiatre avec de très bons résultats thérapeutiques. Suite à des traumatismes de l'enfance (abandonnée par sa mère, viol à un très jeune âge) la patiente est dans l'auto-agression du corps et non dans l'automutilation; elle ne prend pas de psychotropes. Le réveil de tous les traumatismes à l'occasion d'un nouveau traumatisme a contribué à la maladie actuelle, comme une dernière manifestation des troubles psychosomatiques. Les auto-agressions sont à relier à la perte de l'ensemble des sensations neuronales pendant sa dépression : odeur, goût, toucher, etc., anesthésie psychique. Le diagnostic psychosomatique est très bon : Aller-retour présent passé excellent, remémoration, importante vie onirique, activités intellectuelles et artistiques. Lorsqu'une patiente a des capacités d'investissement intellectuels, artistiques, activités sportives, etc. nous pouvons conclure que les défenses mentales contribuent à investir de l'énergie dont une petite partie est absorbée par la maladie. Elle n'agresse que son corps pour se sentir vivre, et de façon humoristique concernant la reconstruction mammaire, elle dit : « je voulais que l'on fasse un nouveau sein avec du Moi et non pas avec du silicone ». La dépression de la dernière année nous a inquiété, mais ses capacités à surmonter le syndrome, l'accompagnement psychiatrique et les investissements intellectuels et artistiques nous ont amené à un pronostic favorable concernant cette patiente qui est tout à fait remarquable dans ses capacités de combat et de survie.

Relations entre taille de la tumeur, processus psychiques et développement de l'identité féminine.

Le tableau croisé numéro 5 ci-dessus indique très clairement que trois patientes ont des tumeurs de taille supérieure à 3 cm, à savoir Emma (02), Aimée (05) et Alexandra (15).

Nous n'avons pas abordé jusqu'à présent un problème qui passe souvent inaperçu des médecins et des gynécologues, à savoir l'identité psychique féminine des femmes adultes. Quelle relation ont-elles avec leur corps dans la dimension génitale? Le processus de maturation psychosexuel est-il achevé? Ces femmes ont-elles investi psychiquement leur corps à la préadolescence et à l'adolescence? Quels ont été les problèmes neuro-somatiques de développement de la sexualité (axe hypothalamique, aménorrhée, etc.)? Nous sommes en présence de deux images du corps : l'image neuronale et l'image psychique du corps [29]. Le corps est investi par l'énergie mentale sexuelle progressivement au cours du développement dans le meilleur des cas. C'est cet investissement qui permet d'accéder au plaisir. Sans investissement des organes génitaux du corps, il n'y a pas de plaisir comme on peut le constater dans de très nombreux troubles de la sexualité féminine. Nous sommes en présence de femmes adultes par la taille mais qui sont restées des petites filles. La sexualité génitale a été accompagnée de nombreux problèmes non résolus. Ces femmes sont restées fixées dans une position de maturation antérieure à la génitalité.

Revenons à présent à nos trois patientes :

29. Cf. chapitre 2 : Les images du corps en psychosomatique intégrative

Emma (02), une personne très attachante et dont la mort nous a profondément attristé, a très clairement indiqué que son parcours de femme avait été entravé par sa mère : « Quant à ma mère, elle est âgée de 80 ans; c'est le nœud de tous les problèmes. J'ai repris contact avec elle depuis 2007, elle vit seule, pas loin de chez moi. Ma mère ne dépense rien, elle vit comme une bohémienne, très artiste, très douée, c'est une femme-enfant ». Comment grandir et devenir une femme adulte génitalement quand on est élevé par une mère profondément narcissique qui est elle-même un enfant. Aucune possibilité d'identification, et il n'est pas surprenant que cette patiente n'ait jamais eu d'orgasme comme elle nous l'a précisé. La sphère génitale n'a jamais été investie, ce qui a barré la route au plaisir génitale objectal. La patiente 02 est une femme dont le développement intellectuel est remarquable, mais qui sur le plan psychoaffectif est restée une petite fille. C'est ce que nous appelons un problème d'identité psychique féminine.

Aimée (05) à une importante vie sociale pour remplacer l'objet maternel qui n'a jamais été internalisé. Dernière de sa fratrie, elle a dû faire face tout au cours de sa vie à d'énormes stress professionnels et des deuils dans toutes les dernières années, à commencer par le deuil du père qui est un homme de nature violente et fascinante. Le choix de son mari s'est fait sur le modèle paternel, et elle a fini par divorcer pour retrouver un homme qui s'est comporté de la même façon(compulsion de répétition). Elle se présente comme une femme séduisante mais derrière cette séduction nous devons comprendre non pas une relation de type génital mais une relation de type archaïque : recherche constante du regard et de l'amour maternel. Elle n'a jamais grandi ni investi son corps.

Alexandra (15) a vécu toute sa vie jusqu'à présent dans la répétition du rejet affectif maternel, de la déception causée par son premier amour, de son premier divorce, puis de son divorce actuel en cours, car aucune de ses relations amoureuses n'a satisfait sa demande inconsciente de retrouver un objet maternel. Elle occupe des fonctions importantes dans le domaine juridique, mais elle vit seule à la recherche constante d'un objet qui pourrait soutenir ce que l'on appelle les instincts de vie, et de poursuivre sa vie. Comme les deux autres patientes, elle est restée une enfant, et n'a jamais investi le corps d'une femme adulte.

Considérations théoriques

Toutes ces observations de nature neuropsychique devraient interpeller afin que la dimension féminine des personnalités soit prise en considération à travers tous les avatars du développement. Il est tout à fait évident pour nous que la faiblesse ou l'absence de défenses mentales aux côtés des défenses somatiques facilite la désorganisation progressive de l'unité psychosomatique avec apparition du cancer dans toutes les zones corporelles fragilisées non investies psychiquement.

Pour comprendre le processus des somatisations, il est important de mettre en relation le système psychique, système de défense de l'unité psychosomatique aux côtés du système immunitaire, avec le système nerveux central. Les excitations quotidiennes internes et externes, auxquels nous sommes confrontés, font d'abord l'objet d'un traitement au niveau du système psychique qui, s'il n'en a pas les possibilités (défaillance, fragilité, etc.) sont transmises au niveau du système nerveux central. Jaak Panksepp[30] distingue quatre sous-systèmes fondamentaux de commande neuronale des émotions déliées des représentations mentales suite à des événements traumatiques de notre vie quotidienne : le système exploratoire, le système de réaction de rage et de colère suite à une agression, le système de réaction de peur et enfin le système de séparation-détresse ou système panique plus spécialement lié au sentiment de perte et de tristesse.

Notre hypothèse est que le quantum d'excitations, selon la nature de l'agressivité ou de la perte d'objet, se transmet à l'un des quatre sous-systèmes qui interprète ces excitations comme une menace déclenchant les mécanismes de survie (cf. notre ouvrage « La Neuropsychanalyse »).

L'appareil psychique est très long à se mettre en œuvre, selon notre expérience clinique, il nécessite en moyenne de 24 à 48 heures pour commencer un travail d'élaboration satisfaisant. Que se passe-t-il dans ce délai est une question que nous devons nous poser ?

Pendant ce temps de réaction, les excitations sont transmises au niveau du système nerveux central, plus spécifiquement à l'axe hypothalamique-hypophyso-surrénalien qui interprète en fonction de sa programmation génétique les excitations en termes de comportements de lutte ou de fuite (cf. les 4 sous-systèmes neuronaux ci-dessus).

La transmission des excitations au niveau du SNC déclenchent alors les mécanismes d'adaptation somatique régulés par l'hypothalamus.

En cas de court-circuit de l'appareil psychique, provoqué par un traumatisme, nous sommes en présence des phénomènes suivants :

1. déliaison des représentations mentales et des émotions, avec

30. Panksepp, J., Affective Neuroscience : The Foundations of Human and Animal Emotions. New York : Oxford University Press ; 1998

libération d'un potentiel d'énergie considérable.

2. mémorisation du traumatisme au niveau de l'amygdale et de l'hippocampe qui internalise la source du traumatisme.

3. Cette mémorisation fonctionne en circuit fermé en déclenchant de façon continue le ballet hormonal de l'axe hypothalamique destiné à favoriser l'adaptation à la situation.

La permanence dans le temps des sécrétions hormonales perturbe les équilibres somatiques en commençant par les dérèglements des cycles ultradiens du corps et leurs conséquences sur les différentes fonctions somatiques, suivis de l'apparition de maladies somatiques réversibles et irréversibles.

Toutes les maladies sont psychosomatiques par définition puisque l'être humain est une unité psychosomatique. ; à quelles références de sa vie antérieure (de sa petite enfance et de son enfance surtout) les évolutions des pathologies somatiques passées, récentes ou actuelles, peuvent-elles renvoyer ?

Nous avons établi des relations au terme de nombreuses années d'études de neurosciences, entre le fonctionnement psychique et celui du système nerveux central car ils sont profondément interreliés au terme des 16 à 20 premières années de vie d'un être humain. Cette approche a été nommée : « Neuropsychanalyse », par notre collègue le professeur Mark Solms [31], Président-fondateur de l'Association Internationale de Neuropsychanalyse (NPSA) regroupant des grands spécialistes de neurosciences et des psychanalystes. Nous ne sommes plus dans le tout psychique, ni dans le tout organique. Nous avons publié en France, en 2006, le premier ouvrage consacré à la Neuropsychanalyse. Dans cet ouvrage nous avons émis l'hypothèse, en combinant le processus de maturation psychosexuelle et le processus d'intégration neuronale du système nerveux central, d'organisations somatopsychiques. Le problème d'un diagnostic psychosomatique est profondément relié scientifiquement aux failles de développement des deux processus et de leur intégration : il existe un système neuropsychique.

Conclusion

À la suite de nombreuses polémiques, est née l'idée d'une évaluation personnalisée du risque somatique dans le cadre du cancer du sein.

31. Mark Solms a rédigé les préfaces de mes 2 ouvrages publiés en langue anglaise chez Karnac.

L'étude RIVIERA, par exemple a pour objectif de démontrer la faisabilité d'un dépistage en fonction du risque ; à partir d'octobre 2018, un programme européen va inclure 85 000 femmes dans l'étude. Le risque somatique du cancer du sein est estimé à partir de quatre critères simples : la densité mammaire, un facteur de risque aggravé non évalué à l'œil par le radiologue, l'âge, le nombre d'antécédents familiaux et l'existence d'un antécédent de biopsie du sein pour lésion bénigne. Encore une fois nous sommes en présence de paramètres exclusivement somatiques. Notre réflexion actuelle rejoint ce que nous n'avons cessé de déclarer, à savoir que pour le moment on n'examine dans les études épidémiologiques que la dimension somatique corporelle des êtres humains. Est-ce suffisant pour évaluer le risque ? Nous avons modestement dans cette étude, qui n'a pas fait l'objet de financement, tenté de démontrer sur un très petit échantillon l'importance des événements de vie dans leurs retentissements neuropsychiques affaiblissant les défenses mentales des êtres humains, ouvrant la voie aux somatisations. Nous avons insisté sur l'identité psychique féminine qui est un facteur important à prendre en considération pour une telle étude. Nous pensons que, dans les études épidémiologiques actuelles, l'absence d'une composante importante de l'unité psychosomatique humaine ne permet pas d'aboutir à des conclusions épidémiologiques pertinentes.

Paris le 25 janvier 2018

ANNEXE

Vous pouvez consulter cette méthode et la nosographie psychosomatique dans le numéro 3 de la Revue de Psychosomatique Intégrative de 2017 consacré aux études épidémiologiques

MÉTHODE D'ÉVALUATION ET DE DIAGNOSTIC DE LA SANTÉ PSYCHOSOMATIQUE
Évaluation globale du risque psychosomatique et de la thérapie psychosomatique

JBS-PSYSOMA- version 25. Avril 2020 mise à jour CIM 11plus DSM-5
THE PSYCHOSOMATIC GRID
Elaborée par J.B. STORA de 1993 à 2018 [1]

À propos de la création et du développement scientifique de cet instrument méthodologique.

Cet instrument de diagnostic psychosomatique a été développé à partir de mes recherches sur le stress professionnel entreprises dès 1980; celles-ci ont fait l'objet de nombreuses publications

1. Une première classification a été élaborée par Pierre Marty (1987) (cf. chapitre ci-dessus); ma méthode, qui n'est pas une classification, prend en considération les premiers travaux de Pierre Marty profondément modifiés par l'approche de la Psychosomatique Intégrative. J'ai repris les concepts de la psychanalyse développés par Sigmund Freud et, après lui, depuis sa mort jusqu'à nos jours auxquels j'ai ajouté toutes mes recherches sur le stress professionnel, les greffes d'organe, et les résultats d'observations de plus de 4000 patients à l'hôpital de la Pitié-Salpêtrière de 1993 à 2015, ainsi que mes recherches épidémiologiques dont la dernière sur le Cancer du sein. (Toutes parues dans le numéro 3 de la Revue de Psychosomatique Intégrative).

nationales internationales, plus particulièrement avec le Pr. Cary Cooper de l'Université de Manchester et avec un groupe de chercheurs appartenant à 24 pays de la planète. J'ai rejoint en 1984 Pierre Marty à l'Institut de Psychosomatique qu'il avait créé en 1978; et j'ai entrepris, à ses côtés, à partir de **1987 des recherches sur la classification psychosomatique qu'il avait développée en 1987**. J'ai publié conjointement avec lui les résultats de certaines de nos recherches, et après son décès, j'ai poursuivi l'application de cette classification aboutissant à des publications dans des revues psychiatriques. L'application de cette classification m'a conduit à la conclusion que la classification P. Marty était incomplète et **ne pouvait être utilisée en l'état par les médecins et psychologues en vue d'en faire une méthode de diagnostic psychosomatique et une méthode de recherche épidémiologique**. Pierre Marty possédait une expérience clinique considérable qu'il n'avait pas encore intégrée dans les prémisses de sa classification.

J'ai eu recours pour mes recherches à de nombreuses classifications (...), et j'ai fini par établir la présente méthode dont j'ai utilisé une première ébauche pour évaluer le risque plus ou moins grand de rejet de patients greffés du cœur. Ma publication constitue aujourd'hui un chapitre de l'ouvrage de cardiologie publié par le service de greffes cardiaques de La Pitié-Salpêtrière.

Cette méthode permet d'établir un diagnostic et une stratégie de suivi psychothérapique. Je sais que les psychanalystes sont opposés à de telles recherches, mais du vivant de Pierre Marty et par la suite nos publications ont prouvé que c'était possible. La recherche épidémiologique n'a pas d'objectifs thérapeutiques, mais des objectifs de comparaison de structures de fonctionnement psychique et psychosomatique permettant d'établir les facteurs de vulnérabilité des patients en vue d'évaluer leur fonctionnement psychosomatique, et par conséquent **leurs facteurs de risque** dans les dimensions psychiques et somatiques.

Tout patient observé (anamnèse) doit d'abord être replacé dans les trois dimensions dans lesquels l'être humain est inscrit, suivant en cela le modèle développé à Boston par le Pr. Engel : modèle bio-psycho-social.

Je me réfère aussi :

1. au modèle de l'appareil psychique de la métapsychologie de S. Freud, 1ère et 2ème topique, articulée selon la proposition théorique de Pierre Marty de l'intégration du 2ème temps du stade anal; de

même je retiens la théorie des pulsions de S. Freud en insistant sur le mécanisme d'intrication et de désintrication (j'insiste particulièrement sur la deuxième théorie des pulsions, pulsions de vie, pulsions de mort).

2. pour une étude plus précise des étapes des phases archaïques et prégénitales, consulter d'abord le chapitre consacré au modèle Métapsychosomatique, puis le modèle de Mélanie Klein, Metzler, Winnicott, Bion, Joyce McDougall, E. Kestenberg.

3. pour le narcissisme, les contributions surtout de Kohut (Soi grandiose et Idéal du Moi), de Grunberger et d'André Green.

4. pour le masochisme, les contributions de Freud et plus récemment l'important travail de B. Rosenberg.

Cette liste n'est pas exhaustive. Cf. bibliographie de mes ouvrages. J'ai aussi pris en considération l'approche génétique qui considère les points de fixations régressions, ainsi que les approches topiques, dynamiques et économiques (S. Freud).

Consulter pour les neurosciences le chapitre du modèle Neuropychosomatique .; Je vous demande de consulter cette méthode à laquelle je me réfère dans mon enseignement et dans mon dernier ouvrage : La Neuropsychanalyse (MJW-Fédition, 2011). J'introduis en complément des travaux de R. Spitz et D. Stern les concepts de structures psychosomatiques ou somatopsychiques.

Une fois l'observation achevée, vous pouvez remplir la grille en utilisant les indications suivantes : PRESENCE ou ABSENCE (P ou A) d'un des items de la grille.

J.B.Stora le 14 septembre 2018

La ***Classification internationale des maladies***, dont l'appellation complète est ***Classification statistique internationale des maladies et des problèmes de santé connexes*** (en anglais : *International Statistical Classification of Diseases and Related Health Problems*), est publiée par l'OMS pour l'enregistrement des causes de morbidité et de mortalité touchant les êtres humains à travers le monde.

La désignation usuelle abrégée de « Classification internationale des maladies » est à l'origine du sigle couramment utilisé pour la désigner : « la **CIM** » (en anglais : ***ICD***).

La CIM permet le codage des maladies, des traumatismes et de l'ensemble des motifs de recours aux services de santé.

Elle a été conçue pour « permettre l'analyse systématique, l'interprétation et la comparaison des données de mortalité et de morbidité recueillies dans différents pays ou régions à des époques différentes » (volume 2 p. 2). Son histoire a commencé avec la *Classification des causes de décès* de Jacques Bertillon (1893). Cette classification a fait l'objet de cinq révisions décennales jusqu'en 1938. À la création de l'OMS en 1945, celle-ci se vit confier l'évolution et la mise à jour de la classification de Bertillon. La sixième révision devint en 1948 la *Classification statistique internationale des maladies, traumatismes et causes de décès* : elle cessait en effet de ne répertorier que les causes de décès pour s'intéresser de façon plus générale à la morbidité.

Les affections (symptômes, maladies, lésions traumatiques, empoisonnements) et les autres motifs de recours aux services de santé sont répertoriés dans la CIM avec une précision qui dépend de leur importance, c'est-à-dire de leur fréquence et de l'intensité du problème de santé public qu'ils posent (par exemple, le chapitre des maladies infectieuses est le plus gros et le plus détaillé parce que ces maladies sont la première cause mondiale de morbidité et de mortalité).

La CIM est une classification *statistique* et *mono-axiale.* Elle est *statistique* en ce sens que l'entité faisant l'objet d'un codage ne peut être attribuée qu'à une et une seule catégorie de la classification. Cela découle des règles de codage pour le choix de l'*affection principale* ou de la *cause de mortalité.* Elle est *mono-axiale* en ce sens que chaque entité (maladie) ne correspond qu'à un seul code, les ambiguïtés de classement étant levées par les règles d'exclusion. La CIM attribue aux entités répertoriées un code alphanumérique comportant trois à cinq caractères.

La CIM-11 doit être présentée à l'Assemblée mondiale de la santé en mai 2019, pour adoption par les États membres, et entrera en vigueur le 1er janvier 2022.

L'OMS PRÉSENTE LA CIM-11

Publié le 18 Juillet 2018

L'Organisation mondiale de la santé (OMS) publie la version 11 de la Classification internationale des maladies (CIM-11), **en anglais.**

L'OMS rappelle les usages de cette classification au niveau international : » *La CIM sert de base pour établir les tendances et les statistiques sanitaires, partout dans le monde, et contient environ 55 000 codes uniques pour les traumatismes, les maladies et les causes de décès. Elle fournit un langage commun grâce auquel les professionnels de la santé peuvent échanger des informations sanitaires partout dans le monde.* »

« La CIM est un produit dont l'OMS tire une grande fierté, précise le Dr Tedros Adhanom Ghebreyesus, Directeur général de l'OMS. *Elle nous permet de comprendre tant de choses sur les facteurs de maladie et de décès et sur les mesures à prendre pour empêcher la souffrance et sauver des vies.* »

Après plus de 10 ans de travail, cette version comporte des améliorations significatives : complètement électronique, elle se présente sous un format plus convivial. Elle reflète les progrès de la médecine et les avancées de la science. L'OMS souligne une participation des professionnels de santé » *d'une ampleur sans précédent* », avec plus de 10 000 propositions de révision.

Le chapitre 6 est consacré aux troubles mentaux, comportementaux et neurodéveloppementaux. Parmi les nouveautés, notons qu'un nouveau chapitre est consacré à la santé sexuelle, intégrant des affections auparavant classées ailleurs (par exemple, l'incongruence de genre, classée jusqu'alors avec les troubles mentaux) ou décrites différemment. Le trouble du jeu vidéo a été ajouté à la section sur les troubles de l'addiction.

La CIM-11 doit être présentée à l'Assemblée mondiale de la santé en mai 2019, pour adoption par les États membres, et entrera en vigueur le 1er janvier 2022. La classification publiée aujourd'hui est un aperçu préalable qui aidera les pays à planifier leur utilisation de la nouvelle version, à en établir des traductions et à former les professionnels de la santé.

– En savoir plus sur CIM-11, *International Classification of disosders, disorders (ICD)* voir

Bibliographie

Stora, J.B. Sémiologie psychosomatique. *Annales de Psychiatrie, 1994*, 9, n° 2, 117-124.
Engel G.L. The need for a new medical model : a challenge for biomedicine, *Science*, 1977, 196, 4286, 129-136.
Stora, J.B., (2006) « La Neuropsychanalyse, controverses et dialogues » MJW- Fédition,2011 ; paru dans une première édition en 2006 aux PUF (Que sais-je ?), puis MJW-Fédition, 2011
Marty, P. La classification psychosomatique, 1987, document de travail ronéotypé.
Tenenhaus, M. La régression PLS généralisée, *Cahier de Recherche n° 472*, Groupe HEC, 1993, Jouy-en-Josas.
Tenenhaus M, Gauchi J-P, Ménardo C. Régression PLS et Applications. *1995, Rev. Statistique Appliquée*, XLIII (1), 7-63.
Geladi P, Kowalski B.R. Partial Least-Squares Regression : A Tutorial. *Anal. Chim. Acta*, 1986 ; 1, 185, 19-32.
Glenn W.G, Dunn III W.J, Scott D.R ; Principal Components Analysis and Partial Least Squares Regression, *Tetrahedron Computer Methodology, 1989*, 2, 6, 349-376.
Wold S. Multivariate Data Analysis : converting Chemical data Tables to Plots, in *Computer Applications in Chemical Research and Education*, 1989, Dr. Alfred Hüthig, Verlag, Heidelberg.
Pankesepp, J. Affective Neuroscience : The Foundation of Human and Animal Emotions.
New York : Oxford University Press, 1998.

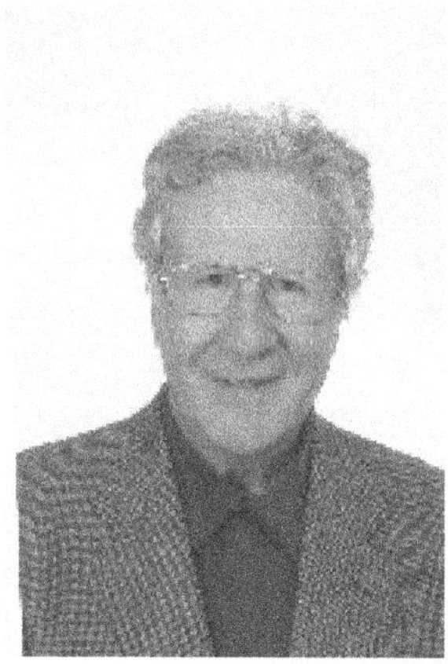

Que faire face aux maladies et au corps malade ? Jusqu'à nos jours la médecine allopathique ou des médecines complémentaires pouvaient répondre à cette question, mais en partie seulement. Soigner le corps en ignorant l'existence des défenses de l'esprit ainsi que l'environnement de vie des patientes des patients ne peut conduire qu'à des soins incomplets. On ne comprend pas bien souvent les raisons des récidives et des rechutes ! Les défenses de l'esprit ou système psychique aux côtés des défenses du système immunitaire permettent à un être humain de mieux faire face à la maladie et de mieux se soigner. Nous devons exclure l'idée que l'esprit peut causer des maladies, il peut y participer sûrement mais pas en être la cause. On doit toujours s'interroger sur la vie des êtres humains actuelle et passée pour comprendre de façon globale l'être humain, qui est, selon le nouveau paradigme que je propose, « une unité psychosomatique ». Je propose aussi que le rôle maternel du thérapeute aide à développer le système psychique qui, pour des raisons traumatiques ou carentielles, n'a pas réussi à se former ou très incomplètement. Cet ouvrage propose une nouvelle approche pour soigner les patientes et les patients : la Psychosomatique Intégrative interreliant le modèle Alpha de la Psyché, la Médecine et les Neurosciences..

Le Professeur Jean Benjamin STORA est un Psychosomaticien et un Psychanalyste (ancien élève de la Société Psychanalytique de Paris),; il a créé l'Ecole Psychosomatique de la Pitié-Salpêtrière et en 2015 l'Institut de Psychosomatiue Intégrative (IPSI). Sa pratique professionnelle a commencé en 1973, et son enseignement en 1960. Il a présidé l'Institut de Psychosomatique « Pierre Marty » de 1989 à 1992 et la Société Française de Médecine Psychosomatique de 2000 à 2002. Il a été consultant de psychosomatique au CHU La Pitié-Salpêtrière dans le service d'endocrinologie et dans le centre de prévention de l'athérosclérose et des maladies cardio-vasculaires(1993-2015). Il a créé en 2006 à la Faculté de Médecine de La Pitié-Salpêtrière (Université de Paris 6, Pierre et Marie Curie) le « Diplôme Universitaire de Psychosomatique Intégrative, Psychanalyse, Médecine et Neurosciences ». Doyen Honoraire de la Faculté de HEC, Il a effectué de très nombreuses recherches sur le stress professionnel, et ses conséquences sur la santé des managers, .ainsi que des recherches cliniques et épidémiologiques psychosomatiques de patients somatiques :cancer du sein, endocrinologie (cholestérol), greffes du cœur, publiées et reprises dans le présent ouvrage

Tous ses travaux ont fait l'objet de publications, dont les plus récentes sont : *Le Stress*, Presses Universitaires de France (10° édition, 2019), *Quand le corps prend la relève*, Odile Jacob (1999), *Vivre avec une greffe, accueillir l'autre*, Odile Jacob (2005), *La Neuro-psychanalyse*, Presses Universitaires de France, (à paraître fin 2006), *15 cas de thérapies psychosomatiques, soigner les malades, non simplement leurs maladies*, Hermann 2019.

Sommaire

PRÉFACE ET INTRODUCTION 6

CHAPITRE 1 QU'EST-CE QUE LA PSYCHOSOMATIQUE INTÉGRATIVE ? Fondement épistémologique d'une future science « Psychosomatique intégrative » 11

Pour une nouvelle approche des relations corps-esprit – rappel historique 12

1. L'âme et le corps 12
2. Les conceptions neurologiques à l'origine de la métapsychologie de Sigmund Freud 14
3. Connaissance scientifique et niveau d'organisation : conception matérialiste de l'organisation du vivant 18
4. Les tentations du réductionnisme 20
5. L'hypothèse de la psychosomatique intégrative . . . 22
6. « L'être humain est psychosomatique par définition » Dr. Pierre Marty 24
7. L'approche médicale de la psychosomatique 27
8. Organisations somatopsychiques et maladies somatiques 30
9. Origine des somatisations, organisations et marqueurs somatopsychiques ou Quand le Psychisme n'existe pas 31
10. Le modèle global des relations dynamiques entre les 5 systèmes pour expliquer les processus de somatisation 40

Conclusion 52

Références bibliographiques 53

CHAPITRE 2 Les images du corps en Psychosomatique Intégrative ; Relations au corps et maladies 56

1. Le corps et ses images (schémas) 56

2. Organisation fonctionnelle fine des aires corticales : Somatopie dans les aires sensorielles Homonculus de Wilder Penfield 58
3. Spécificité des aires auditives, instauration de la communication à distance après la phase tactile et olfactive des premiers temps de la vie ; il est très important de faire appel ici aux éminentes contributions de Brodmann au début du XXe siècle : 60
4. Aires associatives 62
Le schéma corporel 64
Du sensori-moteur à la représentation mentale du corps . . . 66
Investissement libidinal de chaque étape : organes et fonctions somatiques 67
Du corps objet au corps du sujet ; les points de fixation, la dépendance maternelle et les atteintes du corps 68
En conclusion : Les premières représentations mentales . . . 71
Bibliographie 72

CHAPITRE 3 Stress et risques Psychosociaux Naissance de la Psychosomatique Intégrative 74
1. Résistances et oppositions aux recherches sur le stress dans les entreprises 75
2. Les résistances « théoriques » de la Psychanalyse 79
3. L'audit du stress 84
4. Théorie du stress, Médecine psychosomatique de Franz Alexander et Théorie des SYSTEMES : naissance de la Psychosomatique intégrative 87
La maladie est fonction d'un ensemble de facteurs psychologiques et physiologiques 88

AnnexeLes sources de pression et de tension dans votre travail (61 questions) 90
Bibliographie 93

CHAPITRE 4 L'expérience de mort imminente (Near Death Experience), le point de vue de la Psychosomatique Intégrative 98
Analyse critique de la littérature 99
Le rôle de la lumière pour un bébé 101
Des régions du cerveau qui se développent à leur rythme 101
Avant les souvenirs : la mémoire précoce 103

Exploration du mystère « Mort imminente » par les chercheurs. EMI sous hypnose 103

CHAPITRE 5 La nouvelle approche de la sexualité féminine en psychosomatique intégrative importance de l'investissement psychique du corps biologique 118
INTRODUCTION À LA SEXUALITÉ FÉMININE 119
Le modèle de base de la sexualité féminine 120
Sexualité et genre 120
Description de l'Œdipe féminin 121
Critique de l'approche Freudienne 121
Les critiques plus fondamentales 126
Les approches des contemporains critiques de l'approche de Freud 128
Activité et passivité 132
Nouvelle proposition (JBS) 133
Les facteurs socioculturels doivent être réintroduits dans la problématique de la sexualité féminine : Envie du pénis et culpabilité féminine 136
En conclusion 139
Bibliographie sur la sexualité féminine 141

CHAPITRE 6 Le Modèle Neuropsychosomatique de la Psychosomatique Intégrative Les Étapes de DÉVELOPPEMENT DES processus de maturation neuronale et psychosexuelle, L'ALPHA de la Psyché 144
1. La non-mentalisation et l'origine des somatisations 149
A. Les premières organisations concernent la vie intra-utérine et ce qu'on appelle les périodes critiques de développement 149
B. Deuxième organisation somatique : Le système cénesthésique 152
C. Troisième organisation somatique : l'organisation diacritique 154
D. Quatrième organisation somato-psychique : les MARQUEURS SOMATROPSYCHIQUES 155
E. Cinquième organisation somato-psychique : Stade du premier Œdipe et développement de la névrose infantile 161
F. Sixième organisation somato-psychique : Le développement neuroendocrinien de la maturation de la sexualité féminine et masculine 162

G. Septième organisation somato-psychique : organisation œdipienne sous le primat du génital 164

Le modèle global « Neuropsychosomatique » de la vie intra-utérine au stade génital œdipien : Résumé 167
Au niveau neuronal 170
Bibliographie 175

CHAPITRE 7 Est-il possible de quantifier les modèles de la psychanalyse? Est-il possible de faire des recherches épidémiologiques en Psychosomatique ? 181
Avant-propos 182
Introduction 186
ÉPISTÉMOLOGIE DES MODÈLES DE S. FREUD ET DES MODÈLES DE PSYCHOSOMATIQUE D'INSPIRATION PSYCHANALYTIQUE 190
1 – La théorie des Lieux 195
2 – Une Théorie de l'Énergie 200
3 – Le Modèle II ou Modèle Topique Global 203
4 – Mélanie Klein et W.R. Bion 208
LA GRILLE 215
Le Modèle de Pierre MARTY 216
Les références à la psychanalyse et à la discipline psychosomatique fondées par Pierre Marty . . 216
SÉMIOLOGIE PSYCHOSOMATIQUE 227
1 – Bref rappel des caractéristiques de la population étudiée 227
2 – Structure fondamentale, particularité et caractéristiques majeures et maladies somatiques 229
3 – Structure fondamentale : tableau symptomatique associant particularités habituelles et caractéristiques actuelles 236
Étude de l'organisation mentale des principales maladies somatiques des patients de l'ipso-hôpital de la poterne des peupliers et leurs relations et interrelations dynamiques 242
Bibliographie 254

CHAPITRE 8 Études psychosomatiques méthode épidémiologique développée par Jean Benjamin Stora depuis 1993 258

Première étude : les transplantations d'organe et les transplantations cardiaques 258
Approche méthodologique : La « Grille Psychosomatique » 259
Caractéristiques de l'ÉCHANTILLON ET MÉTHODE P.L.S 262
Conclusion 266
Deuxième étude : Risque Psychosomatique et Syndrome Métabolique 268
Étude sur le risque psychosomatique de 151 patients de la Pitié Salpêtrière (57 femmes, 94 hommes) patients dans l'unité de syndrome métabolique 268
Conclusion 281
Troisième étude : De l'importance des facteurs psychiques et neuronaux dans l'évaluation du risque somatique des patientes cancer du sein 282
Approche méthodologique : La « Grille Psychosomatique » 284
Traitement statistique des données 286
Devenir des patientes en cours de recherche 287
Analyse des résultats 288
Conclusion 299

ANNEXE 301
L'OMS PRÉSENTE LA CIM-11 305
Bibliographie 306

Librinova
www.librinova.com

Imprimé en France
FRHW011010070521
27120FR00009B/93

9 791026 276562